Die Lehre vom Status thymico-lymphaticus

Ein Beitrag zur Konstitutionspathologie

von

Prof. Dr. Carl Hart
Berlin-Schöneberg

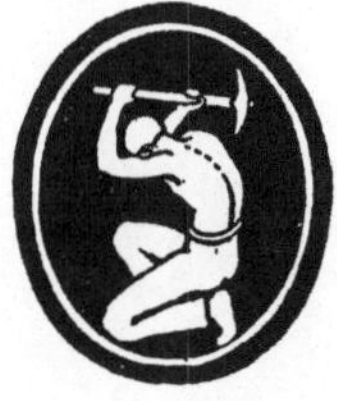

München ◇ Verlag von J. F. Bergmann ◇ 1923

ISBN-13: 978-3-642-89393-3   e-ISBN-13: 978-3-642-91249-8

DOI: 10.1007/978-3-642-91249-8

Vorwort.

Die vorliegende Abhandlung ist hervorgegangen aus jahrelanger eingehender Beschäftigung mit dem Konstitutions- und Dispositionsproblem, die soeben ihren Niederschlag in einem grossen kritischen Sammelreferat in den von Lubarsch und Ostertag herausgegebenen Jahresberichten gefunden hat. Aus diesem habe ich die besonders wichtige und in vieler Hinsicht einer Klärung dringend bedürftige Frage nach Vorkommen, Wesen und Bedeutung des Status thymico-lymphaticus, die ich schon in einer ganzen Anzahl kleinerer Aufsätze behandelt und schon einmal vor Jahren in einem grösseren Referate berührt habe, herausgegriffen und einer erweiterten kritischen Besprechung unterzogen. Ich glaube, mir im Verlaufe meiner an vielen Stellen veröffentlichten anatomischen und experimentellen, aber stets mit Berücksichtigung der klinischen Bedeutung betriebenen Thymusstudien wertvolle Einblicke in die hier behandelte Frage und damit ein Recht ihrer kritischen Erörterung erworben zu haben. Indem ich diese hiermit der Öffentlichkeit übergebe, hoffe ich, nicht nur in möglichst gerechter Kritik der Feststellung des wahren Wertes der Lehre vom Status thymico-lymphaticus nahegekommen zu sein, sondern auch dadurch ganz allgemein wie durch Anregung zur Prüfung dieser und jener Einzelfrage zur Läuterung der für den pathologischen Anatomen wie den Kliniker gleich bedeutsamen Konstitutions- und Dispositionslehre beigetragen zu haben.

Von der eingehenden Wiedergabe der reichen mir zur Verfügung stehenden und fast jede einzelne der besprochenen Fragen beleuchtenden Beobachtungen wie meiner besonderen umfangreichen Untersuchungen habe ich der Raumersparnis und der Kosten wegen abgesehen. Ebenso kann im Text nicht jeder der im Literaturverzeichnis angeführten Autoren genannt werden.

C. Hart.

Geleitwort.

Noch bevor diese Abhandlung erscheinen konnte, ist der hochverdiente Verfasser einem langjährigen Herz- und Stoffwechselleiden am 20. September vorigen Jahres im 47. Lebensjahr erlegen.

Hart gehört zweifellos zu den hervorragendsten und begabtesten pathologischen Anatomen unserer Zeit, der sicher einen Lehrstuhl an einer Universität erhalten haben würde, wenn nicht seine fast vollkommene Taubheit dies unmöglich gemacht hätte. Er war ein Schüler von Schmorl und von Hansemann und erhielt dann 1907 die Prosektur im Augusta-Viktoria-Krankenhaus in Schöneberg, wo er bis zu seinem Tode eine rege wissenschaftliche Tätigkeit entfaltete und musterhafte Einrichtungen in seinem Institut schuf. Hart zeichnete sich durch eine grosse allgemeine und naturwissenschaftliche Bildung, durch vorzügliche Beobachtungsgabe, klare und scharfe Erfassung des Wesentlichen und grosses experimentelles Geschick aus. Daneben besass er eine eiserne Willenskraft, die es ihm ermöglichte, trotz seines schweren körperlichen Leidens eine grosse Anzahl von sehr wertvollen Arbeiten zu vollenden. Zwei Fragen waren es, die ihn hauptsächlich beschäftigten: die Konstitutionsfrage und die so eng damit zusammenhängende der inneren Sekretion. Doch ist damit sein Arbeitsgebiet keineswegs erschöpft, sondern er hat auch mannigfache speziell pathologisch-anatomische Fragen bearbeitet, und wo er etwas angriff, erheblich gefördert und damit oft auch einen unmittelbaren Einfluss auf die praktische Medizin ausgeübt. Ich erinnere nur an seine Arbeiten über die Häufigkeit des Zwölffingerdarmgeschwürs.

Bis in die letzte Zeit hinein hat er noch grosse Arbeiten vollendet und dieses Werkchen ist nicht das letzte, das nach seinem Tode erscheinen wird. So hat er z. B. auch für das von Henke und mir herauszugebende Handbuch der speziellen pathologischen Anatomie und Histologie die Erkrankungen des Kehlkopfs, der Luftröhre, Bronchien in musterhafter Weise bearbeitet.

So bedeutet sein Hinscheiden einen wirklichen Verlust für die pathologische und medizinische Wissenschaft und nicht nur wir alle werden ihm noch lange ein ehrendes Andenken bewahren, sondern was mehr ist, sein Name wird in unserer Wissenschaft durch seine Arbeiten noch lange fortleben.

Berlin, 14. März 1923.

O. Lubarsch.

Inhaltsübersicht.

Einleitung.

Unter den pathologischen Konstitutionstypen, also den Konstitutionen, die sich kennzeichnen durch eine immer wieder, wenn auch nicht bis in alle Einzelheiten stets in gleicher Weise anzutreffende Vergesellschaftung mehr oder weniger zahlreicher und ausgesprochener anatomisch-funktioneller Anomalien, ist für den Kliniker wie den pathologischen Anatomen der sogenannte Status thymico-lymphaticus[1]) der wichtigste. Nicht nur dass er, wenigstens wenn man den herrschenden Vorstellungen folgt, am häufigsten ist oder am häufigsten angenommen wird, liegt vielmehr seine überragende Bedeutung darin, dass seine Träger von frühester Kindheit an die Eigenart ihrer Konstitution zu erkennen geben, infolge deren sie ihr ganzes Leben hindurch in besonderer Weise auf physiologische wie pathologische Reize antworten und damit mehr noch in funktioneller als in morphologischer Hinsicht als Angehörige einer „pathologischen Rasse" erscheinen, die sich familiär forterbt. Wohleingepasst in den Rahmen der modernen Konstitutionslehre gilt sogar der Status thymico-lymphaticus, soweit ein sicheres anatomisches und klinisches Tatsachenmaterial in Betracht kommt, als ein besonders fester, zuverlässiger Grund- und Prüfstein jener, da er doch bereits eine Rolle spielte, als die Konstitutionslehre noch um ihre grundsätzliche Anerkennung rang, und somit einen der ersten Pfeiler bildete, auf den sie sich stützen konnte.

Allein während die Konstitutionslehre heute in ihrem Grundbau festgefügt dasteht und Allgemeingut in der Medizin geworden ist, finden wir die Lehre vom Status thymico-lymphaticus mehr und mehr ins Wanken geraten, von Unklarheiten und Unsicherheit beherrscht. Fragen von grundsätzlicher Bedeutung haben sich aufgeworfen und drängen auf eine Antwort, die dem Begriff voll anerkannte Berechtigung verleiht, ihn möglichst scharf umgrenzt und ihm damit für Wissenschaft und Praxis einen wirklichen Wert gibt. Denn der Lehre vom Status thymico-lymphaticus ist es ergangen wie vielen anderen Lehren. Zögernd nur anfangs von den Ärzten aufgenommen, ist sie mehr und mehr der kritiklosen Anwendung und Übertreibung verfallen und schliesslich zu einem grossen Sammelbecken geworden, in das alle nur denkbaren morphologischen und funktionellen Erscheinungen hineingepresst wurden,

---

[1]) Vielfach liest man auch „thymo-lymphaticus", in manchen Abhandlungen sogar beide Wortbildungen nebeneinander. Nach Auskunft eines angesehenen Altphilologen ist sprachwissenschaftlich einzig die Wortbildung „thymico-lymphaticus" richtig.

so dass nun fast das ganze Gebiet der Pathologie vom Status thymico-lymphaticus überdeckt wird. Er ist, um einen Ausdruck Pfaundlers zu gebrauchen, zu einer Pandiathese entartet. Zum Besten der Lehre vom Status thymico-lymphaticus selbst wie auch der allgemeinen Konstitutionspathologie muss somit versucht werden, dem Begriff des pathologischen Konstitutionstyps Klarheit zu geben und seine Bedeutung auf das richtige Mass zurückzuführen. Aber fast erscheint diese Kritik als eine unlösbare Aufgabe. Denn es ist wohl ausgeschlossen, dem Status thymico-lymphaticus wirklich scharfe Grenzen zu geben, und man wird sich wohl oder übel damit abfinden müssen, dass zwischen den einzelnen pathologischen Konstitutionstypen wie dem Infantilismus, Eunuchoidismus, der Asthenia universalis, der neuropathischen Konstitution und dem Status thymico-lymphaticus alle nur möglichen fliessenden Übergänge und Zusammenklänge bestehen, die es grossenteils dem persönlichen Ermessen anheimgeben, was man diesem oder jenem Konstitutionstyp als Eigenheit zuschreiben und wie man die Grenzen ziehen will. Damit, dass sich die Kreise der verschiedenen pathologischen Konstitutionstypen vielfach überschneiden und decken, muss man sich also abfinden, aber es als Gewinn betrachten und erstreben, wenigstens eine Erklärung für das Fliessen der Grenzen, für das mehr oder weniger innige Ineinandergreifen der einzelnen Erscheinungen zu finden. Vielleicht führt dieses Suchen auf gemeinsame Entstehungsbedingungen und auf Störungen gewisser gesetzmässiger Wirkungen, von denen Richtung und Ziel der individuellen Entwicklung, die Eigenart der individuellen Konstitution abhängt. Eine Prüfung aller einzelnen Erscheinungen, die man als dem Status thymico-lymphaticus eigen und ihn kennzeichnend angesprochen hat, wird nötig sein, um einer solchen Wahrheit nahe zu kommen, ja es wird sich oftmals eine Beschränkung auf sie nicht nur verbieten, sondern wir werden auch bewusst in den Bereich unserer Besprechung ziehen, was vielleicht nur in loserem Zusammenhange mit dem pathologischen Konstitutionstyp steht oder zu stehen scheint.

Indem wir so der Lehre von dem Status thymico-lymphaticus auf den Grund gehen, werden wir vor allem der Kernfrage näher treten, was primär, was sekundär ist, und mit welchem Rechte wir von einem Status sprechen dürfen als einer von Anbeginn des Individuallebens bestimmten und festgelegten Entwicklung und Reaktionsweise des Organismus auf die mannigfachsten Reize. Gerade die Nichtbeachtung dieser Frage hat viel Verwirrung gestiftet, und eine allzu bequeme Erklärung vieler Erscheinungen mit dem Vorliegen eines Status thymico-lymphaticus hat die Vorstellungen über seine Bedeutung für Entstehung und Verlauf von Krankheiten in falsche Bahnen gelenkt, wie freilich andererseits auch eine verständliche und an sich gesunde Reaktion auf solche Kritiklosigkeit vielfach zu einer unberechtigten Geringschätzung oder gar Verwerfung der Lehre vom Status thymico-lymphaticus geführt hat.

Status bedeutet etwas primär Gegebenes, auf dessen Boden und von dem in bestimmten Richtungen abhängig sich krankhafte Vorgänge abspielen. Der Status selbst bedeutet also, wie heute kaum noch betont zu werden braucht, noch nicht Krankheit, sondern er begünstigt oder verhindert lediglich das Auftreten solcher und wirkt mitbestimmend auf ihren Verlauf. Die Frage nach diesen Bedingtheiten der Entstehung und des Verlaufes gewisser Krankheiten bedeutet die Frage nach den in dem Status begründeten Krankheitsdispositionen. Deren sind von vornherein viele anzunehmen, denn das gehört zu dem Begriff des pathologischen Konstitutionstypus, dass er nicht durch eine einzelne anatomische oder funktionelle Anomalie sich von dem Durchschnitt der Konstitutionen unterscheidet, die wir als normal zu bezeichnen pflegen, sondern vor diesen sich gerade durch das Vorhandensein vieler Abweichungen von der „Norm" auszeichnet, von denen jede einzelne natürlich ihre besondere Bedeutung beansprucht und einen Locus minoris resistentiae darstellen, eine Krankheitsbereitschaft in sich schliessen kann. Inwieweit solche Dispositionen im Status thymico-lymphaticus gegeben sind, das festzustellen und zu begründen wird eine wesentliche Aufgabe für uns sein.

Wir gehen damit aber dem Problem noch nicht auf den Grund. Unbeantwortet bleibt dabei nämlich die wichtige Frage, welcher Natur der gegebene Status selbst ist, denn es ist ja zunächst nichts anderes vorausgesetzt worden, als dass die Besonderheit des Organismus, aus der sich Entstehung und Verlauf bestimmter Krankheiten miterklärt, vor diesen vorhanden und damit diese oder jene Krankheitsdisposition gegeben war. Die Frage muss somit weiter lauten: Ist der Status thymico-lymphaticus eine anererbte Grundeigenschaft des Organismus oder aber ist er selbst erst zu irgendeiner intra- wie extrauterinen Zeit des Individuallebens erworben worden, stellt er also bereits den Ausdruck einer eigenartigen Reaktion des Organismus auf irgendwelche Reize dar?

Damit wird der Konstitutionsbegriff berührt, zu dem wir wenigstens kurz Stellung nehmen müssen, weil ja von jeher der Status thymico-lymphaticus als ein pathologischer Konstitutionstyp aufgefasst wird und damit die Vorstellungen von ihm in weitestem Masse abhängig sind von dem, was wir unter Konstitution verstehen.

Es gehen bekanntlich die Meinungen über den Begriff „Konstitution" weit auseinander. Die einen wollen unter ihm die jeweilige Körperverfassung verstanden wissen, wie sie als Ergebnis der vererbten Anlage, aber zugleich auch aus den mannigfachsten Einflüssen der Umwelt während des Lebens sich ergibt, die anderen hingegen sehen die Möglichkeit, dem Konstitutionsbegriff ein scharfes Gepräge und die richtige Bedeutung zu geben allein in einer streng durchgeführten Unterscheidung zwischen Ererbtem und Erworbenem und bezeichnen demnach als Konstitution allein das gesamte Erbgut, die durch die jeweilige Kombination der Erbfaktoren bestimmte Entwicklung und Reaktionsweise des Organismus oder, um mit B a u r zu reden, die ererbten Reaktionsmöglichkeiten. Zwar stehen auch jene selbstverständlich auf dem Boden der heutigen exakten Erblichkeitslehre, aber indem sie den Idiotypus und ·den Paratypus des Individuums unter dem Konstitutionsbegriff zusammenfassen, müssen sie diesen doch wieder in jedem Einzelfalle nach zwei Gesichtspunkten bestimmen und geben mit dem Worte Konstitution nicht eine ohne weiteres klare Vorstellung von den vorliegenden Verhältnissen. Wird hingegen unter Konstitution ausschliesslich die idiotypische Veranlagung verstanden, so kommt mit der Anwendung dieses Ausdruckes sofort und nicht missverständlich die Annahme einer im Idioplasma bedingten, im Erbe der Ahnenreihe festbestimmten und selbst wieder vererbbaren Ureigenschaft des Organismus zum Ausdruck. Paratypische Eigenschaften, insbesondere pathologische Somavariationen, haben aber, selbst wenn sie noch so viele Krankheitsdispositionen bedingen und dem Individuum ein bestimmtes, ähnlich häufig wiederkehrendes Gepräge geben, nicht entfernt die gleiche Bedeutung. Denn die paratypische Disposition geht über das einzelne Individuum nicht hinaus, jene idiotypische, konstitutionelle aber wirkt in der langen Folge der Geschlechter fort und enthält das Schicksal der Familien. In diesem Sinne allein lassen sich die Träger eines Status thymico-lymphaticus in ihrer Gesamtheit als „pathologische Rasse" auffassen und bezeichnen. Und so werden denn auch wir dem Wesen und der Bedeutung des Status thymico-lymphaticus näher zu kommen suchen, indem wir unter Konstitution nur die ererbten Reaktionsmöglichkeiten verstehen und von allem Anfang unserer Betrachtung an vor allem die Frage zu lösen suchen, ob der Status thymico-lymphaticus auf vererbter Anlage beruht oder während des Individuallebens erst erworben wird oder ob und in welcher Weise Ererbtes und Erworbenes ineinander greifen. Zweifellos ist diese Aufgabe überaus schwierig, um so mehr reizt sie uns aber, und wenn das Dunkel auch nicht völlig gelichtet wird, so wollen wir wenigstens der weiteren Forschung die Wege weisen und Ziele stecken, indem wir in dem Suchen nach Wahrheit mindestens die gleiche, wenn nicht grössere Befriedigung als in ihrem Besitze für den Forscher empfinden.

Geschichtliche Entwicklung der Lehre vom Status thymico-lymphaticus.

Schon lange vor Begründung der modernen Konstitutionslehre ist, wie es übrigens fast selbstverständlich ist, gut beobachtenden Ärzten das Vorkommen besonderer, in erster Linie durch Störungen im Bereiche des lymphatischen Apparates gekennzeichneter, Konstitutionen bekannt gewesen. Es lagen aber dieser bis auf Hippokrates zurückreichenden Kenntnis natürlich nur sehr unklare Vorstellungen vom Wesen der Erscheinungen zugrunde. Wir können also schnell über Anschauungen wie die Puchelts (1823) über das Vorherrschen des Lymphgefässsystems und der Drüsen wie den lymphatischen Charakter des Blutes als Merkmale einer lymphatischen Konstitution, ferner über Villemins „lymphatisches Temperament" hinweggehen, brauchen auch nicht lange in den alten Erörterungen über die Skrofelkrankheit nach ähnlichen Vorstellungen zu suchen. Und eben so wenig bedarf es eines Eingehens auf viele von Rokitansky beigebrachte Einzelheiten und auf Virchows chlorotische Konstitution, denen zwar heute grossenteils jeder Wert abgesprochen wird, die aber doch wesentliche Bestandteile der uns beschäftigenden Lehre bilden und daher uns im Gange unserer Betrachtungen mehrfach beschäftigen werden. In ihrer heutigen Form ist die Lehre vom Status thymico-lymphaticus noch jung, nicht älter als die ersten Anfänge der modernen Konstitutionslehre überhaupt. In Wien entstanden, ist sie dort auch im wesentlichen ausgebaut worden, nicht zum wenigsten unter dem Nachwirken des grossen Wiener Pathologen Rokitansky, der als Genius loci namentlich auf Bartels Arbeiten einen unverkennbaren Einfluss ausgeübt hat.

Als Begründer der heutigen Lehre vom Status thymico lymphaticus hat Paltauf (1889/90) zu gelten, der auf Grund seiner Feststellungen an plötzlich verstorbenen Kindern und jugendlichen Erwachsenen mit wenigen treffenden Strichen ein charakteristisches Bild einer abnormen Körperbeschaffenheit solcher Individuen zeichnete und ein in ihr begründetes besonders funktionelles Moment zur Erklärung des plötzlichen Todes heranzog. Aus der abnorm starken Entwicklung des Thymus und des gesamten lymphatischen Apparates leitete er die Benennung des besonderen Konstitutionstypus ab, der jetzt in der Medizin eine so überaus grosse und, wie schon hier bemerkt sei, wohl weit überschätzte Rolle spielt.

Paltaufs Vorstellung war die, dass in den von ihm anatomisch näher gekennzeichneten Fällen die Todesursache in der anormalen Körperkonstitution zu suchen sei, bei welcher die Thymuspersistenz nur als ein Teilsymptom der allgemeinen Ernährungsstörung, der Tod aber als Herztod aufzufassen ist, da wie die Herzen Herzkranker auch die der Lymphatiker leicht versagen. Um diese Auffassung drehen sich zunächst die Erörterungen, aus deren Fülle und Lebhaftigkeit deutlich das Interesse der Ärzte an Paltaufs Lehre erhellt. Für und wider sie wogt von Anfang an der Streit. Während ein so erfahrener Kinderarzt wie Escherich (1896), nicht zuletzt infolge der Beobachtungen von plötzlichem Tod kleiner Kinder nach Injektion von Diphtherieheilserum, mit grosser Wärme für Paltaufs Anschauung eintrat und annahm, dass die „lymphatische Diathese", die er übrigens ähnlich dem Morbus Basedowi und dem Myxödem für eine Dyskrasie erklärte, zu einer latenten Übererregbarkeit des Nervensystems führe, das infolgedessen auf geringfügige, sonst wirkungslose Reize mit Krampfzuständen reagiere, wozu noch eine „fatale Neigung" zur Synkope komme, verhielten sich namentlich die Gerichtsärzte fast ganz ablehnend. Besonders Kolisko (1906) und sein Schüler v. Sury (1908) machten auf die wichtige, auch heute noch nicht immer voll gewürdigte Tatsache aufmerksam, dass zum Zustandekommen eines plötzlichen Todes bei Säuglingen und kleinen Kindern das Vorhandensein einer Kapillarbronchitis genügt und dass sie niemals Anlass gehabt hätten, zur Erklärung des plötzlichen Todes eine besondere Konstitution oder irgendwelche Wirkung des grossen Thymus heranzuziehen.

Die Bedeutung des letzteren wird mehr und mehr zur Kernfrage der Paltaufschen Lehre. Zunächst steht sein morphologisches Verhalten, seine mechanische Wirkung im Brennpunkt der Erörterungen, die sich um das bereits von Friedleben (1858) eingehend besprochene und abgelehnte Vorkommen eines Asthma thymicum (Kopp) und eines durch Thymusdruck bewirkten Erstickungstodes bei kleinen Kindern drehen und eigentlich noch heute nicht ganz zur Ruhe gekommen sind, obwohl man wohl mit gutem Recht die Frage für in befriedigendem Sinne gelöst halten darf. Denn aus den grossen Berichten von Friedjung (1900), mir selbst (1909) und Wiesel (1912) geht eben so wie aus der weiteren, von diesen nicht mehr berücksichtigten Kasuistik zweifelsfrei hervor, dass namentlich bei Anwendung einer geeigneten Sektionsmethode, in einer Anzahl von Fällen plötzlichen Todes im frühesten Kindesalter eine deutliche Druckwirkung des abnorm grossen und, wie man nach neueren Feststellungen namentlich Dietrichs und Grubers hinzufügen muss, abnorm geformten und gelegenen Thymus auf die Trachea, die grossen Gefässe, auf den Vagus und das Herz hat nachgewiesen und ihre katastrophale Bedeutung sichergestellt werden können. Aber nicht minder sicher steht fest, dass in vielen, ja in den meisten Fällen von einer solchen rein mechanischen Erklärung des plötzlichen Todes nicht die Rede sein kann. Ganz besonders gilt das für den plötzlichen Tod jugendlicher Erwachsener wie für jene unglücklichen Zufälle in der Narkose, ferner bei harmlosen therapeutischen Massnahmen, die den Schrecken der Ärzte, insbesondere der Chirurgen, darstellen. Ihre Erklärung vor allem suchte man mit Friedjung in einer konstitutionellen Labilität des Herzens entsprechend Paltaufs Auffassung, wogegen sich zunächst nicht viel Stichhaltiges einwenden liess.

Das wurde anders, als man in die Würdigung des Thymus als eines endokrinen Organes eintrat. Während Paltauf und nach ihm noch Friedjung in seinem Referat in der abnormen Grösse des Thymus und in der Hyperplasie des lymphatischen Apparates vollkommen koordinierte Veränderungen erblickten, habe ich selbst zum ersten Male beide Erscheinungen streng auseinander gehalten und unter ganz verschiedenen Gesichtspunkten beurteilt (1909). Eine strenge Kritik der Fälle von sogenanntem Thymustod ergab die Unmöglichkeit einer rein mechanischen Erklärung, soweit es sich um Erwachsene handelt und vielfach auch, soweit kleine Kinder in Frage kommen. Andererseits wurde man damals gerade auf das häufige, um nicht zu sagen, geradezu gesetzmässige Vorkommen, eines abnorm grossen Thymus bei schweren Fällen von Morbus Basedowi und besonders bei jenen, wo es zu plötzlichem oder unerwartetem Tode nach der Strumektomie kommt, aufmerksam, woraus die lebhaftesten Erörterungen über die Beziehungen zwischen Schilddrüse und Thymus und die Wirkung des letzteren unter physiologischen wie pathologischen Verhältnissen entsprangen. Meine eigene Ansicht habe ich dahin ausgesprochen, dass dem Thymus als endokrinem Organ eine selbständige Bedeutung zukomme, dass von ihm eine hypotonisierende Wirkung ausgehe entsprechend einer zuerst von Svehla aufgestellten Behauptung, dass das abnorme anatomischfunktionelle Verhalten des Thymus primärer Natur sei und den Kern der in Betracht kommenden Konstitutionsanomalie ausmache, bzw. auf ihn hinweise, während in der Hyperplasie des lymphatischen Apparates eine wohl immer sekundäre Erscheinung zu erblicken sei, dass endlich letztere — sofern nicht exogen bedingt — ebenso wie der plötzliche Tod auf die spezifische Thymuswirkung zurückzuführen sei, hingegen ein Status lymphaticus mit einer primären, konstitutionellen Labilität des Herzens im Sinne Paltaufs gar nicht vorkomme.

Schnell ist inzwischen, namentlich durch den schwedischen Anatomen Hammar (1910), die Natur des Thymus aufgeklärt worden. Wir wissen heute, dass er ein epitheliales, sekundär von Lymphozyten durchsetztes Organ ist und dass von dem epithelialen Mark seiner Läppchen die endokrine Wirkung ausgehen muss, während die aus lymphoiden Elementen bestehende Rindensubstanz wohl lediglich Bedeutung als lymphozytenbildende Stätte beanspruchen darf. Aus der engen räumlichen Beziehung zwischen den Thymusepithelien und Lymphozyten ergeben sich schwerlich gesetzmässige Korrelationen allgemeinerer Bedeutung. Es ist weiterhin heute trotz einiger Meinungsverschiedenheiten die Forderung Hammars erfüllt, unter sorgfältiger Berücksichtigung der am Thymus sich abspielenden physiologischen und pathologischen Involution ein Normalgewicht des Organs bzw. seines Parenchyms für die einzelnen Lebensalter zu ermitteln, womit vielen falschen Deutungen der Boden entzogen worden ist. Über die spezifische endokrine Funktion des Thymus aber, wie sie wohl von niemand mehr geleugnet wird und werden kann, herrscht nach wie vor völliges Dunkel, sicherlich wenigstens in so gut wie allen Einzelheiten Ungewissheit, weil wir das Sekret des Organes noch nicht kennen und rein haben darstellen können und noch immer auf das Arbeiten mit Organextrakten usw. angewiesen sind. Insbesondere kann es noch keineswegs als zweifelsfrei erwiesen gelten, dass der Thymus eine hypotonisierende Wirkung auf den Herz-Gefässapparat ausübt. Trotzdem aber steht bis heute die Mehrzahl der Autoren auf dem Standpunkte, dass vom abnorm grossen Thymus schädigende Wirkungen auf den Organismus ausgehen, die zur Erklärung der unerwarteten Todesfälle heranzuziehen sind. Hingegen ist schon in dem auf meine Ausführungen folgenden grossen Sammelbericht von Wiesels (1912) der Zweifel an der primären Natur der Hyperplasie des lymphatischen Apparates zum Ausdruck gekommen, wie er in verstärktem Masse gleichzeitig von Lubarsch (1912) und neuerdings von einer ganzen Reihe pathologischer Anatomen betont worden ist.

Schon lange haben wir es aber nicht mehr mit dem Status thymico-lymphaticus in seiner ursprünglichen, von Paltauf geprägten, Form zu tun. Er ist vielmehr aufgegangen in dem von dem Wiener Pathologen Bartel (1908) aufgestellten Begriff des Status hypoplasticus, der nachgerade eine verwirrende Fülle krankhafter Zustände umfasst. Bartel selbst betont, dass die gewählte Bezeichnung nicht besonders glücklich sei, insofern sie nicht nur den allerverschiedensten wirklichen Hypoplasien, sondern auch Hyperplasien gelte und nur das Moment der Mangelhaftigkeit und Fehlerhaftigkeit in der Entwicklung, der funktionellen Unterwertigkeit des betreffenden Teiles im Auge habe. Kein Wunder also, wenn sich alle damit gemeinten Abnormitäten keinem genetisch und morphologisch einheitlichen Einteilungsprinzip unterordnen lassen und dass wir bei dem Status hypoplasticus Merkmalen begegnen, die man sonst als infantilistische, asthenische, eunuchoide für andere pathologische Konstitutionstypen in Anspruch zu nehmen pflegt. Spielt schon im Status thymico-lymphaticus Paltaufs die Aorta angusta eine Rolle und schafft eine Verbindung zu der von Virchow aufgestellten chlorotischen Konstitution, so kommt doch erst in dem von Bartel geschaffenen Status hypoplasticus die über Thymus und lymphatischen Apparat weit hinausgreifende, allgemeine Gegebenheit und Bedeutung der abnormen Konstitution und das Fliessen ihrer Grenzen zur Geltung, die heute nach dem Urteil fast aller massgebenden Autoren eine scharfe Scheidung des ursprünglichen Status thymico-lymphaticus von anderen pathologischen Konstitutionstypen wie dem Infantilismus, der Asthenie, dem Eunuchoidismus unmöglich macht, das Vorkommen eines reinen Status thymico-lymphaticus aber zu einer grossen Seltenheit stempelt. Daran ändert auch nichts die Tatsache, dass in Bartels, namentlich durch in mühsamer Arbeit gewonnene morbiditäts- und mortalitäts-statistische Angaben wertvollen, Betrachtungen die Würdigung des Thymus und besonders des lymphatischen Apparates eine besondere Stellung einnimmt. Bemerkenswert ist aber, dass das abnorme Verhalten des letzteren fast ganz als ein sekundäres, weitverbreitete allergische Vorgänge zum Ausdruck bringendes aufgefasst wird. Die primäre Anomalie wird in eine tiefer begründete anormale Reaktionsweise des lymphoiden Gewebes verlegt, die Bartel mit dem Worte Fibrosis kennzeichnet. Aus dieser Fibrosis ist dann unter Wiesels Führung der auch von französischen Forschern aus ähnlichen Gesichtspunkten aufgestellte Begriff der Bindegewebsdiathese erstanden, der dann weiter dazu geführt hat, dem ganzen Konstitutionstypus eine primäre Anomalie nicht nur des Bindegewebes, sondern des gesamten mittleren Keimblattes bzw. des Mesenchyms zugrunde zu legen. Scheinbar hat man damit die Wurzel der krankhaften Konstitution aufgedeckt, in Wahrheit aber hat diese Lehre, weit entfernt von einer sicheren Begründung, weiter dazu beigetragen, aus dem ursprünglichen Status thymico-lymphaticus eine Art von Pandiathese Pfaundler zu machen, als welche er uns schon in den Erörterungen über das Wesen der Diathesen auf dem Kongress für innere Medizin im Jahre 1911 entgegentritt.

An Stelle einer Klärung hat die folgende konstitutionsfrohe Zeit nur einen vielfach ins Ungeheuerliche gehenden kritiklosen Missbrauch des Begriffes des Status thymico-lymphaticus gebracht. Erst in neuester Zeit setzt als gesunde Reaktion das Bestreben ein, sichere Grundlagen für die Annahme des abnormen Konstitutionstyps und für seine Bedeutung zu schaffen. Die zunehmende Kenntnis der innigen Korrelationen im endokrinen System führt offenkundig mehr und mehr dahin, nicht das einzelne endokrine Organ wie den Thymus in den Brennpunkt der Betrachtungen zu stellen, sondern als Grundlage der individuellen Besonderheit in Entwicklung und funktionellen Äusserungen die Eigenart der Konstellation im gesamten endokrinen System, die „pluriglanduläre Formel" (Stern) aufzufassen und nach Möglichkeit näher zu bestimmen. Ein weiter Weg liegt hier vor der Forschung. Nicht minder weit und beschwerlich ist aber der zweite, obwohl er wesentlich einfacher erscheint, nämlich der zu einer unbedingt zuverlässigen Bestimmung dessen, was man als die Norm im Verhalten des lymphatischen Apparates bezeichnen darf. Ein wichtiger Anfang in dieser Hinsicht ist während des Krieges gemacht worden, wie die Untersuchungen Grolls zeigen; jetzt gilt es, sie an einem wesentlich weniger günstigen Materiale nachzuprüfen und zu erweitern.

Heute, wo der zweifellosen Überschätzung des Vorkommens und der Bedeutung des Status thymico-lymphaticus eine fast bis zu seiner völligen Leugnung gehende Kritik gegenüber steht, liegt die Aufgabe klar gezeichnet vor uns, die zu einem richtigen Urteil führen kann. Sie besteht im folgenden:

1. Wie für den Thymus ist für den lymphatischen Apparat die „Norm" in den einzelnen Lebensaltern zu finden und exakt festzulegen.

2. Es ist zu untersuchen, ob und in welcher Weise das lymphoide Gewebe durch physiologische Vorgänge wie z. B. durch die Ernährung beeinflusst wird, sodann, ob Unterschiede zwischen der physiologischen und einer pathologischen Involution des lymphatischen Apparates bestehen.

3. Es sind die Beziehungen zu ermitteln, die zwischen dem endokrinen System und dem lymphatischen Apparate bestehen. Insbesondere: Führt eine krankhafte Veränderung bzw. Funktion endokriner Organe zu einer reaktiven Hyperplasie des lymphoiden Gewebes und ist etwa ein ganz besonderer Einfluss auf dieses seitens eines einzelnen endokrinen Organes wie des Thymus anzunehmen?

4. Es bleibt die Frage zu lösen, ob eine Hyperplasie des lymphatischen Apparates unter allen Umständen durch endo- oder ektogene Reize bedingt und also sekundärer Natur ist oder ob auch eine primäre abnorme Wucherung der lymphoiden Elemente vorkommt, die auf einer von Haus aus gegebenen abnormen Veranlagung beruht.

5. Es wären Merkmale festzustellen, die mit unbedingter Sicherheit eine Unterscheidung der primären konstitutionellen und der sekundären, auf äussere oder innere Reizung erfolgten Hyperplasie des lymphoiden Gewebes ermöglichen.

Sind diese Grundfragen erst einmal richtig beantwortet, so dass wir eine klare Vorstellung über das Wesen und Vorkommen eines Status thymico-lymphaticus gewinnen, dann werden wir uns auch ein besseres Urteil über seine Bedeutung zu bilden vermögen.

Die Bestimmung der „Norm" im Verhalten des Thymus und des lymphatischen Apparates.

Für die Diagnose des Status thymico-lymphaticus ist, wie es die Bezeichnung zum Ausdruck bringt, massgebend oder sollte es sein das Verhalten des Thymus und des lymphatischen Apparates. In weitgehendem Masse muss sich dabei nach wie vor das Urteil allein schon auf den grobanatomischen makroskopischen Befund stützen und namentlich sind in der Pathologie des Kindesalters die supranormalen Gewichtswerte ausschlaggebend für die Beurteilung der Konstitution und die Deutung bestimmter klinischer Erscheinungen, während beim Status thymico-lymphaticus der Erwachsenen ein zwar gut erhaltener parenchymreicher, aber keineswegs stets an Gewicht überwertiger, Thymus (Bartel, Aschoff, Busch) noch als charakteristischer Befund anerkannt wird, sofern zugleich das lymphoide Gewebe hyperplastisch ist. Dass das abnorme anatomische Verhalten des Thymus und lymphatischen Apparates nur als Ausdruck einer biologischen Abwegigkeit für die Beurteilung der individuellen Konstitution gewertet werden darf, ist eine Selbstverständlichkeit. Inwiefern wir dabei berechtigt sind, die Grösse des Thymus und seine funktionelle Leistung für den Organismus uns in gleichem Verhältnis zu denken, ist dabei noch eine völlig offene Frage. Man wird aber, so lange nichts Gegenteiliges bewiesen ist, an dieser Vorstellung festhalten dürfen. Von grösster Wichtigkeit bleibt es aber für alle Fälle, dass der Beurteilung des Thymus und des lymphatischen Apparates ein richtiger Massstab zugrunde gelegt wird, der nach Möglichkeit zahlenmässig exakt festgelegt ist.

Was in dieser Hinsicht zunächt das Verhalten des Thymus anbelangt, so hat sich jetzt wohl überall die Forderung Hammars durchgesetzt, es niemals in allgemeinen Bemerkungen sondern stets nach Mass und vor allem Gewicht zu bestimmen. Das ist keineswegs immer ganz leicht und einfach. Es ist sogar auffallend, wie sehr sich Obduzenten ohne grosse Erfahrungen in ihrem Urteil über den Thymus irren können, ganz abgesehen natürlich von einer etwaigen Unkenntnis oder Nichtberücksichtigung der am Thymus physiologischer- und pathologischerweise vorkommenden Involution. Deshalb ist grundsätzlich das Urteil über den Thymus durch eine mikroskopische Untersuchung zu ergänzen, die jenes wenigstens im wesentlichen unterstützt, ihre ganze Bedeutung aber erst durch zahlenmässige Bestimmung entsprechend dem Vorgehen des unermüdlichen Thymusforschers Hammar gewinnt.

Zu einem zuverlässigen Urteil über die normalen Gewichtswerte in den einzelnen Lebensaltern, besonders aber im Kindesalter, kann man auch an dem uns zur Verfügung stehenden Krankenhausmaterial kommen, obwohl es sich da um Individuen handelt, die vor ihrem Tode eine Krankheit hatten und ihr erlagen und bei denen man mit Rückbildungsvorgängen am Thymus rechnen muss. Je kürzer aber nach vorheriger dauernder Gesundheit die zum Tode führende Krankheit war, um so näher der Norm muss das Thymusgewicht liegen und bei einem Tode innerhalb der ersten 24 Krankheitsstunden wird es wenig von ihr abweichen. Diese Tatsache gibt namentlich auch den Befunden bei Individuen, die plötzlich oder schnell ohne längeres Kranksein aus bester Gesundheit heraus verstorben sind wie Selbstmörder, Verunglückte und die im Kriege gefallenen jungen Soldaten, grossen Wert. Die im Frieden und Kriege gesammelten Beobachtungen lassen hinsichtlich des Thymus zweifellos ein Urteil von weitgehender Sicherheit zu. Hammar hat an einem allen Anforderungen genügenden Material folgende Mittelwerte gefunden:

Neugeborene		. . . . . .	13,26 g
1 bis 5 Jahren		. . . . .	22,89 g
6 „ 10 „		. . . . .	26,10 g
11 „ 15 „		. . . . .	37,52 g
16 „ 20 „		. . . . .	25,58 g
21 „ 25 „		. . . . .	24,33 g
26 „ 35 „		. . . . .	19,87 g
36 „ 45 „		. . . . .	16,27 g
46 „ 55 „		. . . . .	12,85 g

Mit mir selbst halten auch andere Pathologen, wie Bartel, Schridde, Berblinger, die von Hammar angegebenen Zahlen für zu hoch, die aber gut mit den von v. Sury gefundenen übereinstimmen, was insofern beachtenswert erscheint, als diesen Feststellungen an gerichtlich obduzierten, meist plötzlich verstorbenen Individuen, insbesondere auch Kindern, zugrunde liegen. Am auffallendsten an Hammars Zahlen scheint mir mit Bartel die ausserordentlich grosse Variationsbreite zu sein, die doch vielleicht darauf hinweist, dass unter Hammars Fällen solche mit pathologischem, überwertigem Thymus enthalten waren. Im allgemeinen wird man das Richtige mit der Annahme treffen, dass sich vom vollendeten zweiten Lebensjahre ab bis zur Pubertät leicht ansteigend und bis zur vollen Körperreife leicht abfallend das Thymusgewicht um 25 g herum bewegt, wobei dem allgemeinen Ernährungszustande ein Einfluss zukommt. Denn nicht mit Unrecht hat man den Thymus geradezu als einen Gradmesser für den allgemeinen Ernährungszustand des Individuums bezeichnet, was ebensogut umgekehrt unter gesunden Verhältnissen gelten kann.

Natürlich ist es von grosser Bedeutung, eine klare Vorstellung darüber zu gewinnen, ob die abnorme Grösse des Thymus eine primäre oder sekundäre Erscheinung ist. Deshalb sind auch vom Standpunkte der Konstitutionspathologie aus die früher viel missbrauchten Begriffe „Persistenz" und „Reviviszenz" aufs neue erörtert worden. Die Vorstellung, dass ein bereits physiologisch oder pathologisch rückgebildeter Thymus wieder zu ursprünglicher oder sogar abnormer Grösse anwachsen kann, ist sicherlich ebenso berechtigt wie die, dass die physiologische Involution ausbleiben, dass ferner an einem primär zu grossen Thymus sich Rückbildungsvorgänge einstellen können. Der Vorschlag Hammars, jene Begriffe fallen zu lassen und nur noch von supra- und subnormalen Parenchymwerten des Thymus zu sprechen, war aber höchstens unter dem Gesichtspunkte der exakten zahlenmässigen Beurteilung des Thymus von Wert, für die Pathologie und besonders für die Konstitutionsforschung war aber mit ihm kein guter Dienst geleistet und so hat denn auch Hammar neuerdings anerkannt, dass jene Begriffe uns notwendig sind und dass in jedem Einzelfalle eine sichere Entscheidung zwischen den einzelnen Möglichkeiten anzustreben ist. Allerdings muss diese als zweifellos sehr schwierig auch für einen guten Kenner des Thymus bezeichnet werden, aber schliesslich ist es nur eine Geschmackssache, ob man jene Begriffe „Persistenz" und „Reviviszenz" beibehalten will oder nach Hammars Vorschlag Ausdrücke wie Subinvolution und Subevolution gebraucht. Eine Subinvolution würde jede Art mangelhafter Rückbildung bezeichnen, gleichgültig, ob sie einen ursprünglich normalwertigen Thymus, so dass man mit Lubarsch von „abnorm grossen Thymusresten" sprechen kann, oder einen primär oder sekundär abnorm grossen Thymus betrifft. Daneben ist der Begriff der Hyperplasie nicht zu entbehren.

Wie bereits bemerkt wurde, ist die makroskopische Beurteilung des Thymus grundsätzlich durch eine mikroskopische Untersuchung zu stützen. Gerade sie ist deshalb so besonders wichtig, weil sie uns nicht nur Aufschluss über die Menge des Parenchyms überhaupt gibt, sondern allein über Menge und Verhältnis von Mark und Rindensubstanz, die durch ihren epithelialen bzw. vorwiegend lymphoiden Charakter grundverschieden voneinander sind, sowie über das Verhalten der Hassallschen Körperchen aufzuklären vermag. Im allgemeinen begnügt man sich wohl mit dem Gesamteindruck, sollte aber dabei nicht vergessen, dass selbst bei scheinbar einfachen Verhältnissen das Urteil leicht in die Irre gehen und zu Täuschungen über Verhältnis und Beziehungen zwischen Mark und Rindensubstanz führen kann. So ist also sicher Hammars

Bestreben voll berechtigt und anzuerkennen, eine Methode zu finden, die die Menge der Rinde und des Markes des Thymus sowie die Anzahl und die Grösse der Hassallschen Körperchen zahlenmässig bestimmt. Eine solche besteht darin, dass das möglichst frisch und sorgfältig der Leiche entnommene Organ vom anhaftenden Fett- und Bindegewebe befreit und unzerstückelt gewogen wird. Dann werden aus den dicksten Teilen der Lappen vier bis zu 1 cm dicke, sich nicht unmittelbar berührende Querscheiben herausgeschnitten, in Paraffin eingebettet und je ein tadelloser Schnitt von 10—20 μ einer Kernfärbung unterworfen. Jeder Schnitt wird bei genau festgestellter Vergrösserung in allen Umrissen auch der einzelnen Läppchen, Rinden- und Markabschnitte gezeichnet. Die Feststellung der relativen Grösse der fraglichen Gebiete jedes einzelnen Schnittes geschieht unter Verwendung des Planimeters oder durch Wägung unter Anwendung des Plattenverfahrens. Die so für Rinde, Mark und Zwischengewebe gewonnenen Zahlen werden für die Berechnung der Menge der betreffenden Gewebskomponente in dem ganzen Thymus verwendet unter Benutzung näher angegebenerGleichungen. Die Hassallschen Körperchen werden in jedem der vier zur Parenchymbestimmung benutzten Schnitte für sich bei hundertfacher Vergrösserung konturgezeichnet, nach ihrem grössten Durchmesser in acht Grössengruppen eingetragen und unter Grössenkorrektion und Reduktion ihrer Zahl nach gegebenen Formeln nach Zahl und Grösse bestimmt. Dazu kommt dann noch die Feststellung ihrer Beschaffenheit nach dem mikroskopischen Bilde. Später hat Hammar als neue Bezeichnung den (Rinden-Mark) Index eingeführt, um auf eine bequeme Weise das Verhältnis Rindenmenge: Markmenge bestimmen zu können. Wo die Rinde an Menge dem Mark überlegen ist, ist der Index grösser als 1,0, wo sie gleich sind, ist er 1,0, wo endlich das Mark an Menge die Rinde überwiegt, erhält der Index die Form eines Dezimalbruches.

So ist es also möglich, auch mikroskopisch eine „Norm" für das Verhalten des Thymus zu finden, und man kann wohl sagen, dass wir auf Grund der vorliegenden Angaben sowohl makroskopisch wie auch mikroskopisch einigermassen sicher über das Verhalten des Thymus urteilen können.

Während die im grossen Weltkriege leider nur allzu reichlich gebotene Möglichkeit, Untersuchungen über das normale Verhalten der Organe bei gesunden kräftigen jungen Männern anzustellen, hinsichtlich des Thymus neue Gesichtspunkte nicht ergeben und im wesentlichen nur eine Bestätigung der bereits im Frieden gewonnenen Ansichten gebracht hat, verdanken wir ihr wahrscheinlich sehr wichtige Feststellungen über das physiologische, „normale", Verhalten des lymphatischen Apparates. Wenn ich nach eigenem Eindruck urteilen darf, so ist wohl ganz allgemein den pathologischen Anatomen das auffällig starke Hervortreten des lymphatischen Apparates bei schnell verstorbenen, gesunden jungen Soldaten aufgefallen, ohne dass leider diese Erfahrung einen exakten zahlenmässigen Niederschlag gefunden hat. Nur Groll hat systematisch eine Erklärung für die bei Feldsoldaten auch von ihm häufig beobachtete Hyperplasie des lymphatischen Apparates gesucht und zu diesem Zwecke zunächst bei den Sektionen der mehr oder weniger schnell verstorbenen jungen Leute die Grösse der Malpighischen Körperchen in der Milz bestimmt. Unter Berücksichtigung der absoluten Zahl der Sektionen ergab sich dabei eine Hyperplasie der Milzfollikel in 26,14 %, hingegen bei den ganz plötzlich Verstorbenen allein sogar in 45,45 %, also in einem Prozentsatz, der über den für die gleiche Altersklasse von Bartel bestimmten (22,5 % bei Männern, 35,1 % bei Weibern) ganz erheblich hinausgeht. Bei einer weiteren Reihe von Sektionen wurde die Grösse der Tonsillen, Zungengrundfollikel, lymphatischen Apparate des Dünn- und Dickdarmes, der Milzfollikel unter Berücksichtigung des Lebensalters, der Krankheitsdauer, Todesart und des Ernährungszustandes nach dem etwas abgeänderten Verfahren Bartels zahlenmässig bestimmt. Dabei fand sich der lymphatische Apparat in 27,48 % grösser als normal, in 45,80 % normal und in 26,72 % kleiner als normal. Aber bei den aus völliger Gesundheit heraus plötzlich Verstorbenen, die doch den „Normalzustand" bieten sollten, war der lymphatische Apparat in 56 % und bei den 19 und 20-jährigen sogar in 85,71 % übernormal. Groll weist selbstverständlich die Annahme, dass alle diese kräftigen Männer „Lymphatiker" gewesen seien, weit von sich und zieht vielmehr aus seinen Untersuchungen, die bei nach längerer Krankheitsdauer verstorbenen Individuen immer einen kleineren lymphatischen Apparat feststellten, den Schluss, dass Krankheiten eine allmähliche Reduktion des lymphatischen Gewebes hervorrufen, das ausserdem sehr wahrscheinlich noch in einer engeren Beziehung zum Ernährungszustand des Individuums stehe. Groll zieht in Erwägung, ob nicht gerade bei Krankheiten, die z. B. mit einem ausgesprochenen Verbrauch von Leukozyten einhergehen, durch den grossen Bedarf und Verlust von Nukleoproteiden auch ein Verbrauch dieser Stoffe in den lymphatischen Apparaten stattfindet, so dass sich hierdurch die Reduktion des Lymphdrüsensystems bei Krankheiten erklären liesse. Von diesem Gesichtspunkte aus würde uns das Lymphgewebe als ein Organsystem erscheinen, das teilnimmt an den Änderungen des Nukleinstoffwechsels, als Reservedepot für Nukleoproteide (Nukleine) dient, dieselben aufspeichert und bereit hält für die Verwendung bei mangelhafter Zufuhr oder übergrossem Bedarf von Nukleinen im Krankheitsfalle. In der durch Krankheit bedingten Reduktion des Lymphgewebes sieht Groll eine mit dem Verhalten des Thymus übereinstimmende, aber verzögerte Reaktion, aber er lässt doch auch die Möglichkeit einer sekundären Erscheinung infolge der Thymusinvolution gelten. Wie dem nun auch sei, so ist Groll jedenfalls der nicht unbegründeten Ansicht, dass bisher vielfach sowohl bei Lebenden wie an Leichen Befunde an Lymphdrüsen als normal angesprochen worden sind, bei denen es sich in Wahrheit bereits um eine Reduktion handelte, und dass unter Zugrundelegung dieses falschen Normalmassstabes viel zu häufig ein Lymphatismus diagnostiziert worden ist. Er erinnert besonders auch daran, dass es sich bei Selbstmördern, über die später noch näher zu sprechen sein wird, grossenteils um mitten aus bester Gesundheit plötzlich verstorbene Jugendliche handelt, bei denen an Stelle des oftmals angenommenen Status thymico-lymphaticus entsprechend seinen Beobachtungen eher ein normaler Lymphdrüsenbefund anzunehmen gewesen sei. Auch auf die Lymphozytose des Blutes verweist Groll.

In Anbetracht ihres häufigen Befundes bei Soldaten im Felde wie in der Heimat (Krehl, Klieneberger, Bockelmann und Nassau, Lämpe und Saupe u. a.) hält Groll es für möglich, dass wir uns bisher eine falsche Vorstellung von dem Normalgehalt des Blutes an Lymphozyten bei Jugendlichen gemacht haben, wobei er die Angaben von Mehrtens und Galambos erwähnt, die 37 bis 65 °/o bei Jugendlichen als normal ansahen. Diese Zahlen sind aber doch wohl zu hoch.

Auch Loewenthal ist, obwohl er sich mehr auf allgemeine Eindrücke stützt, zu ähnlichen Schlüssen wie Groll gekommen, indem er betont, dass es kaum möglich sei, die zahlreichen Beobachtungen über den Status thymico-lymphaticus ohne Widerspruch zu einem Ganzen zusammenzufassen, dessen Lehre keineswegs so gut gestützt sei, wie es bei oberflächlicher Beschäftigung mit ihr scheinen könnte. Bei zahlreichen sonst ganz gesunden, durch Fliegerbomben auf einem Urlauberzug getöteten Soldaten, dann weiter bei zahlreichen Sektionen schnell ihrer Verwundung erlegener junger Männer, fand Loewenthal grossen Thymus und kräftig entwickelten lymphatischen Apparat im ganzen Organismus ohne sonstige Befunde, wie sie häufig mit dem Status thymico-lymphaticus in Beziehung gebracht werden, so dass er den Eindruck gewann, es handle sich um den normalen Zustand der lymphatischen Apparate einschliesslich des Thymus bei jungen, gesunden, gut genährten Menschen.

Indem Loewenthal im wesentlichen mit mir in der Hyperplasie des lymphatischen Apparates den Ausdruck einer Reaktion auf irgendwelche Reize, also einen sekundären Zustand sieht, meint er, das ganze lymphoide Organsystem scheine bei allen konsumierenden und nur etwas länger dauernden Erkrankungen leicht einer mehr oder weniger starken Atrophie anheimzufallen, womit sich hinreichend erklären würde, warum bei dem Friedenssektionsmaterial unserer Krankenhäuser ein entsprechender Befund immerhin nur eine Ausnahme bildet. Der sog. Status thymico-lymphaticus brauche nicht die Ursache einer abnorm geringen Widerstandsfähigkeit zu sein, da man ihn bei Individuen finde, die früher allen möglichen in Betracht kommenden Schädlichkeiten ausgesetzt waren, ohne ihnen zu erliegen, und nur zufällig zu Tode kamen; auch der Thymustod spiele nicht die ihm zugeschriebene Rolle; ebensowenig seien Lymphatiker besonders hinfällig gegenüber Infektionskrankheiten. Man finde eben in allen solchen Fällen grossen Thymus und lymphatischen Apparat, weil der schnelle Eintritt des Todes nicht Zeit zu ihrer Atrophie liess. Loewenthal fasst seine Anschauung folgendermassen zusammen: „Der makroskopisch als Status thymico-lymphaticus diagnostizierte Zustand ist sehr häufig nur der normale Zustand des gesunden, jungen, gut genährten Menschen. Bei den meisten Fällen von sogenanntem Thymustod ist der Status thymico-lymphaticus daher nicht anders zu bewerten, als bei tödlichen Verwundungen, nämlich nur als Zeichen der Plötzlichkeit oder Raschheit des Todes und nicht einer abnormen Konstitution; dass eine solche ausserdem vorliegen kann, ist natürlich möglich. Insbesondere lässt sich bei Selbstmördern die generelle Annahme einer Konstitutionsanomalie kaum rechtfertigen."

Erweisen sich die Untersuchungen Grolls bei einer allerdings sehr schwierig durchzuführenden, aber nicht nachdrücklich genug zu fordernden Nachprüfung als richtig und bestätigt sich die von Groll und Loewenthal geäusserte Auffassung, was man als sehr wahrscheinlich annehmen kann, so wird die Lehre vom Status thymico-lymphaticus in ihren Grundmauern erschüttert. Zwar braucht man nicht gleich so weit zu gehen wie Richter und Loewenthal z. B., die das Vorkommen eines Status thymico-lymphaticus überhaupt leugnen möchten, aber darin müsste man ihnen recht geben, dass grosser Thymus und lymphatischer Apparat bei gesunden, kräftigen, gut genährten jungen Individuen als ein normaler Zustand und nicht schlechthin als Merkmal einer besonderen krankhaften Konstitution anzusprechen ist.

Entsprechend der von Hammar geäusserten Anschauung darf es als ziemlich sicher gelten, dass gleichwie in dem Thymus auch im lymphatischen Gewebe, wo immer im Organismus es vorkommt, sowohl eine physiologische Alters- wie auch eine akzidentelle pathologische Involution vorkommt, so dass man es vorerst als eine offene Frage ansehen muss, welche Werte für jedes Alter beim Menschen als normal zu betrachten sind. Zugleich aber muss man damit rechnen, dass unter Umständen die Annahme gesetzmässiger Rückbildungsprozesse in den Lymphdrüsen auch die Beobachtungen Bartels und Steins mit ihren weitgehenden Folgerungen in einem anderen Lichte erscheinen lassen kann.

Die ganze Frage bleibt noch genau zu untersuchen. Die allerdings wohl ziemlich allgemeine Auffassung, dass jüngere Individuen einen besser entwickelten lymphatischen Apparat besitzen als ältere und dass namentlich Kinder sich durch seine starke Ausprägung auszeichnen, weshalb man gelegentlich sogar von einem „physiologischen Lymphatismus" (Spieler) gesprochen hat, ist keineswegs so sicher bewiesen, wie man annehmen sollte. Über eine physiologische Rückbildung (Altersinvolution) des lymphatischen Apparates beim Menschen aber liegen höchstens nähere Untersuchungen an der Appendix vor, die jedoch Hellmann keineswegs auf ein völlig einwandfreies Material gestützt findet. Um so mehr Beachtung verdienen vorläufig die Untersuchungen Hellmanns an Kaninchen, die solchen an menschlichem Material als gutes Vorbild dienen können. Sie ergaben einen mit den Jahren zusammenhängenden Wechsel der lymphoiden Gewebsmenge, die als genereller Ausdruck des Alterswechsels des lymphoiden Gewebes beim Kaninchen von Hellmann aufgefasst wird. Und zwar scheint das lymphoide Gewebe meistens bedeutend schneller zu wachsen als Körper, Skelett, Muskulatur, Nieren und Milz, aber auch bei der Altersinvolution bedeutend schneller wie andere Gewebe und Organe sich zurückzubilden. Wie das sich beim Menschen verhält, bleibt, wie gesagt, noch festzustellen.

Die Funktion des Thymus.

Das schon bald nach Aufstellung des Status thymico-lymphaticus durch Paltauf hervortretende Bestreben, den Thymus in den Brennpunkt der Erscheinungen zu stellen, hat in dem Masse an Berechtigung gewonnen, als uns seine wahre Natur als Teilorgan des wichtigen endokrinen Systems immer sicherer geworden ist. Mag man ihm auch vielfach, wie es so oft auch sonst der Fall und durchaus begreiflich ist, nach der voraufgegangenen Unterschätzung, ja gänzlichen Nichtbeachtung heute im Gegenteil und nicht minder falscherweise eine Überschätzung zuteil werden lassen, so ist doch gewiss die Auffassung unanfechtbar, dass ein so regelmässig angelegtes und eine so gesetzmässige, an das Lebensalter gebundene Entwicklung durchmachendes Organ auch eine bestimmte Funktion im Organismus ausüben muss, deren Wichtigkeit der des endokrinen Systems überhaupt entspricht. Schon bei diesen Betrachtungen muss sich ein Unterschied geltend machen gegenüber der Auffassung von den Aufgaben und der Bedeutung des lymphatischen Apparates, insbesondere der Lymphdrüsen. Denn wenn wir jetzt auch weit davon entfernt sind, diese ausschliesslich als passive Filter aufzufassen, vielmehr ihren Elementen lymphoider wie endothelialer Natur besondere zellulare Funktionen zuschreiben, so bleibt doch die Vorstellung bestehen, dass so gut wie alle Veränderungen des lymphatischen Apparates als sekundäre anzusprechen sind, die sich entsprechend seiner wesentlichen biologischen Bedeutung als Reaktion auf irgendwelche Reize, als eine Erscheinung der Abwehr und des Schutzes, zu erkennen geben.

Obwohl nun eine genaue Kenntnis der Thymusfunktion für das Urteil über Wesen und Bedeutung des Status thymico-lymphaticus von grösster Wichtigkeit ist, wenn es nicht ganz in der Luft schweben und am rein Anatomischen hängen bleiben soll, müssen wir bekennen, dass wir über sie herzlich wenig Bestimmtes wissen. Das macht sich umsomehr geltend, als für die konstitutionspathologische Betrachtung die Frage hinzukommt, ob beim Status thymico-lymphaticus nur ein Mehr, ein Zuviel an Funktion des Thymus anzunehmen ist oder auch eine Abwegigkeit (Dysfunktion), wie es grundsätzlich der bekannte französische Physiologe Gley für alle fehlerhaften endokrinen Wirkungen annimmt. Selbstverständlich ist auch diese Frage noch ganz ungelöst. Wir kennen eben das spezifische Sekret des Thymus noch nicht und sind bisher auf das Arbeiten mit dem ganzen Organ (in Substanz oder Extrakten) angewiesen, das uns unmöglich die volle und reine Bedeutung des Thymus erkennen lassen kann.

Indes unterliegt es wohl heute keinem Zweifel mehr, dass der Thymus in erster Linie ein Wachstumsorgan ist, wie ich es längst mit Nachdruck betont habe. Abgesehen von der Tatsache, dass das Organ in voller Entwicklung nur zur Zeit des fortschreitenden Wachstums und zunehmenden Gewichtes vorhanden ist, aber gesetzmässig sich mit Abschluss der Körperreife zurückbildet, weisen namentlich darauf die zuerst von Gudernatsch ausgeführten und seitdem oft wiederholten Fütterungsversuche an Kaulquappen hin, die mit aller wünschenswerten Deutlichkeit lehren, dass der Thymus die Zunahme an Körpermasse beherrscht. Insbesondere sei auch auf die Versuche von Romeis verwiesen, in denen er durch Verfütterung von Thymussubstanz kümmernde Kaulquappen zu so lebhaftem Wachstum anregen konnte, dass sie ihre normal entwickelten Geschwister nicht nur einholten, sondern bald sogar an Grösse und Gewicht übertrafen. Nicht das Wachstum eines bestimmten Körperteiles aber, wie der Knochen und ihre Entwicklung ausschliesslich, wie Klose und Vogt ganz falsch aus ihren Versuchen geschlossen haben, sondern ganz allgemein das Wachstum und die Gewichtszunahme jedes einzelnen Teiles, also die Höhe der Assimilation und die Schnelligkeit der Teilung aller beliebig differenzierten Zellen wird durch den Thymus angeregt, womit dessen Wirkung weder erschöpft zu sein braucht noch etwas ausgesagt sein soll über das Ineinandergreifen endokriner Korrelationen.

Diese Thymuswirkung scheint für unsere Betrachtung von wenig Bedeutung. Wir wollen aber doch nicht ganz achtlos an ihr vorübergehen. Kinder mit Status thymico-lymphaticus sind bekanntlich zumeist sehr gut genährt, von pastösem Aussehen. Ist das immer Überernährung oder könnte etwa auch eine besonders gute Ausnützung der Nahrung infolge gesteigerter Thymuswirkung in Betracht kommen? Erwachsene mit reinem Status thymico-lymphaticus werden immer als besonders kräftige, dem Äusseren nach vollwertige Individuen geschildert. Ist dieser Habitus vielleicht unter der Mitwirkung vermehrter Thymuswirkung zustande gekommen? Endlich gibt es eine besondere Wuchsform, die man als kümmernden Hochwuchs (Kraus) bezeichnet und dem Status thymico-lymphaticus eingliedert. Spielt auch hier etwa die Thymusfunktion mit eine Rolle, derart etwa, dass sie wachstumsabschliessende Hormonwirkungen hemmt? Lauter Fragen, die der Prüfung wert sind und einer klaren Beantwortung harren.

Derartige Erwägungen treten aber ganz zurück hinter der Frage, ob und in welcher Weise das Thymushormon auf das Herz und den Gefässapparat wirkt, einer Frage, die mit von ausschlaggebender Bedeutung für die Lehre vom Status thymico-lymphaticus ist. Ihre Prüfung hat zur Aufstellung des Begriffes der Hyperthymisation und der Dysthymisation des Organismus geführt. Und zwar ist es Svehla gewesen, der zuerst auf Grund von Versuchen mit wässrigen Organextrakten behauptete, der Thymus wirke pulsbeschleunigend und blutdruckerniedrigend und sei daher ein Antagonist des chromaffinen Systems, dessen Hormon, das Adrenalin, gerade die gegenteilige Wirkung hervorbringt. Im Streite für und wider diese lebhaft erörterte Auffassung hat man namentlich unter Hinweis auf Versuche Poppers geltend gemacht, dass die Blutdrucksenkung nach Injektion von Thymusextrakt eine Folge durch sie ausgelöster Gerinnungsvorgänge in den Lungengefässen sei und ausserdem mit zahlreichen anderen Organextrakten sich die gleiche Wirkung erzielen lasse. Dennoch aber ist die Lehre Svehlas niemals ganz entkräftet und von vielen Forschern weiter vertreten worden. Ich selbst habe sie durch Adler und Yokoyama unter besonderen, einwandfreien Versuchsbedingungen nachprüfen lassen. Dabei stellte ersterer nach Injektion frischen Kalbsthymusextraktes eine konstante Vermehrung des Blutadrenalins durch Registrierung am überlebenden Meerschweinchenuterus fest, die er so auffasste, dass das Adrenalsystem bemüht ist, durch vermehrte Adrenalinproduktion den hypotonisierenden Einfluss des Thymus abzuschwächen oder aufzuheben. Yokoyama hingegen injizierte Kaninchen intravenös eiweissfreien alkoholischen Thymusextrakt, ohne dass Thrombosen auftraten, und fand zunehmende Dilatation und Erschlaffung des Herzens, die er auf eine Änderung des Tonus des Zirkulationsapparates zurückführte. Er bestätigte ferner die Erhöhung des Adrenalins im strömenden Blute. Andererseits konnte er bei gleichzeitiger fortgesetzter Injektion von Adrenalin und Thymusextrakt eine Verzögerung der bekannten Arterionekrose beobachten und schloss daraus, dass man durch Einverleibung von Thymusextrakt die blutdrucksteigernde Wirkung des Adrenalins herabmindern oder ausschalten könne. Wurde aber eine Aufschwemmung von getrockneter Thymussubstanz (Merck) injiziert, so fanden sich um die dadurch in den Ästen der Lungenarterie erzeugten Thrombosen ausgedehnte Ansammlungen eosinophiler Zellen, wie sie sich auch durch Einbringung von Thymussubstanz in die Bauchhöhle von Kaninchen leicht hervorrufen lässt. So konnten denn in diesen Versuchen die Behauptungen Poppers, Baschs und Fischls, dass die Wirkung des Thymusextraktes lediglich auf intravaskulären Gerinnungen beruhe und durch gerinnungshemmende Mittel aufgehoben werden könne, widerlegt und wohl auf die Verwendung nicht einwandfreier Extrakte zurückgeführt werden, während der äusserst feine Nachweis der ausgleichenden Adrenalinüberproduktion am überlebenden Meerschweinchenuterus sehr für die hypotonisierende Wirkung des Thymus spricht.

Mit allem Nachdruck soll hier aber betont werden, dass für unsere konstitutionspathologische Betrachtung wie natürlich auch für die biologische Beurteilung der Thymusfunktion überhaupt der Blick sich nicht ausschliesslich auf den Thymus richten darf, sondern auf die ganze Konstellation im endokrinen System, wobei namentlich dem chromaffinen System die grösste Beachtung zu schenken ist, weil bei Anerkennung der Svehlaschen Lehre und nach allen unseren Kenntnissen über das Adrenalin, das freilich jetzt gerade von französischen Forschern (Gley) seiner Bedeutung als Hormon zu entkleiden versucht wird, in diesem ein ausgesprochener Antagonist des Thymushormons zu sehen ist. Deshalb sei zur Ergänzung des hier Gesagten auf die späteren Ausführungen über das Verhalten des chromaffinen Systems beim Status thymico-lymphaticus verwiesen. Die Notwendigkeit dieses Hinweises zeigt schon, dass man den Status thymico-lymphaticus nicht etwa als eine monoglanduläre endokrine Störung auffassen darf.

Wie kurz erwähnt wurde, ruft die Einverleibung von Thymussubstanz eine hochgradige Eosinophilie hervor, die Beachtung verdient im Hinblick auf das Verhalten der eosinophilen Elemente in dem Thymus selbst. Wie nämlich Schridde zuerst hervorgehoben hat, finden sich eosinophile Zellen — mono- und polynukleäre — bei Föten und Neugeborenen in grosser Menge am Rande der Thymusläppchen um die Gefässe herum angehäuft, während sie bis zu einem Lebensalter von 12 Jahren allmählich, dann aber sehr schnell bis zu völligem Verschwinden abnehmen, was besonders frühzeitig nach meinen Feststellungen auch bei pathologischer Involution des Organes der Fall ist. Schridde denkt sich, dass überschüssiges Thymushormon an das interlobuläre Bindegewebe abgegeben wird und die eosinophilen Leukozyten des Blutes anlockt, was er als eine Anpassungserscheinung an eine physiologische endogene Gewebsschädigung auffasst. Wie soll man dann aber den Schwund der eosinophilen Elemente in hyperplastischen Thymen erklären? Man könnte dieser Frage nähertreten im Hinblick auf Vorstellungen wie die Schwarzs und Pappenheimers, denen sich Wiesel angeschlossen hat, dass es nicht ausgeschlossen erscheint, es seien die eosinophilen Zellen die Träger eines spezifischen vagustonisierenden Hormons, also etwa Thymussekretes. Doch ist hier alles nur Vermutung. Wir wollen aber der Frage wenigstens gedacht haben unter Hinweis auf die später zu erörternde Eosinophilie bei der exsudativen Diathese und den Erscheinungen der Vagotonie.

Eingehender muss uns hingegen die Frage beschäftigen, in welcher Beziehung die lymphoiden Elemente zur endokrinen Funktion des Thymus stehen. In morphologischer Hinsicht ist diese Frage klar zu beantworten: Die lymphoiden Zellen sind sekundär frühzeitig in die epitheliale Thymusanlage eingewandert (Maximow, Hammar) und bilden weiterhin hauptsächlich die Rindenzone der Thymusläppchen. Da diese eine Produktionsstätte der Lymphozyten bildet, so ist also eine lymphozytopoetische mit der endokrinen chemischen Funktion im Thymus gekoppelt. Dieses Lymphozytenlager im Thymus ist aber auch wie jedes andere sekundären Veränderungen ausgesetzt und nimmt insbesondere an allen Hyperplasien des gesamten lymphatischen Apparates teil. Leider hat man diese so selbstverständliche Tatsache immer wieder völlig vernachlässigt, obwohl sie doch für die Beurteilung des Thymus, namentlich des abnorm grossen Thymus, von grosser Bedeutung ist. Viele Irrtümer leiten sich daraus her.

Bestehen nun aber auch enge biologische Beziehungen zwischen der spezifischen endokrinen Thymusfunktion und den lymphoiden Elementen? Diese Frage muss man nach meiner Überzeugung bejahen, wie ich oftmals näher ausgeführt habe. Zunächst ist auf den physiologischen hohen Gehalt des Kinderblutes an Lymphozyten hinzuweisen, also zu einer Zeit, in der ein grosser, offenbar voll funktionierender Thymus vorhanden ist. Hingegen nimmt die Zahl der Blutlymphozyten ab zu der gleichen Zeit, in der eine Rückbildung des Thymus stattfindet. In dieser Hinsicht darf die während des Krieges gemachte Feststellung unsere grösste Beachtung beanspruchen, dass gesunde kräftige junge Männer nicht nur einen grossen Thymus, sondern auch einen viel grösseren Lymphozytengehalt des Blutes aufweisen (Krehl, Klieneberger, Bokelmann und Nassau, Lämpe und Saupe u. a.) als man auf Grund der Friedenserfahrungen angenommen hatte. Nicht Wirkungen der Ernährung, der Schutzimpfungen und überhaupt irgendwelcher äusseren Faktoren geben dafür eine Erklärung, vielmehr tritt uns in der Parallelität im Verhalten des Thymus und der Blutlymphozytenmenge wie nicht minder des ganzen lymphatischen Apparates (Groll) eine früher nicht gewürdigte physiologische Erscheinung entgegen. So lässt denn auch Schridde den hohen Gehalt des Kinderblutes an Lymphozyten von der Thymusfunktion abhängig sein, und ebenso hat Rachford Gewicht darauf gelegt, dass die grösste Aktivität des lymphoiden Gewebes gerade in die Zeit fällt, in der der Thymus auf der Höhe seiner Entwicklung und Funktion steht.

Im Experiment tritt der Einfluss der Thymuseinwirkung auf die Lymphozyten deutlich zu Tage. So konnten Klose, Lämpé und Liesegang durch Injektion von Thymuspresssaft bei Hunden typische Lymphozytose des Blutes hervorrufen und schlossen daraus auf einen direkten Reiz des Thymussekretes auf den lymphatischen Apparat oder seine Beeinflussung durch Steigerung des Vagustonus. Auch Capelle und Bayer erzielten durch Injektion von Presssaft des Kalbsthymus beim Hunde Lymphozytose, die sie allerdings nur für eine relative erklären. Lampé ist dann namentlich auch hinsichtlich der Lymphozytose beim Morbus Basedowii zu der Überzeugung ihrer direkten Abhängigkeit vom Thymus gekommen. Er injizierte Hunden intravenös Presssaft eines Basedowthymus mit dem Ergebnis, dass eine ausgesprochene Lymphozytose auftrat, namentlich bei ovariektomierten Tieren. Heimann endlich sah nach Einverleibung von Thymuspresssaft bei Kaninchen regelmässig ein rasches Ansteigen der Zahl der Blutlymphozyten, bei Entfernung des Thymus hingegen ein langsameres Absinken, umgekehrt bei Injektion von Ovarialpresssaft ein Fallen des Lymphozytenwertes und bei Ovariektomie ein beträchtliches Steigen. Er nimmt somit einen Antagonismus zwischen Thymus und Ovarien an, derart, dass das Thymussekret die Bildung der Lymphozyten anregt, das Sekret der Ovarien sie hingegen hemmt. Dieser auch in Lampés Versuchen zum Ausdruck kommende Antagonismus ist schon früher von Calzolari, Henderson, Tandler angenommen worden und möglicherweise zur Erklärung des beispielsweise bei dem Morbus Basedowii ausserordentlich wechselvollen Verhaltens des Lymphozytenblutbildes heranzuziehen. Zu erinnern ist auch an eine Mitteilung Roses über den Nachweis von Basen in dem Thymus, die beim Versuchstier Lymphozytose erzeugen. Auch die klinische Beobachtung weist auf einen Einfluss der Thymusfunktion auf die Lymphozyten hin. Klose, Lampé und Liesegang erwähnen das Sinken der Lymphozytenzahl bei einem Kinde nach Resektion des hyperplastischen Thymus. Lampé fand bei Kindern mit grossem Thymus bis zu 76 % Lymphozyten im Blute, deren Zahl regelmässig nach Entfernung der Drüse innerhalb kurzer Zeit bis auf 35 % abstürzte. Auch aus einer Beobachtung Schuberts geht die Bedeutung der Thymushyperplasie für die Blutlymphozytose hervor. Ein Kind mit grossem Thymusschatten, Kompression und Verdrängung der Trachea zeigte im Blute 75 % Lymphozyten, deren Zahl nach operativer Entfernung des Thymus langsam zu sinken begann. Aus diesem langsamen Absinken der Prozentzahl lässt sich der Schluss ziehen, dass der Thymus selbst nicht die Produktionsstätte allein der Lymphozyten sein kann, sondern durch abnorme Funktion alle ihre Bildungsstätten, auch die thymische also, zu vermehrter Leistung anregt. Dass bei der Basedowschen Krankheit und bei Myasthenie nach Resektion des abnorm grossen Thymus der Lymphozytenwert des Blutes sinkt, lehren die Erfahrungen Schuhmachers und Roths, Kloses, Capelles und Bayers, Nordmanns, Pribrams. Dass man aus diesem Schwinden der Blutlymphozytose nach Exstirpation oder Resektion des hyperplastischen Thymus auf eine Abhängigkeit der Hypertrophie des lymphatischen Apparates von der Thymusfunktion schliessen müsse, ist auch die Ansicht Schriddes.

Indem ich auf weitere Erörterungen über die Beziehungen der lymphoiden Elemente zur Thymusfunktion unter pathologischen Verhältnissen in anderen Abschnitten verweise, glaube ich, dass es der An-

schauung nicht an guten Grundlagen fehlt, es übe der Thymus einen
bedeutsamen Einfluss auf die lymphoiden Zellen bereits physiologischer
Weise aus. Ich weise aber auch hier eine ganz einseitige Berücksichtigung
des Thymus zurück. Die immer und immer zur Geltung kommenden
innigen Korrelationen im endokrinen System verbieten für rein biologische wie insbesondere pathologische Betrachtungen das Herausschälen
einer einzelnen endokrinen Organfunktion zur Erklärung morphologisch-
funktioneller Erscheinungen. Das Zusammenspiel allein der endokrinen
Organe, soweit diese in Frage kommen, macht sie uns verständlich.
Aber wenn auch in der Konstitutionspathologie das Betonen einer monoglandulären endokrinen Störung primärer Art nach meiner Überzeugung
nicht erlaubt ist, so darf man doch die Vorstellnng haben, dass bei den
verschiedenen Einstellungen des endokrinen Systems die Funktion eines
einzelnen Organes in den Vordergrund treten und in gewissem Masse
sich beherrschend geltend machen kann. Und so werden wir also die
Frage zu prüfen haben, ob etwa beim Status thymico-lymphaticus der
Thymus solcherweise in den Brennpunkt tritt und der ganzen Konstitutionsstörung das Gepräge gibt. Mit dieser Frage im Rahmen einer allgemein
festgelegten Auffassung ist ein Standpunkt gewonnen, von dem aus
vielleicht ein klares Urteil über Vorkommen, Wesen und Bedeutung
eines Status thymico-lymphaticus zu erhoffen ist.

Nach meiner Überzeugung kann man auf Grund der angeführten
Anschauung dem schwierigen Problem weit eher näher treten als mit
der Auffassung, wie sie soeben Hammar vorgetragen und zu begründen
versucht hat. Nach ihm nämlich sind die Lymphozyten im Thymus
unbedingt erforderlich für dessen Funktion, indem sie unmittelbar oder
mittelbar die Vergrösserung der freien Retikulumelemente des Markes
und ihre Zusammenlagerung zu den sogen. Hassallschen Körperchen
anregen, die als morphologischer Ausdruck einer antitoxischen Tätigkeit
der spezifischen, unter einem besonderen „sensibilisierenden" Einfluss
etwa der Schilddrüse stehenden Thymuszellen anzusehen seien. Die
endokrine Funktion des Thymus hält Hammar für noch gänzlich un-
bewiesen. Dagegen sieht er seine antitoxische Tätigkeit wahrscheinlich
gemacht durch Tierversuche Paris, Cosentinos, Patons und Goodalls,
endlich Parks und Mc Clures, ganz besonders aber durch Untersuchungen Briegers, Kitasatos und Wassermanns, ferner Barbàras.
Erstere haben festgestellt, dass bestimmte Bakterien bei Züchtung in
Thymusextrakt oder mit solchem versetzten Nährböden ihre Virulenz
einbüssen und dass ihr Toxin durch Thymusextrakt neutralisiert werden
kann, was indessen hinsichtlich des Tetanustoxins von Petterson nicht
bestätigt wurde. Die gleiche Fähigkeit wie die des Thymusextraktes
zeigten nach Brieger, Kitasato und Wassermann Lymphdrüsen-
extrakte. Nach Barbàra wird im Thymus eine Substanz gebildet,
welche die Phagozyten anregt, wie sich in Versuchen mit dem Organ-
extrakt zeigen lässt. Wie Hammar selbst betont, bedarf es noch vieler
sorgfältiger und ganz besonders auch die endokrinen Organe berück-
sichtigender Untersuchungen, ehe sich ein sicheres Urteil über den Wert
seiner Auffassung von der Funktion des Thymus abgeben lässt. Vorerst kann sie nur die Bedeutung einer Arbeitshypothese haben.

Makroskopische Diagnose des Status thymico-lymphaticus.

Nach den kurzen Betrachtungen über das normale anatomische Verhalten des Thymus und des lymphatischen Apparates sowie über die Vorstellungen hinsichtlich der Funktion des ersteren kommen wir nunmehr auf die Diagnose des Status thymico-lymphaticus zu sprechen.

Wenn wir auf die Schilderung Paltaufs zurückgreifen, die der eigentliche Ausgang der Lehre vom Status thymico-lymphaticus geworden ist, so finden wir ein recht einfaches Bild der „lymphatischen Konstitution". Eine blasse Haut bei gut entwickeltem Unterhautfettgewebe, eine allgemeine Schwellung des lymphatischen Apparates, ein stets mehr als mittelgrosser Thymus, bei Erwachsenen dazu in manchen Fällen eine abnorme Enge der Aorta, sind die Kennzeichen der krankhaften Konstitution. Über diese Schilderung sind die späteren Angaben Koliskos kaum hinausgegangen, der insbesondere den für das Lebensalter des Individuums abnorm grossen Thymus und die gleichmässige Hyperplasie des gesamten lymphoiden Gewebes als die wichtigsten Merkmale der besonderen Konstitution erklärte. Je mehr man sich aber mit ihr beschäftigt hat, um so deutlicher ist es geworden, dass gerade diese Merkmale nicht nur zu einer recht kritiklosen Anwendung des Begriffes des Status thymico-lymphaticus geführt haben, weil man sich nicht genügende Rechenschaft über das physiologische Verhalten der betroffenen Organe ablegte und nicht einmal den ernsthaften Versuch einer Unterscheidung zwischen primären und sekundären Veränderungen machte, sondern weil überhaupt äusserst schwer zu beurteilende Zustände in Betracht kommen, deren richtiges Verständnis noch viel wissenschaftliche Arbeit erfordert.

Auf Folgendes kommt es besonders an: 1. Dem Urteil über Grösse und Gewicht des Thymus ist unter allen Umständen der für das betreffende Lebensalter festgelegte Normalwert zugrunde zu legen. In dieser Hinsicht ist in erster Linie dank den unermüdlichen Bemühungen Hammars eine sichere Grundlage geschaffen. Es ist jetzt in allen Fällen möglich — unter nachträglicher Kontrolle durch das Mikroskop — einen Thymusbefund genau zahlenmässig festzulegen und an der Hand von verschiedenen Autoren bestimmter Standardzahlen zu beurteilen. Wenn man noch heute diese Forderung unberücksichtigt findet und beispielsweise von „immens grossem" Thymus hört, obwohl er nicht einmal entfernt an das dem Alter entsprechende normale Gewicht heranreicht, so hat man das Recht, an solchen Angaben einfach vorüberzugehen. Viele Fälle von Status thymico-lymphaticus, auch solche namentlich, an die sich in der Literatur die weitgehendsten Betrachtungen und Folgerungen geknüpft finden, können heute nicht mehr als solche schlechthin anerkannt werden, weil der angeblich abnorm grosse Thymus in Wahrheit sich in den Grenzen oder sogar unter der Norm hielt. Weder über die physiologische Alters- noch über die pathologische Involution des Organs hat man richtige Vorstellungen gehabt und musste daher notwendigerweise immer wieder zu seiner falschen Beurteilung kommen. Doch soll damit nicht gesagt sein, dass nur ein zu grosser Thymus für das Vorliegen eines Status thymico-lymphaticus spreche. Je mehr man mit dem Vorkommen einer Dysfunktion des Organes statt einer einfachen Hyperfunktion rechnet, um so eher wird man geneigt sein, auch einem nicht vergrösserten Thymus Bedeutung für die krankhafte Abweichung der individuellen Konstitution beizumessen. Selbst die reine Hyperfunktion lässt sich bei normaler Organgrösse in Betracht ziehen, wenn man den sicher zutreffenden Gedanken Gleys über die sogen. Luxusfunktion der endokrinen Organe folgt. Und auch eine Verkleinerung des Thymus schliesst das Vorliegen eines Status thymico-lymphaticus nicht notwendigerweise mit Sicherheit aus. Denn daran muss man festhalten, dass die pathologische Involution auch ein vorher zu grosses Organ treffen und auf die Normalgrösse nicht nur zurückführen, sondern darüber hinaus nicht unbeträchtlich verkleinern kann. Eine solche pathologische Involution wird sich in vielen Fällen schon makroskopisch, in anderen wenigstens mikroskopisch erkennen lassen. Über die Wertigkeit des ursprünglich grösseren Thymus kann sie freilich leicht zu Täuschungen führen. Auch ein solcher pathologisch rückgebildeter Thymus kann bei Erwachsenen aber immer noch grösser sein, als es dem normalen Verhalten entsprechen würde. Wenn also schon früher von mir selbst und anderen Autoren, und neuerdings wieder auf Grund im Weltkriege gesammelter Erfahrungen (Aschoff) darauf hingewiesen worden ist, dass zum Status thymico-lymphaticus nicht unbedingt ein übermässig grosser Thymus gehört, so ist das wohl verständlich. Aber für die makroskopische Diagnose des pathologischen Konstitutionstypus geht damit in entsprechenden Fällen das wichtigste Merkmal verloren. Sie dürfen nur Ausnahmen bleiben, sofern nicht der ganze Begriff des Status thymico-lymphaticus grösster Unsicherheit verfallen soll. Im allgemeinen wird man daran festhalten dürfen, dass die Annahme eines Status thymico-lymphaticus sich in erster Linie auf den Befund eines für das Lebensalter zu grossen Thymus stützen muss.

2. Die Hyperplasie des lymphoiden Gewebes muss eine allgemeine sein und sich mit Sicherheit als ein primärer Zustand deuten lassen, der nichts mit sekundärer Reaktion auf die mannigfachsten Reize zu tun hat.

Noch heute haftet der Lehre vom Status thymico-lymphaticus der grosse Mangel an, dass sich die Angaben über die Hyperplasie des lymphatischen Apparates, zunächst also und in erster Linie der Lymphdrüsen, nicht in Zahlen ausdrücken und an Normalwerten messen lassen, wie das wenigstens für die richtige Beurteilung des Thymus möglich ist. Es kann nicht dem geringsten Zweifel unterliegen, dass in vielen Fällen eine krankhafte Vergrösserung der Lymphdrüsen namentlich bei jugendlichen Erwachsenen angenommen worden ist, wo in Wahrheit durchaus physiologische Verhältnisse vorgelegen haben. Die im Weltkriege gesammelten Beobachtungen, wie sie in der besprochenen Abhandlung Grolls besonders einen sehr bemerkenswerten Niederschlag gefunden haben, weisen uns deutlich auf den Fehler der Beurteilung der Lymphdrüsen hin. Für sie gilt es nun, sichere Anhaltspunkte zu schaffen, also zunächst einmal vollkommene Klarheit über das anzustreben, was man als die „Norm" im Verhalten der Lymphdrüsen in den verschiedensten Lebensaltern bezeichnen könnte, ehe man eine pathologische Vergrösserung überhaupt annimmt. Dabei wird man aber nicht allein das allgemeine Verhalten der Lymphdrüsen im Auge haben dürfen, sondern für jede einzelne Lymphdrüsengruppe die Norm zu bestimmen haben. Denn nach meinen darauf gerichteten Beobachtungen sind die einzelnen Lymphdrüsengruppen ganz verschieden entwickelt, was ihre Grösse anbelangt, und es dürfte die Annahme nicht unberechtigt sein, dass besonders stark beanspruchte Gebiete von vorneherein grösser angelegt sind und dass sich auch die von Hammar angenommene physiologische Involution der Lymphdrüsen nicht überall gleichzeitig und gleichmässig vollzieht. Schon hier sehen wir die physiologische Reaktion der Lymphdrüsen in einer das Urteil über die Norm erschwerenden Weise zur Geltung kommen. Bei einer allgemeinen Hyperplasie der Lymphdrüsen mag dann wenigstens in einem Teil der Fälle der Unterschied im Verhalten der einzelnen Drüsengruppen noch stärker hervortreten, woraus sich Angaben über eine umschriebene Lymphdrüsenvergrösserung beim Status thymico-lymphaticus erklären können. Immer bleibt sie aber besonders verdächtig einer rein sekundären Natur, die mit einem primären Status nichts zu tun hat. Die Annahme einer konstitutionellen Besonderheit des Lymphdrüsenapparates kann sich nur auf die allgemeine Beschaffenheit dieses, die Veränderung des ganzen Systems stützen. Denn wollte man etwa behaupten, die angenommene besondere Reaktionsfähigkeit der Lymphdrüsen auf die allerverschiedensten Reize komme örtlich bald hier bald da je nach der Angriffsstelle des Reizes zum Ausdruck, so verlöre die Lehre vom Status thymico-lymphaticus jeden Wert. Man zeige einmal in überzeugender Weise den Unterschied einer solchen Reaktion von der gleichen als normal vorausgesetzten Lymphdrüse! Mit Hammar muss man sich in dieser Hinsicht über die Möglichkeit einer scharfen Unterscheidung zwischen einem Status, einem primären und über das ganze System ausgedehnten Zustand, und einer weitverbreiteten sekundären Hyperplasie der Lymphdrüsen in hohem Masse skeptisch äussern. Hammar hält mit Recht die Lösung der Frage an der Hand des menschlichen Sektionsmateriales für wenig aussichtsreich und möchte sie am liebsten in Angriff genommen sehen durch eine eingehende anatomisch-statistische Bearbeitung eines sorgfältig gesichteten normalen Tiermateriales. Hierin bedeuten die Untersuchungen Hellmanns über das lymphoide Gewebe beim Kaninchen einen guten Anfang, jedoch können die Ergebnisse natürlich bezüglich des Menschen höchstens allgemeinen Gesichtspunkten nutzbar gemacht werden, während die Einzelheiten für jede Art und Rasse, ja selbst eine verhältnismässig eng umgrenzte örtliche Bevölkerung festzustellen bleiben.

Auf Grund derartiger genauer Bestimmungen der normalen Verhältnisse am Lymphdrüsensystem wäre eine Entscheidung darüber zu treffen, ob im Einzelfalle die Hyperplasie des lymphoiden Gewebes eine von Haus aus bedingte oder eine erst erworbene, sekundäre Veränderung auf die Einwirkung irgendwelcher Reize hin darstellt. Gewiss mag Hammar darin recht haben, dass es sich beidemal um eine wichtige gemeinsame Erscheinung handelt, um eine supranormale Vermehrung der Lymphozyten, so dass man unter diesem Gesichtspunkte beide Zustände unter der Bezeichnung „Lymphozytismus" vielleicht zusammenfassen könnte, aber biologisch würde es sich um etwas Grundverschiedenes handeln, dessen richtiges Verständnis von grösster Bedeutung für die Beurteilung nicht nur der Erscheinung selbst, sondern des ganzen Individuums ist. Das wird heute auch allgemein und nicht zuletzt von Hammar selbst anerkannt, aber merkwürdigerweise hat man sich doch nicht der notwendigen strengsten Kritik befleissigt.

Unter denen, die sie immer wieder gefordert haben, wie Kolisko, Bartel, Wiesel u. a. glaube ich mit Lubarsch an erster Stelle zu stehen. Lubarsch hat mehr die äussere Schädigung des Organismus im Auge gehabt. Mit grossem Nachdruck hat er darauf hingewiesen, dass man die Diagnose eines Status lymphaticus, einer primären konstitutionellen Veränderung des lymphatischen Apparates, nicht eher stellen dürfe, als nicht durch alle zu Gebote stehenden Methoden jede andere Erklärungsmöglichkeit der lymphoiden Hyperplasie bzw. eines durch sie wesentlich bedingten plötzlichen Todes ausgeschlossen sei. Er stützte sich dabei namentlich auch auf die Feststellung, dass noch niemals bei Feten und Neugeborenen eine Hyperplasie des lymphoiden Gewebes beobachtet worden sei, so dass also die Vermutung nahe liege, sie sei bei späterem Auftreten stets als sekundärer Zustand, als reaktive Folge irgendwelcher Schädigung des Organismus aufzufassen. Je älter das Individuum ist, um so berechtigter wird letztere Annahme sein, und insbesondere wird man mit Wiesel im Auge zu behalten haben, dass Jugendliche, die man zu „Lymphatikern" stempeln möchte, wohl durchweg Menschen sind, die schon viele Infektionen und Intoxikationen durchgemacht haben, aus denen sich die Hyperplasie der Lymphdrüsen zwanglos erklärt.

Ist die Hyperplasie der Lymphdrüsen eine regionär beschränkte, so ist von vornherein an eine sekundäre Reaktion zu denken. Die Ansicht Pässlers ist durchaus nicht ohne weiteres zurückzuweisen, es sei immer die Hyperplasie des lymphatischen Apparates auf eine primäre Infektion der Tonsillen zurückzuführen, wie denn auch Brugsch meint, durch eine Mandelsepsis könne ein Lymphatismus wenigstens regionär in Permanenz erklärt werden. Dabei könnte ein Circulus vitiosus in Betracht kommen. Eine besondere Reaktionsfähigkeit der Lymphdrüsen könnte ihre starke Schwellung schon auf verhältnismässig leichte, besonders natürlich auf starke Reize und die Ausbreitung dieser Schwellung auf den gesamten lymphatischen Apparat erklären, während zugleich eine gewisse Schwäche des von Haus aus minderwertigen Systemes die Dauerwirkung schädlicher Reize, also vor allem der Bakterien begünstigen könnte. Mit Heubner haben z. B. Benfey und Bahrdt an einen solchen Circulus vitiosus gedacht. Die örtliche Infektion kann aber eben so gut durch Allgemeinschädigung des Organismus die Hyperplasie aller Lymphdrüsen erklären.

Die allgemeine Hyperplasie der Lymphdrüsen schliesst keineswegs die Annahme eines rein sekundären Zustandes mangels sicherer Anhaltspunkte für das Wirken schädlicher Reize auf den Organismus aus, wenngleich sie natürlich viel schwerer zu beurteilen ist als eine örtlich beschränkte Hyperplasie. Zunächst spielt bereits in Bartels Betrachtungen die sekundäre Reaktion eine solche Rolle, dass der Unterschied zwischen angeblich primärer Besonderheit und sekundärer Veränderung sich kaum scharf herausarbeiten lässt. Bartel unterscheidet einen Lymphatismus im weitesten Sinne einer allgemein für die verschiedensten

Schädigungen (Infektionen, Intoxikationen, Autointoxikationen) gleichartigen Reaktion, zu der jeder Mensch disponiert ist, sofern man unter Lymphatismus nur die einfache Wucherung der Lymphozyten innerhalb des lymphatischen Gewebes versteht, und zweitens einen Lymphatismus im engeren Sinne, der konstitutionell bedingt und eine Teilerscheinung einer mehr oder weniger allgemeinen „hypoplastischen" Konstitution, zugleich aber ebenfalls mit abhängig von der Reaktion auf Schädigungen ist. Wie später näher auszuführen ist, glaubt Bartel die letztere konstitutionelle Form namentlich mikroskopisch deutlich erkennen zu können. Makroskopisch käme hierfür aber nur die ausgesprochene Fibrosis in Betracht, deren Bedeutung jedoch als völlig feststehend noch nicht anerkannt werden kann und die grösste Vorsicht der Beurteilung verlangt, so lange wir noch so ungenügend über die an den Lymphdrüsen sich abspielenden physiologischen und pathologischen Involutionsvorgänge unterrichtet sind. Abgesehen von diesem Umstand bleibt eine theoretische Schwierigkeit. Soll man, wie Wiesel und Thomas beispielsweise annehmen, in dem vergrösserten Lymphdrüsenapparat eine Abwehrvorrichtung bei Individuen mit mangelhafter und besonders schwächlicher Konstitution oder vielmehr mit Westenhöfer z. B. nicht den Ausdruck erhöhter Schutzvorrichtung sondern vielmehr der grösseren Anfälligkeit gegen ektogene Schädlichkeiten erblicken? Die letztere Vorstellung ist die ansprechendere und kommt auch in neueren Betrachtungen Löwenthals zur Geltung. Für die Diagnose ist mit beiden Vorstellungen nicht viel gewonnen, denn rein morphologisch lässt sich das Vorliegen der besonderen individuellen Konstitution nicht beweisen.

Sekundär bleibt auch die Vergrösserung der Lymphdrüsen, wenn man mit Cameron, Ssokolow, Beneke in ihr den Ausdruck einer erworbenen Stoffwechselstörung erblickt und sich dabei namentlich auch auf die Anschauungen über das Wesen der exsudativen Diathese stützt, die uns noch näher beschäftigen wird. Aber freilich kann man die Annahme einer Stoffwechselstörung durchaus nicht für sicher bewiesen erklären, im Gegenteil, mehr als eine Vermutung ist auch sie vorläufig nicht, wenn wir zunächst den Status thymico-lymphaticus im strengen Sinne der Bezeichnung im Auge behalten. Die Ansichten gehen denn auch recht weit auseinander. So glaubt Cameron an eine Schädigung des Organismus durch unzweckmässige kohlehydratreiche Nahrung, deren Folge ein zu Infektionen aller Art disponierender Wasserreichtum der Gewebe ist, während Beneke an eine mit einer Atrophie der Nebennieren sich einleitende schwankende Stoffwechselstörung denkt. Hier stossen wir bemerkenswerterweise auf das endokrine System. Und eben so wenig wie ganz allgemein daran sich zweifeln lässt, dass die Gesamt und Einzelfunktion der endokrinen Organe unter äusseren Einflüssen steht, wofür ich selbst wichtige Beweise erbracht habe, lässt sich in Abrede stellen, dass die Nebennieren im besonderen solchem Einfluss in hohem Masse unterworfen sind. Soeben erst habe ich durch meinen Schüler Peiser zeigen lassen, in wie weitgehendem Masse die Funktion des chromaffinen Gewebes unter der Wirkung der Kriegs- und Nachkriegszeit gelitten hat und wie mangelhafte Ernährung auf die Nebennierenrinde wirkt, zeigt der Lipoidschwund mit seinem höchsten Grade bei der sogen. Ödemkrankheit. Ich stelle mir die Funktion der Rinden nnd Marksubstanz der Nebennieren eng gebunden vor. Welche man aber auch für wichtiger halten mag, die Schädigung unter äusseren Einflüssen steht fest und ebenso die Störung des ganzen endokrinen Systems infolge der eines seiner Teilstücke.

Unter diesem Gesichtspunkte darf man vielleicht die Angaben über das örtliche Vorkommen des Status thymico-lymphaticus würdigen. Zwar hat man ihn nach den bisher vorliegenden Mitteilungen bei allen Kulturvölkern und nach Angaben Crowells auch bei einer so niederen Rasse wie den Filippinos gefunden, und wie in Europa so sah sich auch Whitmore im fernen Ostasien oftmals genötigt, in Fällen plötzlichen Todes in ihm die alleinige Todesursache zu sehen, aber der Eindruck ist doch der, dass zweifellos der krankhafte Konstitutionstypus nicht überall gleich häufig angetroffen wird. So soll er nach Aravandinos besonders oft in Griechenland vorkommen, so hat innerhalb Deutschlands Westenhöfer auf seine Häufigkeit in Oberschlesien hingewiesen, so hat ihn Beneke auffallend oft in der Umgebung Halles gefunden, nachdem bereits vor allen diesen Angaben Hedinger und Schridde die Behauptung aufgestellt haben, dass das Vorkommen des Status thymicolymphaticus regionär ein sehr verschieden häufiges sei. Darauf kann auch hinweisen, dass z. B. die Wiener Kliniker und Pathologen ihn oftmals diagnostizieren, während Hedinger, Kocher, Zellweger auf sein weit selteneres Vorkommen in der Schweiz verweisen. Ich kann mich kaum der Mutmassung entziehen, dass diesen verschiedenen Angaben ein nicht überall gleichmässiger Massstab der Beurteilung zugrunde liegt und offenbar die Geneigtheit von vornherein eine sehr verschiedene ist, einen primär abnormen Status anzunehmen je nach der Kritik, mit der man an die Deutung der Lymphdrüsenhyperplasie herangeht. So ist es doch auffallend, dass in zwei geologisch und klimatisch einander so nahestehenden Gegenden wie der Schweiz und Tirol der Status thymico-lymphaticus ganz verschieden häufig sein soll, wie man aus Angaben v. Haberers im Gegensatz zu denen der Schweizer Ärzte schliessen muss. Und noch auffallender ist die Mitteilung Benekes, dass im Kriege der pathologische Konstitutionstyp von ihm in Halle bei jungen Soldaten in nicht weniger als 15 % der Sektionsfälle gefunden sei (36 mal unter 240 Sektionen), während kein anderer pathologischer Anatom die gleiche Erfahrung an dem von ihm sezierten Soldatenmaterial hat machen können. Mit Recht weist Rössle darauf hin, dass es schwer zu verstehen sei, wie ein aus allen Teilen Deutschlands rekrutiertes Menschenmaterial so häufig jene Konstitutionsanomalie zeigen solle, es müsste denn auch ein kürzerer Aufenthalt an Orten mit grosser Häufigkeit der Besonderheit eine Hyperplasie des lymphatischen Apparates bedingen. Handelt es sich etwa um Einwirkungen der Ernährungsweise, schlechter hygienischer Wohnungsverhältnisse, des Milieus? Könnte man vielleicht kurz von einer Folge der Domestikation im Sinne v. Hansemanns sprechen? Bei der anerkannten Labilität des lymphatischen Apparates und dem sicheren Einfluss, den die Ernährung und andere äussere Faktoren auf das endokrine System ausüben, kämen wir dann wieder auf einen erworbenen Zustand. Stadt und Industriegebiet (Wien, Oberschlesien) wirkten dann in gleicher Weise. Jedoch bieten beispielsweise Horáks Erhebungen

an Soldaten dieser Annahme keine Stütze. Horák fand nämlich bei
systematischer und von anderen Ärzten nachgeprüfter Untersuchung
unter 100 Mann eines aus der Wiener Stadtbevölkerung sich rekrutierenden Regimentes 7 mal ausgesprochenen Status lymphaticus und
27 mal die Teilsymptome eines solchen (34 %), während die entsprechenden Zahlen bei einem aus der niederösterreichischen Landbevölke-
rung sich rekrutierenden Regiment 15 und 26 (41 %), und bei einem
bosnisch-herzegowischen Regiment 14 und 27 (37 %) lauteten. Das
Resultat war also ein ziemlich gleichmässiges, wobei noch Horáks
Bemerkung besonders interessiert, dass die Lymphatiker im allgemeinen
nicht als schlechteres Soldatenmaterial anzusehen waren. Einen Aufschluss über das Wesen und die Entstehung des Status thymico-
lymphaticus geben uns derartige Untersuchungen bisher nicht, und
ebenso ist die von Schridde geäusserte, bis zu gewissem Grade auch
von Zellweger in Betracht gezogene Annahme, es sei die angeblich
hauptsächlich bei blonden Individuen vorkommende Besonderheit der
individuellen Konstitution auf einen Einfluss der Rasse zurückzuführen, vorerst nicht mehr als eine Vermutung.

Muss denn nun aber die Hyperplasie der Lymphdrüsen immer
nur eine Reaktion auf äussere Reize hin sein? Ich selbst habe oft
genug, indem ich besonders die früher fast allgemeine und auch heute
nicht ganz aufgegebene Gleichstellung des Thymus und der Lymphdrüsen bekämpft habe, darauf hingewiesen, dass selbst die Hyperplasie
des lymphatischen Apparates, die man nicht mit Bestimmtheit auf
ektogene toxische Reize zurückzuführen vermag, und somit als einen
konstitutionellen Status auffassen möchte, als sekundäre Erscheinung
auffassen könne, bedingt durch eine Gleichgewichtsstörung im endokrinen System mit Vorwiegen der Störung der Thymusfunktion. Demgegenüber hat Chvostek zwar darauf verwiesen, dass allerdings bei
grossem Thymus sehr häufig eine Hyperplasie der Lymphdrüsen angetroffen werde, aber ebensogut auch fehlen könne. Es sei daher die
Annahme berechtigt, dass auch letztere eine Eigenheit und Teilerscheinung einer individuellen Konstitution darstelle, Thymus und lymphatischer Apparat also in gleicher Weise in die „degenerative Veranlagung"
einbezogen seien, wenn auch diese in Veränderungen der Lymphdrüsen
nicht immer bei der Geburt des Individuums schon manifest sei. Gerade
dadurch aber, dass wohl der Thymus häufig, nicht aber der lymphatische
Apparat schon bei Neugeborenen abnorm gross gefunden wird, drängt
sich die Vermutung auf, es stehe der letztere in einem Abhängigkeitsverhältnis von ersterem oder dem ganzen endokrinen System und die
später eintretende Hyperplasie sei sekundärer Natur. Mag man also
eine gewisse gesetzmässige Abhängigkeit der Hyperplasie der Lymphdrüsen von der quantitativ oder vielleicht auch qualitativ abnormen
Thymusfunktion annehmen oder für massgebend mehr die endokrine
Störung in ihrer Gesamtheit halten, immer würde sie als eine sekundäre,
nicht als Konstitutionsanomalie im engsten Sinne aufzufassende erscheinen. Genau wie für ektogene Reize gilt aber auch für die endogenen die Forderung Lubarschs, dass erst jede Möglichkeit eines
sekundären Reizzustandes ausgeschlossen sein müsse, ehe man die
Hyperplasie der Lymphdrüsen als eine primäre konstitutionelle auf-

fassen darf. Je mehr wir nach und nach erkennen, inwieweitgehendem, früher ganz ungeahntem Masse das endokrine System unter äusseren Einflüssen steht, um so mehr scheidet auch die Störung in ihm als primäre, konstitutionelle aus, womit wir frühere Feststellungen wieder berühren. Aber selbst die Anerkennung einer solchen berechtigt uns nicht, die Hyperplasie der Lymphdrüsen in sie einzubeziehen. Diese bleibt nach meiner Überzeugung stets eine sekundäre und es ist bisher noch kein anatomischer Beweis gegen diese Annahme erbracht worden.

Diese Betrachtungen gelten für das lymphoide Gewebe in seiner Gesamtheit. Je allgemeiner die Reizwirkung auf den Organismus ist, um so stärker tritt, wie später noch näher begründet werden wird, die Hyperplasie des ganzen lymphatischen Apparates, die Wucherung der lymphoiden Elemente, wo auch immer sie im Gewebe vorhanden sind oder sich aus dem Blute ansiedeln, hervor. Es gibt nach meinem Dafürhalten kein einziges sicheres anatomisches Merkmal, das uns erlaubt, eine primäre konstitutionelle Anomalie von einem sekundären Reizzustand zu unterscheiden. Zwar hat Schridde als stets vorhandenes, sicheres Kriterium des Status thymico-lymphaticus die Hyperplasie der Zungengrundbälge angesprochen, die er auch in solchen Fällen vergrössert fand, wo die Mandeln durch frühere Entzündung mehr oder weniger zerstört waren, und es hat diese Angabe auch vielfache Bestätigung gefunden, jedoch habe ich dieselbe Erscheinung auch gefunden, wenn die Hyperplasie des lymphoiden Gewebes mit Gewissheit als sekundäre aufzufassen war. Die Bedeutung eines sicheren konstitutionellen Merkmals kann ich also der Vergrösserung der Zungengrundbälge nicht zuerkennen. Sie ist nichts anderes als die Teilerscheinung der Hyperplasie des lymphoiden Gewebes überhaupt und als solche zu beurteilen.

In dieser Hinsicht kann man Bartel sicher nicht ohne weiteres beistimmen, nach dem die Wucherung der lymphoiden Elemente ausserhalb der Lymphdrüsen vorwiegend eine kompensatorische sein soll infolge der Atrophie und Fibrosis der Lymphdrüsen, wobei er auch insbesondere den Thymus magnus im Auge hat. Ich nehme an, dass er selbstverständlich Thymus und lymphatischen Apparat nicht schlechthin einander gleichstellt, vielmehr nur an die reaktive Verbreiterung der lymphozytären Rindenzone der Läppchen denkt, aber diese ist nach meiner Überzeugung immer die Teilerscheinung der Hyperplasie des lymphoiden Gewebes überhaupt. Gegen einen kompensatorischen Vorgang spricht namentlich die Erfahrung, dass gerade bei grossen Lymphdrüsen die allgemeine Schwellung des lymphoiden Gewebes festzustellen ist.

3. Gibt es sonstige makroskopische Merkmale, die für eine primäre individuelle Besonderheit des lymphatischen Apparates sprechen und die Annahme eines Status thymico-lymphaticus zu stützen vermögen?

Bei kleinen Kindern werden am häufigsten grosser Thymus und lymphatischer Apparat angetroffen, bei ihnen wird daher auch in erster Linie ein Status thymico-lymphaticus diagnostiziert. Aber gerade bei kleinen Kindern fällt die Entscheidung ausserordentlich schwer, ja ist fast unmöglich, ob es sich um eine primäre Anomalie oder sekundäre reaktive Hyperplasie des lymphoiden Gewebes handelt. Ausserdem lässt sich aus der falschen Beurteilung des Thymus infolge mangelhafter Kenntnis seines normalen Verhaltens mit gutem Grunde die Vermutung ableiten, dass oftmals auch der lymphatische Apparat eine grundsätzlich falsche Einschätzung erfahren hat, insofern ein noch normales Verhalten als pathologisch angesehen wurde. Ein so vorsichtiger Beurteiler wie Kolisko hat gemeint, ein Status thymico-lymphaticus lasse sich überhaupt nicht vor dem sechsten Lebensjahre feststellen. Man darf aber wohl darüber hinausgehen und sagen, dass es bei Kindern bis zur Pubertätszeit die grössten Schwierigkeiten bereitet, mit Sicherheit den pathologischen Konstitutionstyp anzunehmen, und dass bei strenger Kritik im Sinne Lubarschs nur recht wenig Fälle mit wirklich abnorm grossem Thymus übrig bleiben, in denen vielleicht eine primäre individuelle Besonderheit der Konstitution vorliegt. Was aber die erwachsenen Thymico-lymphatiker anbelangt, so steht es schon seit langem fest, dass reine Typen zu den grossen Seltenheiten gehören. Dabei ist stets hervorgehoben worden, dass es sich meist um besonders kräftige, gut genährte, sonst durchaus gesunde Individuen handelt, und gerade diese Feststellung muss notwendigerweise auf Grund unserer neueren, besonders im Kriege gesammelten Erfahrungen den Verdacht erwecken, dass vielfach normale Verhältnisse am Thymus und lymphatischen Apparat vorgelegen haben.

Kein Wunder, dass bei der Schwierigkeit der sicheren Erkennung eines Status thymico-lymphaticus nach sonstigen somatischen und funktionellen Merkmalen gesucht wurde, die im Sinne einer primären krankhaften Besonderheit der Konstitution zu verwerten sind. Es ist das Verdienst Bartels, für eine derartige Betrachtung die Grundlagen geschaffen zu haben. Auf Grund jahrelanger Beobachtungen an einem grossen, auf das sorgfältigste verarbeiteten Leichenmaterial ist er zu der Ansicht gekommen, dass der Status thymico-lymphaticus im engen Sinne Paltaufs häufig kombiniert sei mit mannigfachen Abweichungen von der Norm, unter denen die schon von Paltauf gewürdigte Hypoplasie des Aortensystems an erster Stelle steht. Die Gesamtheit dieser Erscheinungen, die einzeln oder gehäuft und in sehr wechselreicher Vergesellschaftung angetroffen werden, fasste Bartel unter dem Begriff des „Status hypoplasticus" zusammen, in dessen Rahmen die Hyperplasie des Thymus und lymphatischen Apparates bald im Vordergrunde steht, bald aber auch selbst bis zu völligem Verschwinden zurücktreten kann. Damit war der Status thymico-lymphaticus zur Teilerscheinung einer umfassenderen abnormen Konstitution gestempelt, gekennzeichnet durch mehr oder weniger zahlreiche anatomische und funktionelle Anomalien bzw. Minderwertigkeiten der verschiedensten Organe und Organsysteme mit besonders hoher Krankheitsbereitschaft, unter denen ein Thymus magnus und die Hyperplasie des lymphatischen Apparates nur mehr gelegentlich besonders hervorstechende Erscheinungen sind. Erst durch die Unter- und Missentwicklung mehr oder weniger zahlreicher Organe erhielt also sowohl für den Kliniker wie für den pathologischen Anatomen der pathologische Konstitutionstyp sein Gepräge.

Gegen die Bezeichnung und den Begriff „Status hypoplasticus" lässt sich mancherlei einwenden. Bartel selbst hat von einem Verlegenheitsausdruck insofern gesprochen, als er keineswegs nur Hypoplasien sondern auch echte Missbildungen und namentlich Hyperplasien umfasse.

Das tritt noch viel stärker als in Bartels Abhandlungen in denen späterer Autoren wie Wiesels und Stoerks z. B. zu Tage. Genau wie bei dem Begriff der sogen. Degenerationszeichen handelt es sich um die allerverschiedensten Merkmale, die teils wirklich Hypoplasien und Missbildungen darstellen, teils aber auch lediglich als individuelle Variationen sogar von progressivem Charakter aufzufassen sind, die überhaupt nicht als pathologisch zu bezeichnen sind. Man denke nur an die von Stiller so völlig verkannte Costa decima fluctuans. So ist der Einwand Hammars zu verstehen, der nicht mit Unrecht meint, je mehr man im Sinne Bartels jede Abwegigkeit von der Norm, besser gesagt, jede funktionelle Unterwertigkeit zum Status hypoplasticus zähle, um so verschwommener würden die Grenzen dieser Konstitutions-anomalie. Sie muss in der Tat schliesslich alles umfassen, was von der Norm abweicht und eine Minderwertigkeit in sich birgt. Daher erklärt Bauer auch, der Status hypoplasticus unterscheide sich von dem von ihm aufgestellten Begriff des Status degenerativus nur durch das in ihm enthaltene Werturteil. Letztere Bezeichnung sei aber vorzuziehen, weil sie lediglich besage, dass bei einem Individuum eine Häufung von Degenerationszeichen vorhanden ist, ohne dass damit zugleich eine scharfe Abgrenzung sowohl des einzelnen Merkmales wie der durch es etwa gekennzeichneten Gesamtkonstitution von der Norm vorgenommen werden solle. Es ist aber kaum zweifelhaft, dass auch das Wort „degenerativ" wenig glücklich gewählt und schon viel missbraucht worden ist. Auf Einzelheiten wird im nächsten Abschnitt etwas näher eingegangen. Sicherlich ist der Status thymico-lymphaticus mit seiner Erweiterung zum Status hypoplasticus zu einer Pandiathese, wie Pfaundler sich ausgedrückt hat, entartet. Jede scharfe Abgrenzung ist verloren gegangen und im Bilde des Status thymico-lymphaticus, wie es von den einzelnen Autoren gezeichnet und immer mehr erweitert worden ist treten uns bald Merkmale des Infantilismus und Eunuchoidismus, bald der Asthenia universalis entgegen, so dass es begreiflich ist, wenn einzelne Autoren die einzelnen Konstitutionstypen in weitgehendem Masse identifizieren. Jedenfalls muss man sich die Frage vorlegen, ob nicht alles dies auf etwas Gemeinschaftliches dieser Konstitutionstypen hinweist.

Über allen Einwänden darf man aber auch nicht den Wert der Bartelschen Untersuchungen und Gedanken vergessen. Die in dem Begriff der hypoplastischen Konstitution liegende biologische Vorstellung einer im tiefsten Grunde wesensgleichen Abwegigkeit aller in ihn einbezogenen Merkmale und Äusserungen von der Norm besteht zu Recht. Mit scharfem Blick sind Individuen mit bestimmten somatisch-funktionellen und sicher auch psychischen Besonderheiten mannigfachster Art zu einer grossen Gruppe zusammengefasst, die sich, wenigstens bis zu einem gewissen Grade, als „pathologische Rasse" bezeichnen lässt. Ganz besonders kommt das zur Geltung durch gewisse gesetzmässige Anfälligkeiten solcher Individuen gegenüber allerlei Schädigungen, insbesondere die Art der Reaktion auf die verschiedenen Infektionen, wovon später noch eingehend die Rede sein wird.

Bei der ungeheuren, um nicht zu sagen unüberwindlichen, Schwierigkeit, aus dem makroskopischen Verhalten des Thymus und besonders des lymphatischen Apparates mit unbedingter Gewissheit eine primäre krankhafte Besonderheit der Konstitution zu diagnostizieren und die beispielsweise auch Benda neuerdings zu dem Ausspruch veranlasst haben, die pathologisch-anatomischen Tatsachen reichten für die Aufstellung eines Status thymico-lymphaticus bzw. lymphaticus beim Erwachsenen nicht aus, kann aber in der Tat der Feststellung mehr oder weniger zahlreicher sonstiger Anomalien eine grosse Bedeutung im Sinne Bartels zukommen. Wenn auch vielfach unter der Fülle der somatisch-funktionellen Besonderheiten das ursprünglich so einfache Bild der Hyperplasie des Thymus und lymphatischen Apparates fast verschwindet, so ist es doch bemerkenswert, dass neuere Untersucher wie z. B. Groll keinen anderen Ausweg aus allen Schwierigkeiten, vorläufig wenigstens, sehen, als anzunehmen, man dürfe eben den Status thymico-lymphaticus nur noch diagnostizieren beim Nachweis von Merkmalen einer umfassenderen Konstitutionsanomalie. Damit wird die Lehre Bartels mit einiger Zurückhaltung anerkannt. In der Tat sind zwar für ihre Festigung und immer zwingendere Begründung noch viele sorgfältigste Untersuchungen und Beobachtungen notwendig, aber die Annahme lässt sich nicht ohne weiteres von der Hand weisen, dass bei Individuen mit mancherlei Abnormitäten in Bau und Funktion gerade auch Thymus und lymphatischer Apparat beteiligt sein könne, aber nicht unbedingt sein müsse. Der Status thymico-lymphaticus im engeren Sinne wäre dann nicht anders zu beurteilen als irgendeine sonstige Störung des Organismus. Nur entspricht es unserer persönlichen Auffassung, wenn auch bei dieser Vorstellung das wesentliche Gewicht auf die besondere krankhafte Konstellation des endokrinen Systems und insbesondere des Thymus als seines Teilorganes gelegt wird, während die Hyperplasie des lymphatischen Apparates nur eine sekundäre Reaktion auf endogene Reize darstellt.

Die Anerkennung des Bartelschen Begriffes der hypoplastischen Konstitution enthebt uns aber nicht der Verpflichtung, ihn etwas genauer auf seinen Wert zu prüfen, was uns um so notwendiger erscheint, als spätere Autoren gar nicht genug Anomalien haben unter ihm zusammenfassen können. Ob das ganz im Sinne Bartels war, erscheint mir sehr zweifelhaft.

Der Status hypoplasticus.

Wir wollen also das Bild des Status hypoplasticus etwas näher zeichnen, wobei manche Einzelheiten schon jetzt eingehender zu würdigen sind, während die Besprechung anderer aus praktischen Gründen in einen späteren Abschnitt verlegt worden ist. Die allgemeine Beschreibung kann kurz sein. Es genügt, besonders auf die Schilderung des Status hypoplasticus durch Wiesel hinzuweisen, deren Aufzählung der Merkmale dieses pathologischen Konstitutionstyps in ihrer wahrhaft staunenswerten Fülle eine gute Vorstellung von der geradezu schrankenlosen Weitung des Begriffes gibt.

Während es sich, wie wir bereits gehört haben, in reinen Fällen von Status thymico-lymphaticus um kräftige und wohl entwickelte Individuen handelt, zeigt sich beim Status hypoplasticus bald Hochwuchs, ja sogar Riesenwuchs, zuweilen wieder Zwergwuchs. Von Skelettanomalien

kommen vor abnorme Länge der Extremitäten, langer, seichter und
schmaler Thorax, abnorm geringe Lordose der Lendenwirbelsäule, Genu
valgum und Plattfuss. Als fernere Besonderheiten werden genannt
Deformitäten des Schädels wie Prognathie, Kleinheit des Unterkiefers,
Überwiegen des Hirnschädels über den Gesichtsschädel infolge Hypoplasie
der unteren Gesichtshälfte, unregelmässige Bildung und Stellung der
Zähne, Schmelzhypoplasien, dann als angeblich besonders charakteristisch
ein hoher enger Gaumen. Halsrippen, eine Costa decima fluctuans,
flügelförmige skaphoide Schulterblätter, doppelte Processus spinosi der
unteren Brust- und der Lendenwirbelsäule, Verdopplung einzelner Finger-
und Zehenglieder, abnorme Länge der Daumenphalangen werden weiter
genannt. Dazu kommt ausser Deformitäten des Beckens vor allem auch
dessen heterosexuelle Ausbildung. Als besonders wichtig ist dann das
Offenbleiben der Epiphysenfugen erwähnt.

Solche Individuen zeigen dann oftmals eine die Spannweite über-
treffende Oberlänge, einen geringen Abstand des abnorm tief eingezogenen
Nabels von der Symphyse, Überstreckbarkeit der Ellenbogen- und Finger-
gelenke, abnorme der des anderen Geschlechts entsprechende Fettverteilung
wie überhaupt nicht selten einen ausgesprochen heterosexuellen Habitus,
dann mangelnde Scham- und Achselbehaarung, hypoplastische äussere
Genitalien, zuweilen Kryptorchismus. Schliesslich sollen eine Fülle
äusserer Bildungsanomalien wie abnorme Färbung und exzentrische
Lage der Iris, Epikanthus, enger äusserer Gehörgang, angewachsenes Ohr-
läppchen, Spitzohr, Polymastie und Gynaikomastie, Naevi und Angiome
vorkommen.

Dementsprechend zahlreich sind die Besonderheiten in der Entwicklung innerer Organe. An erster Stelle stehen die Hypoplasie des
Herzens und Aortensystems sowie des Genitalapparates, dann folgen
Gehirnhypertrophie, omegaförmige Epiglottis bei nicht selten abnorm
kleinem Kehlkopf, abnorme Lappungen der Lungen, vergrösserte Schilddrüse, dagegen als besonders wichtig Kleinheit der Nebennieren bei
Hypoplasie des Markes und chromaffinen Systems überhaupt, offenes
Foramen ovale, offene Processus vaginales, Steilstellung des Magens,
abnorme Länge des Darmes, Meckelsches Divertikel, Gastro- und En-
teroptose, abnorme Lappung und Dystopie der Nieren, Knickungen der
Gallenblasenspitze. Zu diesen und noch manchen anderen in der Literatur
aufgezählten Besonderheiten des Thymikolymphatikers bzw. Hypoplas-
tikers kommen dann noch einige funktionelle Anomalien, die sich nicht
ohne weiteres aus den morphologischen Besonderheiten ergeben. Wir
nennen eine infantile Psyche, eine mehr oder weniger ausgesprochene
geistige Minderwertigkeit, eine namentlich von Emerson betonte geringe
Alkoholtoleranz, eine Vagotonie, eine Neigung zu orthostatischer Albuminurie wie alimentärer Glykosurie (Kahler), nach Schirokauer hingegen eine erhöhte Zuckertoleranz und ein abnorm niedriger Blutzucker-
spiegel, ein von Bauer und Skutetzki festgestellter hoher Lipoidgehalt
des Blutes und schliesslich nach Angaben Bauers und seiner Frau eine
Herabsetzung der Gerinnbarkeit des Blutes, die sie ganz allgemein auf
eine Störung im endokrinen System zurückführen. Was im übrigen die
zelluläre Zusammensetzung des Blutes anbelangt, so hebt Pribram neben
der immer wieder angegebenen Lymphozytose das Auftreten einer Eosino-

philie und Neutropenie namentlich bei ausgesprochener Hypoplasie des Genitalapparates hervor.

Es ist natürlich selbstverständlich, dass die ganze Fülle der mit unserer Aufzählung längst nicht erschöpften Besonderheiten niemals bei einem Individuum vereinigt vorkommt. Sie sind nichts Obligatorisches und ihre besondere Häufung wird man nicht eben oftmals antreffen, während sie einzeln keineswegs selten sind und bei genauerem Suchen wohl bei jedem Menschen anzutreffen sind. Ihre Bedeutung liegt also in einem gehäuften Vorkommen zum Teil mit nicht seltenen und daher bis zu einem gewissen Grade typischen Kombinationen. Dass dabei die einzelnen Beobachter bald auf dieses, bald auf jenes Merkmal ein besonderes Gewicht legen, mag verständlich, aber, wie wir an einzelnen Beispielen noch näher sehen werden, nicht immer voll berechtigt sein. Ebenso wie unter den Hyperplasien des lymphatischen Apparates Schridde der Vergrösserung der Zungenbalgknötchen besonderen diagnostischen Wert beimisst, so wird unter den „hypoplastischen" Merkmalen von v. Neusser die Aorta angusta, von Wiesel die Hypoplasie des chro-maffinen Gewebes, von Landesberg aber eine Omegaform der Epiglottis für besonders bedeutsam gehalten.

a) Allgemeine kritische Beleuchtung des Status hypoplasticus.

Bartel selbst hat, wie bereits erwähnt wurde, den Ausdruck „Status hypoplasticus" als nicht besonders glücklich bezeichnet, weil er allzuviel an Erscheinungen umfasse, die rein morphologisch betrachtet nichts mit Hypoplasie zu tun haben. Noch viel mehr trifft das für den Begriff in der Erweiterung durch Wiesel, Stoerk u. a. zu. Mit gutem Rechte wohl kann man hier von einer Entartung des Begriffes sprechen. Alles das soll uns aber nicht an der Anerkennung hindern, dass Bartel in grosszügiger Weise das Problem angefasst, mit scharfem Blick einen Menschentypus geschaut und gezeichnet hat, dem als genetisch zusammenhängend erkannte morphologische Besonderheiten das Gepräge einer bestimmten allgemeinen bzw. weitverbreiteten auch funktionellen Abwegigkeit, einer Unterwertigkeit, verleihen. Man tut ihm nicht minder unrecht wie Beneke mit der Behauptung, dass er am anatomischen Befunde haften geblieben sei. Dazu hat er sich viel zu sehr mit dem innersten Wesen der Störung beschäftigt, viel zu lebhaft ihre Bedeutung für das Individuum erörtert. Unrichtig wäre es auch, wollte man seiner Mängel wegen den Begriff des Status hypoplasticus fallen lassen, denn wenn auch seine einzelnen Merkmale uns heute in anderem Lichte als Bartel erscheinen und teilweise ihrer Bedeutung völlig entkleidet sind, wie z. B. nahezu die Aorta angusta und ganz und gar gewisse progressive Variationen, so wird sich dennoch ergeben, dass viele noch in besonderer Ausprägung und Häufung ein wichtiger Anhaltspunkt bleiben für die Beurteilung von Veränderungen am lymphatischen Apparat, womit also der Erkenntnis des ursprünglichen Grund- und Kernproblems, des Status thymico-lymphaticus, gedient wird.

Die obige Schilderung des Habitus hypoplasticus in Anlehnung an Wiesel besonders, dann Stoerk, v. Neuser, Pribram zeigt auf das deutlichste, wie bunt durcheinander nicht nur Merkmale greifen, die man

als solche ganz bestimmt charakterisierter pathologischer Konstitutionstypen wie des Infantilismus und der Asthenia universalis anzusprechen
pflegt, sondern wie diese Typen geradezu rein vor uns treten. Jn vieler
Hinsicht allerdings bleibt zu berücksichtigen, dass die Begriffe schwanken
und es mehr oder weniger in das subjektive Ermessen gestellt ist,
ob man eine Besonderheit als einfache Hypoplasie oder als einen Infantilismus ansprechen will. Als Beispiel braucht nur die Aorta angusta
genannt zu werden. Versteht man z. B. mit Dietrich unter Infantilismus
ein Stehenbleiben der Entwicklung auf einer kindlichen Stufe, mit Er-
haltung der kindlichen Proportionen, so wird man an eine einfache
unproportionierte Wachstumshemmung denken. Demgegenüber lässt
sich aber mit v. Hansemann betonen, dass sich beim Wachstums-
stillstand eines einzelnen Organes selbstverständlich die Relationen zur
Umgebung und im System verschieben müssen. Dass andererseits die
Asthenia universalis Stillers rein morphologisch viele Berührungs-
punkte mit einfacher Organhypoplasie hat, bedarf kaum einer näheren
Begründung. Und doch passt die Asthenia universalis in einem bestimmten Sinne am allerwenigsten in das Bild des Status hypoplasticus
hinein. Denn wie an anderer Stelle ausgeführt wird, wird als ein besonders bezeichnendes Merkmal des Status thymico-lymphaticus und
anderer mit ihm in engste Beziehung gebrachter Diathesen, die abnorme
Reizbarkeit betrachtet, von der bei der Asthenie nicht die Rede sein
kann, weshalb sie ja auch von Borchardt dem Status irritabilis gegen-
übergestellt wird. Es ist also zu folgern, dass wohl etwa der reine
Status thymico-lymphaticus, nicht aber der aus ihm hervorgegangene
Status hypoplasticus sich unter den Begriff einer abnorm reizbaren
Konstitution schlechthin einbegreifen lässt. Nichts als die obige Schilderung
aller beim Status hypoplasticus vorkommenden Erscheinungsformen kann
uns deutlicher zeigen, wie gänzlich unscharf die Grenzen der einzelnen
pathologischen Konstitutionstypen sind. Selbst strengstem kritischen
Vorgehen würde schwerlich ihre reinliche Scheidung gelingen. An einem
solchen hat es aber gefehlt und so ist es denn zu einer gänzlichen
Verwässerung des Begriffes und Bildes des Status hypoplasticus gekommen.
Nach meiner Überzeugung ist das nicht nur kein Vorteil für Theorie
wie Praxis in der Konstitutionspathologie gewesen, sondern hat im
Gegenteile ungeheuer geschadet. Was nutzt es der so heiss umstrittenen
Lehre vom Status thymico-lymphaticus, wenn man die im Brennpunkte
stehenden, der Deutung noch dringend bedürftigen Merkmale in einer
Flut der allerverschiedensten Besonderheiten einfach untergehen lässt?

Das Ineinanderfliessen der einzelnen pathologischen Konstitutionstypen im Status hypoplasticus hat aber vielleicht doch Bedeutung für
die Forschung und insbesondere für die Auffassung vom Wesen des
Status thymico-lymphaticus. Der Gedanke drängt sich einem förmlich
auf, als müsse ihnen allen eine Störung grundsätzlich einheitlicher Natur
zugrunde liegen. Dabei kann man fast nur an das endokrine System
denken. Mit seiner ungeheuren Bedeutung für Entwicklung, Wachstum
und Einpassung des Organismus in die äusseren Lebensbedingungen
nimmt es eine beherrschende Stellung im Organismus ein und jede
Störung in ihm muss sich in einem einheitlichen Sinne geltend machen
aber je nach der besonderen Einstellung der endokrinen Organe auch

ihre Besonderheiten aufweisen. So tritt bis zu einem gewissen Grade das endokrine System in den Mittelpunkt unserer Betrachtungen. Zu jeder Zeit des Individuallebens, an jeder Stelle des Organismus, in der allerverschiedensten Kombination und Ausdehnung können von ihm Hemmungen wie Förderungen der Entwicklung und des Wachstums, der Lebensäusserungen und Reaktionsweisen ausgehen, die natürlich von um so einschneidenderer Bedeutung sind, je früher und stärker sie sich geltend machen. Ich sehe hier einen Hinweis auf den Wirkungsmechanismus besonders auch bei der sogen. Blastomtheorie, was näher zu begründen mich zu weit führen würde. Betonen aber möchte ich noch die wohl sicher feststehende Tatsache, dass dem Einfluss des endokrinen Systems, welches seinerseits in hohem Masse äusseren Einwirkungen unterliegt und von mir geradezu als Transformator äusserer Kräfte in innere bezeichnet worden ist, auf die sich entwickelnde Frucht fast vom Augenblicke der Einnistung des Eies kaum Schranken gesetzt sind.

Anzeichen für Störungen im endokrinen System sind beim Status hypoplasticus reichlich genug vorhanden. Schon beim reinen Status thymico-lymphaticus finden wir Veränderungen am Thymus wie am chromaffinen System, die auf abnorme Funktion hinweisen. Solche der Schilddrüse kommen hinzu und nicht minder sind Besonderheiten an den Keimdrüsen zu berücksichtigen. Der von Kraus besonders gewürdigte kümmernde Hochwuchs kann nur verstanden werden aus einer besonderen Konstellation des endokrinen Systems, er zeigt unzweifelhafte Anklänge an das Bild des Eunuchoidismus. Ganz ausgesprochen aber tritt uns die Bedeutung des Hypogenitalismus in der Umkehr der sekundären Geschlechtscharaktere, in der Prägung asexueller Typen entgegen. Die abnorme Verteilung des Fettgewebes deutet dann auch auf Wirkungen der Hypophyse hin. Auch aus einzelnen z. T. oben erwähnten funktionellen Besonderheiten, wie der Zuckertoleranz, lässt sich auf Störungen im endokrinen System schliessen.

So wenig diese Hinweise etwa erschöpfend sein sollen, so wenig auch ist es meine Absicht, bis in alle Einzelheiten dem krankhaften Einfluss des endokrinen Systems im Bilde des Status hypoplasticus nachzuspüren. All zu vieles müsste nur Vermutung bleiben. Man kann aber wohl mit einigem Rechte die ganz allgemeine Annahme aussprechen, dass unter gewissen Verhältnissen mit der besonderen Funktion des endokrinen Systems eine Neigung des Organismus zu mangelhafter Ausreifung gegeben ist, die sich namentlich an Stellen mit noch nicht zur Ruhe gelangter phylogenetischer Entwicklung geltend machen muss, ohne sich jedoch etwa auf solche zu beschränken. Die mannigfachsten Hypoplasien wären so verständlich, und das phylogenetische Moment, das überhaupt in der Konstitutionspathologie eine bedeutsame Rolle spielt, gäbe ihnen das Gepräge. Da manche Merkmale fortschrittliche individuelle Besonderheiten von phylogenetischer Bedeutung darstellen, so wäre gewiss die Feststellung in vieler Hinsicht interessant, ob dem eine gewisse Entwicklungsunruhe und unter welchem Einfluss zugrundeliegt. Aber schliesslich muss es doch notwendigerweise einzelne Individuen geben, die vorangehen und die Entwicklungsrichtung deutlicher als andere erkennen lassen. Der Mensch ist keineswegs artfest, wie Martius behauptet: Nur weil wir selbst mitten drin in der unmerklich weiter-schreitenden Phylogenese stehen, kann er uns so vorkommen.

Viele sogen. „Degenerationszeichen" werden uns unter dem phylo-genetischen Gesichtspunkte verständlich. Man ist sich heute darin einig, dass sie der ihnen früher zugeschriebenen Bedeutung ermangeln. Manche Teile des Körpers sind eben ausserordentlich variabel wie z. B. das Ohr, aber auch der Wurmfortsatz, das Schulterblatt, die erste und zehnte bis zwölfte Rippe. Die Scapula scaphoidea ist eine eben so belanglose Varietät wie die Costa decima fluctuans, die von Stiller so hoch und falsch bewertet worden ist, wie heute allgemein betont wird. Ich habe an anderer Stelle die Frage der Degenerationszeichen ausführlich be-sprochen und kann hier nur nochmals betonen, dass es sich um Miss-bildungen, Entwicklungshemmungen, echte Infantilismen und Atavismen, um progressive. Variationen (Bunge) und phyletische Reminiszenzen (Wiedersheim) handelt, über die ein Werturteil abzugeben man sich sorgfältig überlegen soll. Überall, wo uns Besonderheiten des Habitus und der Organisation wie der Funktion entgegentreten, kommt es zu-nächst einmal darauf an, ihre Natur scharf zu bestimmen. Dann erst möge jede einzelne Anomalie auf ihren örtlichen Wert und ihre Be-deutung für die Einschätzung der Gesamtpersönlichkeit untersucht werden.

So ist auch der Begriff des Status degenerativus zu beanstanden, den Julius Bauer an Stelle der von Bartel geprägten Bezeichnung ge-setzt hat. Weder sind die einzelnen Besonderheiten von Bartels Status hypoplasticus Degenerationszeichen im eigentlichen Sinne des Wortes, noch ist durch sie notwendigerweise eine funktionelle Minderwertigkeit des betreffenden Teiles oder des Gesamtorganismus bedingt. Sehr viele, selbst so stark betonte wie die Costa decima fluctuans, sind völlig belang-los, von anderen aber lässt sich ganz allgemein sagen, dass sie im Rahmen der individuellen Konstitution eine örtliche Disposition zu dieser oder jener Erkrankung bedingen können, worauf hier nicht näher einzugehen ist.

So stehen wir also unter dem Eindruck, als habe man allzu bereit individuelle Besonderheiten der mannigfachsten Art und Bedeutung als Kennzeichen eines bestimmten pathologischen Konstitutionstypus zu-sammengefasst, der dadurch lediglich an Schärfe und Klarheit verloren hat. Doch darf man ihn deshalb nicht gänzlich leugnen, wie wir be-reits wiederholt betont haben.

b) Kritische Betrachtung einiger einzelner Merkmale des Status hypoplasticus.

Nachdem wir vorstehend eine allgemeine Charakteristik der Merk-male des sog. Status hypoplasticus gegeben haben, soll nunmehr auf manche Einzelheiten etwas näher eingegangen werden.

1. Wir beginnen mit der angeblich oftmals beim Status thymico-lymphaticus anzutreffenden Hirnhypertrophie, über die besonders An-gaben von Anton, Volland, Jouon, Wiesel, Bartel und Milos-lavich vorliegen. Besonders die beiden letzteren haben ihr Beachtung geschenkt und sie namentlich bei lymphatischen Selbstmördern häufig angetroffen. Beide Autoren verweisen auf Förster und Rokitansky, von denen namentlich letzterer auf die nicht seltene Kombination von

angeborener Hirnhypertrophie und grossem Thymus, hyperplastischem
lymphatischem Apparat und Rachitis hingewiesen hat. Förster und
Rokitansky haben die Hirnhypertrophie aus einer Vermehrung der
Glia erklärt und diese wohl mit Virchows interstitieller Hyperplasie
des Gehirns identische Veränderung in Beziehung zur abnormen Grösse
des Thymus gebracht. Diese ätiologische Deutung entbehrt natürlich
heute jeden Wertes, da es sicher ist, dass ihr eine falsche Beurteilung
der Thymusgrösse zugrunde liegt. Auch heute noch wären uns aber
unmittelbare Beziehungen zwischen Thymus und Gehirn völlig dunkel.
Etwas anders steht es schon mit der Mutmassung Miloslavichs, der
die in einem Durchschnittsgewicht des Gehirns von 1521,5 g bei „konstitutionellen". Selbstmördern zum Ausdruck kommende, sich zahlenmässig genau mit Pfeiffers Befunden deckende Hirnhypertrophie in
enge Verbindung mit einer fast regelmässig gleichzeitig festgestellten
mehr oder weniger starken Hypoplasie, ja stellenweisem Defekt der
Nebennierenrinde bei gut entwickeltem Mark, gelegentlich auch einer Ver-
lagerung der Nebennieren und manchmal einer Hypertrophie der Leber
bringen möchte. Es stützt sich dieser Gedanke auf den vielfach in der
Literatur erörterten parallelen Verlauf der phylo- und ontogenetischen
Entwicklung des Gehirns und der Nebennieren (des Interrenalorgans).
Entgegen steht Miloslavichs Deutung aber, dass weniger von einer
Hypoplasie der Rinde als vielmehr des Markes und Adrenalorgans überhaupt beim Status thymico-lymphaticus berichtet worden ist. Im Hinblick auf die bestimmten zahlenmässigen Angaben Bartels und Miloslavichs über Hirnhypertrophie und weiterhin die Mitteilungen über
deren Vorkommen bei zum Teil plötzlich verstorbenen Geisteskranken
mit Status thymico-lymphaticus, wie sie z. B. von Fankhauser und
v. Klebelsberg stammen, wären neue eingehende Untersuchungen
über diese abnorme Organgrösse erwünscht. Bartel und Miloslavich
haben sich selbst mit mikroskopischen Untersuchungen über sie nicht
beschäftigt, es wäre aber nicht unwesentlich, zu wissen, ob es sich um
jene Vermehrung gliösen Gewebes oder mehr um eine ödematöse
Quellung handelt. Die Neigung zu einer durch letzteres bedingten
„Gehirnexpansion", die dann lediglich eine terminale Erscheinung wäre,
hat besonders Anton bei Thymikolymphatikern angenommen und
namentlich Laub ist es gewesen, der aus diesem akuten Hirnödem die
plötzlichen Todesfälle aus scheinbar voller Gesundheit heraus, die uns
noch näher beschäftigen werden, erklären wollte. Jedenfalls ist die
Bedeutung der Hirnhypertrophie noch keineswegs genügend sichergestellt und vorerst muss es sehr zweifelhaft bleiben, ob man wirklich
in ihr, wie Miloslavich annimmt, ein wichtiges Unterscheidungsmerkmal zwischen konstitutioneller primärer und sekundärer Hyperplasie des lymphatischen Apparates erblicken darf.

2. Wenden wir uns weiter dem Blutzirkulationsapparat zu, so ist
zunächst der Beziehungen zu gedenken, in die man die im frühesten
Kindesalter beobachtete sogenannte idiopathische Herzhypertrophie zum
Status thymico-lymphaticus gebracht hat. Hedinger hat als erster
auf sie aufmerksam gemacht und zur Erklärung die Möglichkeit einer
Hyperplasie der chromaffinen Gewebe herangezogen, was aber namentlich Wiesels Angaben über deren Hypoplasie beim Status thymico-

lymphaticus widerspricht. Michaud hat infolgedessen auch eine primäre Dilatation des Herzens mit sekundärer kompensatorischer Hypertrophie angenommen. Auch Oberndorfer rechnet zwar wenigstens einen Teil der Fälle von idiopathischer Herzhypertrophie wegen der Kombination mit abnormer Thymusgrösse, auf die auch andere Autoren, wie z. B. Hochsinger und Schridde, hingewiesen haben, zu jener Konstitutionsstörung, gibt aber keine nähere Erklärung. Hingegen meint Riesenfeld, es komme gelegentlich vielleicht eine mechanische Ursache, der Druck des grossen Thymus auf die Trachea und grossen Gefässe, in Betracht, hauptsächlich aber sei zur Erklärung auf den besonderen innersekretorischen Chemismus Bezug zu nehmen. Er folgt darin Rössle, der schon vorher die Herzhypertrophie auf eine vielleicht durch primäre Missbildungen bedingte Störung chemischer Relationen zurückgeführt hat. Mir scheint es, als könnten auf einen solchen fehlerhaften Chemismus, als der doch in erster Linie ein solcher des endokrinen Systems in Frage kommt, die in Riesenfelds Fällen von Ceelen nachgewiesenen Lymphozyteninfiltrate der Herzmuskulatur hinweisen, von denen an anderer Stelle näher die Rede ist. Unserer ganzen Auffassung entspricht es dann aber, wenn wir in der Tat eine enge Beziehung zwischen diesen Formen der Herzhypertrophie und krankhafter individueller Konstitution annehmen, obschon sich über sie wenig Bestimmtes aussagen lässt.

Übrigens ist von den verschiedensten Autoren, so namentlich auch von Schridde, darauf hingewiesen worden, dass ein gewisser Grad von Hypertrophie und Dilatation des Herzens nicht selten beim Status thymico-lymphaticus angetroffen wird. Ceelen hatte den Eindruck, dass bei der Mehrzahl der Kinderfälle, die mit Herzhypertrophie zur Sektion kamen, die Dilatation überwog, während die Hypertrophie zwar vorhanden war, aber doch zurücktrat Seine Ansicht ist die, dass vielleicht das im Wachstum begriffene Herz zur Ausbildung einer Hypertrophie eine entsprechend längere Zeit als das ausgewachsene Herz brauche, weil es ja, um hypertrophisch zu erscheinen, neben der normalen fortwährenden Wachstumsleistung noch ein besonderes Plus an Wachstum aufzubringen habe. In einem solchen, aus irgendwelchen noch nicht völlig geklärten Gründen hypertrophischen und dilatierten, also funktionell abnorm in Anspruch genommenen Herzen kann es dann leicht zu jener diffusen Endokartverdickung im linken Ventrikel kommen, die seit Koliskos besonderem Hinweis stets Beachtung gefunden hat, wenn man sie auch nicht unmittelbar als Zeichen einer abnormen Konstitution verwerten sollte. Überhaupt kann ja nicht dringend genug davor gewarnt werden, Herzdilatationen, auch wenn sie mit einer Hyperplasie des gesamten lymphatischen Apparates einhergehen, stets als konstitutionell bedingt aufzufassen. Eine toxische Schädigung irgendwelcher Art, z. B. auch eine schleichende, unerkannt bleibende Infektion, lässt sich jederzeit für eine befriedigende Erklärung heranziehen, womit aber das Vorkommen einer primären konstitutionellen Störung nicht geleugnet werden soll.

Beim Erwachsenen ist es nicht eine abnorme Grösse oder Weite des Herzens, vielmehr seine abnorme Kleinheit, die Hypoplasie, die für sich allein oder in Verbindung mit abnormer Enge der Aorta bzw. des ganzen arteriellen Systems als ein wichtiges Merkmal des Status thymico-lymphaticus bzw. hypoplasticus angesprochen wird. Findet sich doch in Paltaufs erster Schilderung des pathologischen Konstitutionstypus von der Fülle der später von Bartel aufgezählten Besonderheiten ausser der des Thymus und lymphatischen Apparates nur die Aorta angusta angeführt, woraus sich dann der Begriff der „lymphatisch-chlorotischen Konstitution" in Anlehnung an Virchows Lehre von der Aorta angusta ergab. Das Studium der Literatur lehrt, dass es nach der Ansicht vieler Kliniker gerade diese Abnormität der Aorta ist, die weitgehend das funktionelle Verhalten des Herzens bestimmt. Im übrigen lassen sich die Angaben über das anatomische und funktionelle Verhalten des Herzens beim Status thymico-lymphaticus, so sehr sie sich. auch in der Annahme einer mehr oder minder ausgesprochenen Leistungsunfähigkeit des Organs treffen, keineswegs leicht unter einen Hut bringen. Neben der einfachen Hypoplasie, die also nur durch abnorme Kleinheit des Organs gekennzeichnet wird, spricht man von einem Tropfenherz, einem Kugelherz, einem Cor pendulans oder mobile, dann vor allem auch von einem konstitutionell schwachen oder Ermüdungsherzen bei normaler anatomischer Form und Entwicklung, und es ist wohl sicher, dass es sich hierbei schwerlich um stets völlig identische Begriffe handelt, obwohl vielfach nahe Verwandtschaft zwischen ihnen bestehen mag.

Darauf weisen mit aller Deutlichkeit allein schon die Ausführungen Kraus' über die Beziehungen des Tropfenherzens. zum kümmernden Hochwuchs hin, wie er bei jugendlichen „Lymphatikern" zuweilen in Erscheinung tritt. Hier zeigt das konstitutionell schwache Herz, ohne notwendigerweise zugleich hypoplastisch zu sein, nach den Ausführungen von Kraus eine abnorm schmale, langgestreckte Form bei medianer Steilstellung (Tropfenherz), die man sich mitsamt der nicht selten gleichzeitig vorhandenen Aortenenge in enger Beziehung zur mangelhaften Entwicklung des Brustkorbes stehend denken muss. Ein phylogenetisches Moment, der· Erwerb des aufrechten Ganges, wäre demnach wie auch sonst vielfach in der Konstitutionspathologie heranzuziehen, worauf ich unter Hinweis auf meine grosse Zusammenstellung hier ebensowenig eingehen will, wie auf die näheren Erklärungen (Kraus, Wenkebach) und die Streitfrage, ob das hypoplastische Herz in weitestem Sinne und die Aorta angusta unter den Begriff des Infantilismus gehören oder nicht. Die Ansichten von Autoritäten wie v. Hansemann und Kraus stehen sich in dieser Hinsicht schroff gegenüber.

Wichtig ist aber die Betonung der· pathologischen Bedeutung dieses konstitutionell abnormen Herzens. Nach Kraus ist es scharf stigmatisiert durch seine funktionelle Schwäche, die sich besonders. um die Zeit der Pubertät (Pubertätsherz) und des Wachstumsabschlusses herum geltend macht. Martius und Kraus haben in gleicher Weise die Neigung zu funktioneller Dilatation (dilatative Herzschwäche) infolge der konstitutionellen Schwäche, wie sie nach Neumanns Beobachtungen auch schon im Kindesalter sich bemerkbar machen kann, das Röntgenbild, die physikalischen und klinischen Erscheinungen geschildert. Natürlich versagt ein solches Herz besonders leicht bei körperlicher Anstrengung z. B. beim Sport (Strauss, Tricoire), im Militärdienst (Brosch), wie denn auch schon vor vielen Jahren Capitan und

Pokrychkine angegeben haben, dass sich bei gewissen Individuen nach dem Laufen Formveränderungen des Herzens erkennen lassen. Kein Wunder, wenn im grossen Weltkriege nicht selten, so von Dietlen, Goldscheider, Heller, His, Hoffmann, Kraus, Friedr. und O. Müller, Strauss und Wenckebach, ein Versagen solcher konstitutionell schwacher Herzen hat beobachtet werden können, nachdem schon im Kriege von 1870 Fraentzel Soldaten nach Überanstrengung an akuter Herzinsuffizienz hat zugrunde gehen sehen.

3. Von grosser Wichtigkeit ist natürlich das Verhalten der Aorta und ihres Systems. Damit kommen wir auf die Aorta angusta zu sprechen. Sie ist es, von der Virchow den bedeutsamen Ausspruch getan hat. „Die sogenannte Prädisposition, welche man sehr oft als eine einfache (funktionelle) Schwäche bezeichnet hat, lässt sich in vielen Fällen zurückführen auf einen wirklichen, sichtbaren und erkennbaren (anatomischen) Mangel in der Ausbildung des Gewebes“. Und so sah denn Virchow in der schon von Rokitansky als regelwidrig bezeichneten Enge der Aorta das prädisponierende Moment für die Chlorose, Hämophilie, hämorrhagische Diathese, Aneurysmabildung, Aortenrupturen, Arteriosklerose und namentlich Endokarditis, indem er als etwas „Ursprüngliches“ die Dünnheit aller Wandschichten, den unregelmässigen Abgang der Interkostalarterien, wellenförmige, neuerdings erst wieder von Ernst und Ribbert gewürdigte, Erhabenheiten der Intima schildert.

Dass diese regelwidrige Enge der Aorta, für sich allein oder meist vergesellschaftet mit sonstigen Anomalien, vor allem Hypoplasien und Infantilismen, tatsächlich vorkommt, ist nicht zu bezweifeln. Man kann sie sich in solchen Fällen mit Virchow erklären aus einem Zurückbleiben des Aortenwachstums während der kindlichen Entwicklung, besonders zur Pubertätszeit, wobei nach Wiesel ursächlich vielleicht eine primäre Hypoplasie des chromaffinen Systems und ein ihr entsprechender Mangel an funktionellen Wachstumsreizen in Frage käme, oder mit R. Beneke (im Sinne seines Vaters) in ihr den Ausdruck einer bestimmten konstitutionellen Eigenart des Organismus erblicken, ausgehend von der Annahme, dass der von ererbten Eigenschaften (vitale Vitalität der Gewebe) bestimmte Gesamtstoffwechsel eines Individuums sich im Quantum des Gesamtblutes wiederspiegelt, dem weiterhin die Weite und Wandstärke der Gefässe als eine Funktion der Energie des Gesamtstoffwechsels gewissermassen entspricht. Weder Wiesels noch Benekes Annahme vermag aber voll zu befriedigen und jeden Einzelfall zu erklären. Der Befund an den Nebennieren ist bei Aortenenge oft normal, die Unterentwicklung des Adrenalsystems könnte ihrerseits Folge geringer funktioneller Inanspruchnahme sein, wie ich wiederholt ausgeführt habe, das Vorkommen der Aortenenge endlich auch bei kräftig gebauten und muskelstarken Individuen sowie auch der Befund einer Herzhypertrophie spricht gegen die gesetzmässige Bedeutung der Blutmenge und des Blutdruckes als eines ursächlichen Momentes. Ebenso kann eine dritte Anschauung höchstens zur Erklärung einzelner Fälle herangezogen werden, nach der ein abnorm starkes Wachstum der Wirbelsäule besonders in ihrem Lendenteile (Kraus, M. B. Schmidt) zu einer Überdehnung der langsamer wachsenden Aorta führe, also gewissermassen eine Übertreibung eines physiologischen Vorganges (Fuchs) bedinge.

So betonen Marchand, Sutter und Scheel die Dehnbarkeit der angeblich engen Aorten, verlangt Strassburger die Bestimmung der Weitbarkeit, legen Rössle und Kani Gewicht auf die Bestimmung der Wandstärke. Dietrich fordert ferner ausser Berechnung der Zirkumferenz den Ausschluss einer sekundären Verengerung der Aorta durch Einwirkung anderweitiger Erkrankungen auf die Zirkulation (Blutmenge, Blutdruck!), Messung der Dehnbarkeit und Weitbarkeit des Gefässes, Bestimmung der relativen Wandstärke. Befunde von absoluter und relativer Hypoplasie der Aorta, die dann noch anerkannt werden müssen, „sind als Entwicklungshemmungen im postfötalen Leben, vorwiegend im Wachstumsalter, anzusehen und können nur bedingt als infantilistische bezeichnet werden". Zu berücksichtigen wäre weiterhin noch der mikroskopische Infantilismus nach v. Hansemann, wie er hauptsächlich in der mangelhaften Entwicklung der elastischen Fasern zum Ausdruck kommt.

Ob man dabei immer von einem Status degenerativus nach Bauer sprechen kann, erscheint nach den neuesten Untersuchungen Luise Kaufmanns sehr fraglich, die, angestellt an dem Sektionsmaterial im Kriege verstorbener Soldaten, nach ihrem eigenen Ausspruche geeignet sind, der Aorta angusta als Krankheitsbegriff, als Konstitutionsanomalie, eng geknüpft an einen Habitus degenerativus oder an einen Status thymico-lymphaticus den Boden zu entziehen. Des Genaueren lautet Kaufmanns Zusammenfassung folgendermassen:

Während nun nach den Angaben der Literatur die Enge der Aorta nicht selten sein müsste und namentlich beim Status thymico-lymphaticus ein häufiges, ja nach v. Neusser, wie wir schon kurz erwähnt haben, ein für die Diagnose ausschlaggebendes Vorkommnis darstellen müsste, neigt die Kritik der neueren Zeit dazu, der Virchowschen Lehre von der konstitutionellen Enge des Gefässsystems wesentlich engere Schranken zu setzen. Im Gegensatz zu früheren Ansichten gilt heute ihr Vorkommen sogar für recht selten und nicht mit Unrecht hat man auf die mannigfachsten Fehler der Untersuchungstechnik hingewiesen, die zu einem falschen Urteil geführt haben.

1. An der Leiche gefundene Enge der Aorta kommt vor
   a) bei Individuen, die vorher gesund waren und so kräftig, dass sie den Strapazen eines Feldzuges ohne weiteres gewachsen waren, bis sie an einer mehr oder weniger schweren, akut verlaufenden Verletzung oder einer chronischen, durch sie hervorgerufenen Infektion erlagen;
   b) bei Fällen von Phthise;
   c) bei den verschiedensten Krankheiten.

2. Eine Gesetzmässigkeit im Verhalten des Herzens dabei gibt es nicht. In keinem Falle ist eine durch sie hervorgerufene Hypertrophie bewiesen.

3. Hypoplasie der Genitalien — gemessen allerdings nur am Hodengewicht — kommt dabei vor, ist aber durchaus nicht die Regel.

4. Das Verhalten der Nebennieren schwankt in den weitesten Grenzen.

5. Hypoplastische Konstitution ist nur in einem ganz geringen Prozentsatz festgestellt worden.

6. Beim sogenannten Status thymico-lymphaticus kommen weit mehr normale als enge Aorten vor.

7. Aorta angusta kommt in allen untersuchten Altersklassen vor.

8. Abnorm weite Aorten sind nicht viel seltener als abnorm enge.

Für besonders wichtig muss die Kritik gehalten werden, die L. Kauffmann an den Angaben über Aorta angusta auf Grund bestimmter Zahlen übt. Mit Recht beanstandet sie beispielsweise Fälle von Strauss, Bauer, Askanazy und verlangt, dass nun endlich die immer neue Berufung (v. Ritook, Leon) auf Berichte über regelwidrige Aortenenge ein Ende findet, die schon von Scheel als nicht stichhaltig bezeichnet worden sind. Für die Zukunft kommen folgende von Kaufmann bestimmten Normalzahlen (Breite mit Mittelwert), die nur unerheblich von denen Scheels abweichen, als Vergleichswerte für Messungen in Frage.

Alter	Wurzel		Brustaorta		Bauchaorta	
18, 19 J.	52,9 60,5	56,7	36,7 44,3	40,5	28,0 34,4	31,2
20—24 J.	53,6 61,2	57,4	38,3 45,9	42,1	29,3 35,7	32,5
25—29 J.	57,2 64,8	61,0	40,4 48,0	44,2	30,5 36,9	33,7
30—34 J.	59,6 67,2	63,4	42,2 49,8	46,0	32,0 38,4	35,2
35—39 J.	62,3 70,1	66,3	44,7 52,3	48,5	33,1 39,5	36,3
40—44 J.	63,6 71,2	67,4	45,8 53,4	49,6	34,4 40,8	37,6
45—50 J.	66,2 73,8	70,0	46,6 54,2	50,4	35,6 42,0	38,8

Auch Jaffé und Sternberg haben während des Krieges an Soldatenleichen Untersuchungen über die physiologischen Schwankungen des Aortenumfanges angestellt, auf Grund deren sie sich jenen Autoren anschliessen, die die pathologische Bedeutung einer „engen" Aorta im wesentlichen leugnen (Suter, Scheel, Strassburger, Kaufmann u. a.). Sie gewannen den Eindruck, dass in den Fällen, in denen die Messung des Aortenumfangs niedrige Zahlen ergeben hatte, diese Enge zum Teil nur eine scheinbare war, bedingt durch die grössere Elastizität dieser Gefässe. Bei dreissig Fällen von ausgesprochenem Status thymico-lymphaticus (grösstenteils Selbstmörder!) betrug der Durchschnitt des Umfanges der Aorta ascendens etwas weniger als der allgemeine Durchschnitt, nämlich 6,3 cm, so dass also auch hier von einer Aorta angusta keine Rede sein kann. Völlig leugnen natürlich auch Jaffé und Sternberg das Vorkommen der regelwidrigen Aortenenge nicht.

Indem ich auf meine eingehende kritische Erörterung der Lehre von der Aorta angusta an anderer Stelle verweise, möchte ich mich hier auf folgende kurze Bemerkungen über ihre Bedeutung als prädisponierendes Moment beschränken. Die abnorme Enge des Aortensystems bildete einen Grundpfeiler von Virchows Begriff der chlorotischen Konstitution, der sich auch auf die gelegentliche Erwähnung Rokitanskys einer Kombination von Gefässhypoplasie und Anämie oder Oligämie stützen konnte. Seitdem aber für die Chlorose ein scharf umgrenztes Bild gilt, hat jener Virchowsche Begriff der chlorotischen Konstitution wohl fast allen Wert verloren. Er ist auch in der Verbindung mit Paltaufs Status thymico-lymphaticus nicht lebensfähig gewesen. Ein so erfahrener Hämatologe wie Naegeli leugnet jedenfalls sehr nachdrücklich alle Beziehungen der Chlorose zu hypoplastischen Zuständen im allgemeinen und zu der des Gefässsystems im besonderen. Man kann aber annehmen, dass Enge des Aortensystems dauernd Oligämie zur Folge hat, wie denn auch Grawitz auf die absolute Verringerung des qualitativ normalen Blutes bei Individuen mit enger Aorta hingewiesen hat. Bei unseren neuen Anschauungen über deren Vorkommen wäre es gewiss wichtig, zu erfahren, wieweit diese Ansicht des seinerzeit führenden Hämatologen jetzt noch Gültigkeit beanspruchen kann. Die Angabe Spitzers, dass trotz hochgradiger Blässe bei Aorta angusta Hämoglobinwerte von 90 bis 100 Prozent gefunden werden, liesse sich gut mit ihr vereinen. Dagegen ist eine nahe Beziehung der Aorta angusta zur perniziösen Anämie, wie sie Bartel und Stoerk beim Status thymico-lymphaticus gesehen haben, in keiner Weise erwiesen.

Auch kann Virchows Ansicht von der relativen Häufigkeit des runden Magengeschwürs bei Chlorotischen mit Hypoplasie des Aortensystems nicht mehr im gedachten Sinne richtig sein. Inwieweit es aber berechtigt ist, im Status thymico-lymphaticus die konstitutionelle Grundlage peptischer Geschwürsbildungen zu erblicken, wollen wir später erörtern.

Bei der Hinfälligkeit der Thymikolymphatiker gegenüber akuten Infektionskrankheiten, von der später noch die Rede sein wird, könnte dem Versagen der Herzkraft bei enger Aorta und womöglich gleichzeitig hypoplastischem Herzen erhebliche Bedeutung zukommen (v. Neusser, Ortner, Spitzer, Brosch, Bauer). So erscheint auch zunächst die Angabe Benekes, dass sich bei an Typhus abdom. Verstorbenen häufig eine enge Aorta mit kleinem Herzen finde, verständlich, eine Bestätigung für sie haben aber die in dieser Hinsicht leider allzu reichlichen Erfahrungen (Henke, Merkel) des Weltkrieges nicht gebracht. Ich selbst kann nur aus eigener Beobachtung erklären, dass ich bei an allen möglichen akuten Infektionskrankheiten verstorbenen jungen Männern und natürlich auch weiblichen Individuen niemals eine Aorta angusta gesehen habe, während ich dagegen die alte Erfahrung, dass Hypoplasie des Herzens und relativ enge Aorta eine Teilerscheinung der zur Tuberkulose disponierenden Konstitution ist, voll Überzeugung anerkenne, wenngleich auch hier Vorsicht des Urteils geboten erscheint. Das kleine Herz allein ist oft genug erst die Folge der abzehrenden Krankheit.

Es ist eine merkwürdige Feststellung, dass das kleine Herz gerade auch bei Individuen mit kräftigem, proportioniertem Körperbau gefunden wird, wie das neuerdings wieder Staub betont hat. Darin hat man stets auch eine besondere Schwierigkeit der Erklärung in jenen Fällen gefunden, wo es sich um den plötzlichen Tod kräftiger, wohlentwickelter Thymikolymphatiker aus scheinbar voller Gesundheit heraus handelt. Wenn ihr primär kleines Herz den Ansprüchen des Körpers nicht genügte und zu plötzlichem Versagen neigte, warum wurde es dann nicht hypertrophisch? In der Tat ist eine solche Hypertrophie bei enger Aorta schon von Meckel dem Älteren erwähnt und von Virchow berücksichtigt worden, der sie auf die vermehrte Arbeitsleistung bei engem Aortenkaliber und relativ wie absolut zu grosser Blutmenge zurückführte, und auch bei Burke und Apelt, die sich beide von klinischem Standpunkte aus sehr eingehend mit der Aortenenge beschäftigt haben, finden wir ihr Zustandekommen ebenso wie die Neigung des kleinen als auch hypertrophischen Herzens zur Dilatation näher erörtert. Wenn nun dennoch jüngst erst wieder Zondek angibt, dass beim Status thymico-lymphaticus sich auffallend kleine Herzen finden, so kann man sich das nur so erklären, dass solche Herzen den gewöhnlichen Ansprüchen eben genügen, dass wahrscheinlich nicht gleichzeitig eine wahre Enge des Aortensystems besteht, dass aber endlich diese Herzen, wie es v. Hansemann besonders betont hat, unfähig zu einer Hypertrophie sind und dass es plötzlich zur Dilatation kommen kann, besonders wenn eine unerwartete Anstrengung an sie herantritt. So wird sich dann die Feststellung Apelts erklären, dass die Herzstörung meist bei vorher gesunden, jungen Individuen auftritt, wenn entweder fortlaufend vom Körper anstrengende Arbeit geleistet worden ist, oder eine plötzliche Überanstrengung oder eine Infektionskrankheit an sie herangetreten ist. Damit kommen wir wieder auf jene Fälle von dilatativer Herzschwäche, die infolge körperlicher Überanstrengung (Sport) zustande kommt (Strauss, Schottmüller, v. Hansemann, Bauer), wohin wohl auch die v. Hansemann bei jungen sonst gesunden Männern beobachteten Fälle schnellen Herztodes nach schon leichten Exzessen in Baccho und Venere zu zählen sind, ganz abgesehen von der Wirkung der Kriegsstrapazen, die Strauss mit seinem Schüler Leon so nachdrücklich betont hat. Ich halte es für durchaus glaubhaft, dass ein solches Herz auch einmal während der Geburt versagen kann, wie es Spitzer und Matthias beschrieben haben. Aber in allen diesen Fällen handelt es sich nun wieder um schnell ohne voraufgegangene Krankheit verstorbene Individuen, und so wird man in der Annahme eines hyperplastischen lymphatischen Apparates und eines Status thymico-lymphaticus jene Vorsicht walten lassen müssen, die wir immer wieder als eine unbedingte Forderung geltend machen werden. Angaben, wie die von Matthias über Hyperplasie des lymphatischen Apparates bei embryonaler Nierenlappung, kleinen Nebennieren (ohne jede genaue Angabe über das chromaffine System) und enger Aorta verlieren für mich jeden Wert, wenn es heisst, die Aorta sei eng gewesen „in einem so extremen Masse, wie es auch in der Literatur nicht oft verzeichnet ist", und dabei doch die Werte des Innenmasses von 5,4 an der Abgangsstelle, von 3,9 im unteren Brustteile, von 2,9 noch im Bauchteile sich nur wenige Millimeter unter dem von Kaufmann festgestellten Durchschnitt für das entsprechende Lebensalter, aber immer noch an der unteren Grenze der physiologischen Breite halten. Wie schwer muss es

doch sein, sich von den alten falschen Ansichten über die Aorta angusta
frei zu machen! Demgegenüber begrüsse ich es, dass ein so ausgesprochener Anhänger der Virchowschen Lehre wie Strauss neue zuverlässige Angaben für notwendig hält und bei der Nachprüfung der
Lehre die Fragestellung mehr in die Richtung einer physikalischen
Betrachtung gelenkt sehen will.

Wie ich glaube, sind wir schon heute imstande, ein einigermassen
znverlässiges Urteil abgeben zu können. Eine ausgesprochene Aorta
angusta ist zweifellos selten, es kann ihr also nicht entfernt die Bedeutung zukommen, die man ihr bisher zugesprochen hat. Vor allem kann
sie nicht ein für die Diagnose ausschlaggebendes häufiges Merkmal eines
Status thymico-lymphaticus sein. Die Aufstellung dieses pathologischen
Konstitutionstypus kann sich nicht stützen auf Ansichten, deren Gültigkeit widerlegt ist.

Da nun aber die Bedeutung der Aorta angusta so ganz allgemein
an Wert verloren hat, so ist es auch zweifelhaft, in welchem Masse
Virchows Ansicht über die Begünstigung einer Arteriosklerose durch
sie noch zu Recht besteht, was unsere Betrachtungen insofern berührt,
als von Bartel neuerdings in verstärktem Grade die Sklerose der kleinen
Arterien als Teilerscheinung einer Fibrosis und möglicherweise primäre
zur Organfibrose führende Störung ins Auge gefasst wird. In dieser
Hinsicht wird sich die Forschung namentlich auch mit dem Vorkommen
und dem Wesen rigider peripherer Arterien bei noch jugendlichen Personen zu beschäftigen haben. Wiesel stellt es als eine feststehende
Tatsache hin, dass es sich dabei um nichts anderes als um den Ausdruck einer starken Bindegewebswucherung in der muskelschwachen
Gefässwand handle, also um eine Teilerscheinung des Status hypoplasticus bzw. der auf seinem Boden entstehenden allgemeinen Fibrosis.
Aber wenn auch der konstitutionelle Charakter der Erscheinung von
Romberg und Otfried Müller wahrscheinlich gemacht erscheint,
so erwecken die von mir an anderer Stelle näher besprochenen Untersuchungen doch keineswegs den Eindruck, als sei das Wesen der Arterien-
rigidität und vor allem ihr Vorkommen beim Status thymico-lymphaticus
hinreichend geklärt.

4. Besondere Beachtung verdienen die Angaben über eine Hypoplasie
der Nebennieren bzw. des chromaffinen Systems, von deren Bedeutung
später bei der Besprechung der plötzlichen Todesfälle und des Status
thymico-lymphaticus beim Morbus Addisoni noch näher die Rede sein
wird. Seitdem Wiesel als erster bei einem plötzlich im Wasser verstorbenen jungen Manne eine hochgradige Unterentwicklung des chromaffinen Gewebes innerhalb wie ausserhalb des Nebennierenmarkes beschrieben und zur Erklärung des plötzlichen Todes herangezogen hat,
ist von ähnlichen Beobachtungen oftmals berichtet worden und gilt die
Hypoplasie des chromaffinen Systems als eines der bedeutsamsten Merkmale des Status thymico lymphaticus bzw. hypoplasticus, dem namentlich
v. Neusser mit Wiesel, dann Goldzieher, Rössle, Hedinger
begegnet sind. Der von Münzer beim Status thymico-lymphaticus fest-
gestellte abnorm niedrige Blutdruck bei gleichzeitig geringer Wurfkraft
der Pulswelle lässt sich auf eine durch jene Hypoplasie bedingte mangelhafte Funktion des Adrenalsystems beziehen, die natürlich besonders in

allen solchen Fällen verhängnisvoll werden kann, in denen wie bei körperlichen Anstrengungen besonders hohe Anforderungen an die Bildungsstätten des Adrenalins gestellt werden. Erfahrungen über unerkannt gebliebenen Morbus Addisonii sind in dieser Hinsicht vor allem lehrreich. Diese ungenügende Adrenalinbildung, auf die wir im wesentlichen aus einer Hypoplasie des Nebennierenmarkes und einer schlechten Chromierbarkeit seiner Elemente zu schliessen pflegen, ist neuerdings recht eindringlich von Peiser mittels der kolorimetrischen Methode gezeigt worden. Fand er doch gegenüber einem übereinstimmend von Schmerl und Ingier, Goldzieher und Luksch auf mehr als 4 mg berechneten Durchschnittswert in einigen Fällen weniger als 1 g Adrenalin in den Nebennieren bei Individuen, die sich schon äusserlich durch den völligen Mangel der Scham- und Achselhaare, sowie ein mangelhaft entwickeltes Genitale als Hypoplastiker kennzeichneten. Ein grosser Thymus von rund 50 g und strumöse Entartung der Schilddrüse neben der allgemeinen Hyperplasie des lymphoiden Gewebes wies in diesen Fällen auf die Störung im endokrinen System hin, der ich eine ausschlaggebende Bedeutung zuschreibe. Von der Beteiligung der Schilddrüse insbesondere an den Veränderungen der endokrinen Organe beim Status thymico-lymphaticus wird noch mehrfach die Rede sein.

Schon hier muss betont werden, dass die Hypoplasie des chromaffinen Gewebes ganz gewiss keinen konstanten, gesetzmässigen Befund darstellt. Deshalb ist auch die Hoffnung vergeblich, man könne durch ihn etwa mit Sicherheit den wahren konstitutionellen Status thymico-lymphaticus von der einfachen erworbenen Hyperplasie des lymphoiden Gewebes unterscheiden. Auch muss ich Hedingers Angaben über das unterschiedliche Verhalten des Nebennierenmarkes beim Status thymico-lymphaticus einerseits und dem Status thymicus andererseits, zwischen denen ich ohnehin keinen grundsätzlichen Unterschied mache, jeden Wert absprechen, nachdem ich im Laufe der Jahre auch sie nachgeprüft habe. Es ist mir nicht zweifelhaft, dass ebensowenig stets eine Hypoplasie des chromaffinen Gewebes beim Status thymico-lymphaticus vorkommt, wie etwa eine gute oder auch übermässig gute Entwicklung für das Vorliegen eines reinen Status thymicus spricht. Schon die Feststellung des anatomischen Verhaltens des chromaffinen Gewebes bereitet die grössten Schwierigkeiten, wie besonders Lubarsch und Aschoff betont haben. Es kann aber nicht genug hervorgehoben werden, dass wir nicht nur bis zu Landaus Mitteilung im allgemeinen keine zweckmässige Sektionsmethode der Nebennieren übten, sondern dass auch die Angaben in der Literatur keineswegs stets durch entsprechende gründliche Untersuchungen gestützt erscheinen. Oftmals handelt es sich nur um den höchst subjektiven Eindruck des makroskopischen Befundes. Auch hier liegt also ein wunder Punkt der Lehre vom Status thymico-lymphaticus bzw. hypoplasticus.

Der Befund wirklich hypoplastischer Zustände am Nebennierenmark oder am chromaffinen System führt zu sehr interessanten Betrachtungen über ihre Genese und Korrelationen. v. Hansemann war der Ansicht, dass die Enge des Aortensystems, insbesondere der kleinen Organarterien, die Hypoplasie der Nebennieren erkläre, wie er auch eine abnorme Kleinheit der Milz und Nieren beispielsweise auf eine Unterentwicklung

der betreffenden Organarterien zurückführte. Wiesel hingegen ist umgekehrt, wie bereits kurz berührt wurde, geneigt, die Hypoplasie des
Aortensystems aus ungenügender Adrenalinbildung zu erklären. Wie
aber steht es, von anderen Erklärungsversuchen ganz abgesehen, mit
primären Störungen der endokrinen Korrelationen? Alle Erklärungsversuche ermangeln eines sicheren Beweises der Gesetzmässigkeit; bald
diese, bald jene Ansicht kann richtig sein, im allgemeinen wird man
aber doch wohl in erster Linie eine Koordination aller Erscheinungen
ins Auge fassen müssen, ein Grundmoment, aus dem sich zwingend die
gesamte Störung der Entwicklung ergibt. Der Hinweis auf die richtung-
gebende und beherrschende Bedeutung des endokrinen Systems als
eines Ganzen aber ist, wie ich immer wieder betonen werde, wichtig
für die Vorstellung, die wir uns von dieser Störung bilden. So kann
uns das Vorkommen eines Status thymico-lymphaticus bei dem Morbus
Addisonii und Basedowii, bei der Akromegalie und beim Dysgenitalismus,
bei allen erheblicheren Störungen des endokrinen Zusammenspiels überhaupt verständlich werden.

5. In ihrem Rahmen tritt namentlich auch die mangelhafte Entwicklung der Genitalorgane und der sekundären Geschlechtsmerkmale
hervor. Schon in dem von Virchow gezeichneten Bilde der chlorotischen Konstitution bildet sie ein sehr wesentliches Moment. Schilderungen des Status thymico-lymphaticus und hypoplasticus weisen fast
ausnahmslos auf sie hin, wie sie namentlich auch Bartel immer wieder
vermerkt und hoch bewertet. Die physiologische Entwicklung und die
rechtzeitige Reifung der Keimdrüsen ist, wie wir wohl mit aller Bestimmtheit zu sagen berechtigt sind, so sehr von der Harmonie im
endokrinen System abhängig, dass wir nach einzelnen Antagonismen,
nach hemmenden Einflüssen, gar nicht zu suchen brauchen. Wir geraten dabei doch schnell in Schwierigkeiten, aus denen wir uns höchstens
durch Vermutungen retten. Ich sehe z. B. keine Möglichkeit, die Ansicht Leupolds über die Beziehungen des Thymus zur Entwicklung
der Keimdrüsen in einer auch nur annähernd allgemeingültigen Weise
und mit bindender Beweiskraft zur Erklärung der Erscheinungen am
Genitale beim Status thymico-lymphaticus heranzuziehen. Letztere selbst
sind ja auch durchaus keine gesetzmässigen. Die Häufigkeit der Genitalhypoplasie bei Thymikolymphatikern steht aber fest, sie muss vor allem
als ein weiteres wichtiges Merkmal einer Störung im endokrinen System
gelten, die ihrerseits besondere Bedeutung gewinnen kann, wie etwa
das gelegentliche Vorkommen einer Osteomalazie beim Status thymico-
lymphaticus lehren würde, sofern dessen Annahme zu Recht besteht.

Die Beziehungen des Status thymico-lymphaticus zur exsudativen und arthritischen Diathese.

Das mit kurzen Strichen entworfene Bild des Status hypoplasticus
zeigt uns das völlige Zerfliessen der Grenzen der thymico-lymphatischen
Konstitution, das Aufgehen eines ursprünglich äusserst einfach gesehenen
und scharf gekennzeichneten pathologischen Konstitutionstypus in einer
weit umfassenderen Anomalie der individuellen Konstitution, gekennzeichnet durch Missbildungen, Bildungshemmungen, Hypoplasien, In-

fantilismen und Variationen mannigfachster Art, zu denen wir Stellung genommen haben. Darüber hinaus aber ist nun immer wieder die Verwandtschaft, ja zum Teil völlige Übereinstimmung des Status thymico-lymphaticus mit einer Reihe von Diathesen betont worden, die jenen im wahrsten Sinne des Wortes zu einer nahezu das ganze Gebiet der Pathologie überdeckenden Pandiathese stempeln muss. Mit Pfaundler kann man sie als exsudativ-lymphatisch-arthritische bezeichnen, während Stoeltzner den Begriff der Oxypathie, Borchardt aus anderen Überlegungen heraus den des Status irritabilis geprägt hat, ohne damit aber wesentlich Neues zu sagen. Jene Diathesen sind in erster Linie die exsudative Diathese Czernys, als deren besondere Formen wir die „hydropische Konstitution" (Czerny) und Lesages „dysosmotische oder Salzdiathese" auffassen, dann die ihr nahestehende und teilweise mit ihr sich deckende eosinophile Diathese, der Arthritismus (die Lithämie der Engländer), in Vergesellschaftung mit nervösen Erscheinungen als Neuroarthritismus bezeichnet, endlich die Vagotonie. In ihrer Gesamtheit stellen sie mit dem Status thymico-lymphaticus nach Pfaundlers Ausführungen ein plurizentrisches System an sich ziemlich selbstständig auftretender, aber häufig, wenngleich nicht stets in gleicher Ausprägung, zusammentreffender koordinierter Sonderbereitschaften dar, deren Manifestation Beziehungen zu den einzelnen Lebensperioden hat. Man kann in dieser Hinsicht geradezu von einer gewissen Gesetzmässigkeit sprechen, indem selbst in höheren Lebensaltern die besondere Pathologie der Altersstufen Abhängigkeiten von der primären Veranlagung der einzelnen Organe aufweist, auf deren Boden entsprechende Diathesen unter den Einflüssen des Lebens manifest werden. Die Bevorzugung des Kindesalters durch eine bestimmte Gruppe und Kombination der Diathesen mag das Recht geben, mit Moro von einer „Kinderdiathese" zu sprechen.

Eine eingehende Erörterung des Erscheinungsbildes aller dieser Diathesen würde den Rahmen dieses Werkes überschreiten. Es muss auf die einschlägigen Lehrbücher verwiesen werden. Aber ihre Beziehungen zum Status thymico-lymphaticus müssen uns näher beschäftigen. Zunächst stossen wir da auf die Tatsache, dass dieser vielfach, so z. B. von Heubner und Kraus, mit der exsudativen Diathese schlechthin identifiziert wird, während andere bedeutende Kliniker, wie z. B. Frdr. Müller, ausdrücklich beide Besonderheiten der Konstitution als etwas Verschiedenes auffassen, das freilich im Einzelfalle nicht immer leicht auseinander zu halten sei. In der Tat sollte man meinen, dass Status thymico-lymphaticus und exsudative Diathese trotz ausgesprochener Neigung zur Vergesellschaftung nicht als wesensgleich gedeutet werden dürfen. Die reinen Fälle des ersteren, die sich hier in ihrer ganzen Bedeutung zeigen, sind durch nichts anderes als durch einen zu grossen Thymus und die Hyperplasie des lymphoiden Gewebes gekennzeichnet, auf das sich die pathologische Reaktionsweise streng beschränkt. Hat man solche Beobachtungen allein im Auge, so steht fest, dass das Fettpolster der gut oder auch übermässig gut genährten Kinder durchaus nicht jenem eigenartig veränderten Fettgewebe der Kinder gleicht, für die man eben nach diesem Befunde die Bezeichnung „pastös" vorbehalten sollte. Diese sind es, die mit den mannigfachsten Formen exsudativer Oberflächenentzündungen, wie Gneis, Milchschorf, Ekzem,

Intertrigo und Pruritus, behaftet sind und bei denen eine Schwellung des lymphatischen Apparates eigentlich gar nicht weiter auffallen kann, jedenfalls durchaus nicht notwendigerweise die Annahme einer primären Besonderheit des lymphoiden Gewebes nahe legen muss. Sind solche Hyperplasien schon vor Ausbruch der Hautveränderungen vorhanden, so liegt es nahe, an Läsionen der Schleimhäute, schleichende Infektionen usw. zu denken. Wenn man es für wahrscheinlich halten darf, dass der von Czerny bei der exsudativen Diathese angenommene Defekt im Chemismus des Körpers und besonders jener Gewebe, die die grossen Schwankungen des Wasserhaushaltes des Organismus ermöglichen, auf einer bestimmten unzweckmässigen Ernährung beruht, so muss das neuere Bestreben, auch die Hyperplasie des lymphoiden Gewebes in ähnlicher Weise zu erklären, damit rechnen, dass entweder das schädigende Moment nicht beide Male das gleiche ist oder dass jeweils eine ganz verschiedene Ansprechbarkeit einzelner Zellen und Gewebe auf denselben Reiz besteht. Eine gewisse Abhängigkeit zwischen Ernährung und Entwicklung des lymphatischen Apparates besteht auch nach meiner Überzeugung und wird namentlich auch von Hamar angenommen, es fragt sich nur, inwieweit sie in pathologischer Weise beeinflusst werden kann und wird.

Wie es mir scheint, kommt namentlich auch im Blutbilde die Verschiedenheit beider Konstitutionsstörungen zum Ausdruck. Beim Status thymico-lymphaticus sensu strictiori wird es von der mehr oder weniger ausgesprochenen Vermehrung der Lymphozyten beherrscht, wofür wir eine Erklärung zu geben versuchen werden. Eine Eosinophilie hingegen scheint nur unter besonderen Umständen, die bereits einer Komplikation des ursprünglichen Status entsprechen oder in besonderer Konstellation des endokrinen Systems bestehen, eine Rolle zu spielen. Wir kommen darauf kurz zurück. Zur Erklärung der Hyperplasie des lymphoiden Gewebes genügt die Annahme einer einfachen Reaktion auf einen vorübergehenden oder fortdauernden abnormen Reiz entweder auf eine durchaus „physiologisch" auf ihn eingestellte oder ihm gegenüber überempfindliche Zell- bzw. Gewebsart. Bei der exsudativen Diathese hingegen scheint eine Eosinophilie des Blutes charakteristisch zu sein (Kraus, Stoerk u. a.), worüber aber in Einzelheiten noch gewisse Unstimmigkeiten bestehen. Ganz andere und aus einer anderen Bildungsstätte entstammende Zellen treten also hier auf und weisen auf die Besonderheit der Diathese hin.

Diese Eosinophilie muss uns deshalb besonders beachtenswert erscheinen, weil sie eine Brücke schlägt von der exsudativen Diathese der Kinder zu verschiedenen, auch bei Erwachsenen vorkommenden abnormen Zuständen und Krankheiten und vielleicht die Möglichkeit bietet, nicht nur das Gebiet der Konstitutionsanomalie schärfer abzustecken, sondern auch ihre in späteren Lebensaltern auftretenden Manifestationen kennen zu lernen. So spielt bekanntlich die Eosinophilie beim Asthma bronchiale eine grosse Rolle, das schon Besnier in enge Beziehung zum Ekzem gebracht hat (Prurigo diathésique) und dessen Vorkommen besonders bei gut genährten aber psychopathischen und nervös reizbaren Personen mit häufigen sonstigen exsudativen Erscheinungen wie akutem angioneurotischem Ödem, Ekzemen, Urtikaria, Prurigo, intermittierenden

Schwellungen von Periost, Sehnen und Gelenken, akuten Anfällen von Hypersekretion des Magens und der Speicheldrüsen, Colica mucosa („Darmasthma") nach v. Strümpell den Gedanken nahe legt, dass bei allen diesen Affektionen ein innerer wesenhafter Zusammenhang besteht, den man am besten in der exsudativen Diathese sehen könne. Ferner haben Neubauer und Stäubli eine eosinophile Proktitis, auf die wohl auch Beobachtungen Langsteins über eosinophile Darmkatarrhe bei Kindern hinweisen, beschrieben und, wie das Bronchialasthma als örtlichen Ausdruck einer allgemeinen Konstitutionsanomalie aufgefasst. Auch erwähnt Stäubli die Häufigkeit der Eosinophilie bei Urtikaria und besonders bei den verschiedensten Nervenkrankheiten und Psychosen, worüber namentlich auch eine Zusammenstellung von Schwarz gute Auskunft gibt. So scheint sich in der Eosinophilie die innere Zusammengehörigkeit gewisser, oft deutlich familiärer Erscheinungen kundzugeben, was Stäubli veranlasst hat, die als zugrunde liegend angenommene Konstitutionsanomalie als „eosinophile Diathese" zu bezeichnen. Dabei lässt er es dahingestellt sein, ob die nervöse Übererregbarkeit in einem ursächlichen Zusammenhang zu der Eosinophilie steht oder ob beide koordinierte Erscheinungen einer gemeinsamen Grundursache, etwa eines abnormen konstitutionellen Chemismus, sind. Für eine solche eosinophile Diathese könnten namentlich sehr auffällige und noch ganz ungeklärte Fälle von familiärer Eosinophilie sprechen, wie sie von Klinkert beschrieben worden sind.

Bei der Deutung dieser Eosinophilie hat man in erster Linie an eine anaphylaktische Erscheinung gedacht. So fasst Schwarz die Eosinophilie bei exsudativer Diathese, beim Asthma bronchiale, beim Heufieber, bei gewissen Dermatosen und Darmaffektionen, bei mit Asthma kombinierter uratischer Diathese, bei der sie Reicher und Stein nachwiesen, als eine anaphylaktische (allergische) Erscheinung auf. Wie das schon Moro angenommen hat, sieht auch Schwarz keinen zwingenden Grund gegeben, im Wesen der angeborenen und der erworbenen Überempfindlichkeit einen tiefgreifenden Unterschied zu machen. Wie die Anaphylaxie auf die erworbene Anwesenheit von Fermenten zurückgeführt werden könne, die durch parenteralen Abbau von artfremdem Eiweisse giftige Stoffe bilden, so könne die angeborene Überempfindlichkeit auf der a priori vorhandenen Anwesenheit solcher Fermente beruhen, genau so wie manche Sera von vornherein Hämolysine, Agglutinine, Präzipitine bestimmter Art enthalten können, so dass man also die Eosinophilie als einen Indikator dafür ansehen könnte, dass toxische Abbauprodukte albuminoider Stoffe beispielsweise den asthmatischen Anfall auslösen. Schwarz stützt sich mit dieser Annahme besonders auf die Tatsache, dass es Schlecht und Schwenker, ferner Ahl und Schittenhelm gelungen ist, im anaphylaktischen Tierversuch nicht nur allgemeine Bluteosinophilie, sondern auch eine lokale Vermehrung der Eosinophilen in der Lunge zu erzeugen.

Was insbesondere die exsudative Diathese anbelangt, so hält Schwarz es für erwiesen, dass die Eosinophilie nicht mit der Diathese selbst, sondern nur mit ihren Folgezuständen verknüpft ist. Er lehnt infolgedessen Stäublis Auffassung ab, dass Asthma, Urtikaria, Colica mucosa, eosinophile Darmkrisen und exsudative Diathese durch das allen diesen Zuständen charakteristische und oft allein nachweisbare Zeichen der Bluteosinophilie oder des lokalen eosinophilen Exsudates zusammen gehalten würden und als „eosinophile Diathese" zu bezeichnen seien, und zwar deshalb, weil sich in diesen Zuständen weder eine und dieselbe endogene Ursache äussere, noch der Mechanismus der Eosinophilie in allen Fällen der gleiche sei. „Primär toxische Momente, Anaphylaxie, angeborene Überempfindlichkeit, endokrine Störungen, Vagotonie, bald isoliert, bald ineinandergreifend, können Eosinophilie erzeugen, ohne dass eine so enge Beziehung zwischen diesen Dingen bestehen muss, die eine systematische Vereinigung dieser Zustände als einheitliche Diathese rechtfertigen würde."

An anaphylaktische Vorgänge bei der exsudativen Diathese hat ausser Wolff-Eisner namentlich auch Sittler gedacht, ohne allerdings seine Ansicht irgendwie näher zu begründen, indem er zugleich auch eine durch pluriglanduläre Insuffizienz bedingte Vagotonie für die Eosinophilie verantwortlich machte. Zwischen Anaphylaxie und Störung im endokrinen System soll ein engerer Zusammenhang bestehen. Welcher Art er sein könnte, bleibt ganz unklar. Aber man hat in der Tat bei Störungen der inneren Sekretion häufig eine Eosinophilie gefunden, wie sich aus der Zusammenstellung von Schwarz ergibt, und da eine solche auch beim Status thymico-lymphaticus eine Rolle spielen dürfte, wenigstens in Fällen mit deutlich ausgesprochenen Veränderungen endokriner Organe, so kommen wir auf die Frage, ob vielleicht doch der Befund einer Eosinophilie bei Erscheinungen, die man als Manifestationen der exsudativen Diathese ansieht, deren Identifizierung mit dem Status thymico-lymphaticus gestattet, bei dem wir als charakteristische Besonderheit des Blutbildes die Lymphozytose kennen gelernt haben. Wir werden anführen, dass ein funktionstüchtiger Thymus im Kindesalter reichlich eosinophile Elemente enthält, die von Schridde und von mir in Beziehung zum spezifischen Thymushormon gebracht worden sind, dass ferner Wiesel den Thymus als autonomes Förderungsorgan ansieht und unter Hinweis auf die Mitteilungen von Schwarz und Lederer die eosinophilen Blutzellen als Träger des spezifischen vagustonisierenden Thymussekretes anzusprechen geneigt ist. Das Blutbild aber beim unkomplizierten Status thymico-lymphaticus zeigt keineswegs eine Eosinophilie, wie sie der exsudativen Diathese entsprechen würde, die Eppinger und Hess wenigstens teilweise zu den Erscheinungen der Vagotonie zählen. Pribram gibt Eosinophilie beim Status thymico-lymphaticus nur für Fälle mit ausgesprochener Genitalhypoplasie zu, v. Neusser, Borchardt, Bauer sahen sie in seltenen Fällen, während im allgemeinen nach v. Neusser, Schridde, Siess und Stoerk, Adler u. a. eher eine Hypeosinophilie besteht, was Bauer allerdings nicht anerkennen will, wennschon er zugibt, dass die Zahl der eosinophilen Zellen nicht charakteristisch für oder gegen die Konstitutionsanomalie sei. Selbst bei Berücksichtigung der Schwarzschen Feststellung, dass das eosinophile Blutbild in enger Beziehung zu der wechselnden Kombination hemmender und fördernder Einflüsse endokriner Drüsen auf autonomes und sympathisches Nervensystem steht, und unsere eigenen Ausführungen, dass die Konstellation des endokrinen Systems beim Status thymico-lymphaticus eine sehr verschiedene sein kann, vermag man nicht anzuerkennen, dass die Blut- oder lokale Eosinophilie geeignet ist, die volle Identifizierung von exsudativer Diathese und Status thymico-lymphaticus zu begründen.

Die Schwarzsche Deutung der bei exsudativer Diathese vorkommenden Eosinophilie als einer allergischen Erscheinung führt uns zu den Betrachtungen Blochs über den Arthritismus, den man gleichfalls vielfach mit dem Lymphatismus bzw. Status thymico-lymphaticus identifiziert. Bei diesem Begriff verhält es sich umgekehrt wie bei der exsudativen Diathese. Während v. Strümpell auf letztere zurückgriff, um zu einem Verständnis des innersten Wesens gewisser bei Erwachsenen vorkommender Erscheinungen zu gelangen, hat man in Frankreich den Begriff des Arthritismus für die Kinderheilkunde aus der Pathologie der Erwachsenen entlehnt und damit, wie Pfaundler mit Recht erklärt, in dem „Kindlichen Arthritismus“ einen recht unglücklichen Ausdruck geschaffen, der übrigens auch in Deutschland nicht die geringste Anerkennung zu erlangen vermochte.

Der infantile Arthritismus Combys, eines Pariser Kinderarztes, ist recht eigentlich eine Pandiathese in Pfaundlers Sinne. Dieser selbst weist darauf hin, dass der infantile Arthritismus nicht nur die exsudative Diathese, sondern auch eine ganze Reihe weiterer Allgemeinzeichen (Körperschwäche, Chlorose usw.), zahlreiche morphologische und funktionelle Störungen aller Organsysteme, endlich Gicht, Zuckerkrankheit, Steinkrankheit und Fettsucht umfasse, wozu noch psychische Erscheinungen kommen. So wird beim Erwachsenen das Bild des Arthritismus, wie Stoeltzner sich ausdrückt, beinahe unheimlich buntscheckig. Zu den Ekzemen und der Urtikaria gesellt sich die Akne und Psoriasis, zum Bronchialasthma die Enteritis pseudomembranacea, zu häufigen Kopfschmerzen die ausgeprägte Migräne. Schwere neurasthenische und hypochondrische Zustände, Diabetes, Fettsucht, Gicht, Nephro- und Cholelithiasis, Leberschwellung und Hämorrhoiden, Myalgien und Neuralgien, chronische Arthritis, dyspeptische Zustände, Schrumpfniere und Arteriosklerose machen im wesentlichen die Fülle der Erscheinungen aus. Die letztgenannten sind es in erster Linie gewesen, die zuerst dem Arthritismus die Bezeichnung einer Diathèse fibreuse eingebracht haben. Die häufige Kombination neuropathischer Zustände mit dem Arthritismus (der Lithämie der Engländer) hat zu der Aufstellung eines Neuroarthritismus geführt.

Rein äusserlich betrachtet hat der ziemlich scharf charakterisierte Habitus der Arthritiker wenig mit dem oben gezeichneten Exterieur des „Lymphatikers“ gemein, das äusserst inkonstant, zuweilen, und zwar in den Fällen des seltenen reinen Status thymico-lymphaticus, wie man ihn in Fällen plötzlichen Todes gefunden hat, geradezu einen „Normaltypus“, meistens aber mehr oder weniger deutlich den infantilistisch-asthenischen Einschlag zeigt. Es kommt aber auch Fettleibigkeit bei älteren Lymphatikern vor, die in manchen Fällen auf der von R. Schmidt betonten Umstimmung des Organismus nach überstandenen Infektionskrankheiten beruhen mag, sonst aber konstitutioneller Natur ist ebenso wie die Fettsucht, zu der nach Risel Kinder mit exsudativer Diathese später neigen.

Mit dieser zeigt der Arthritismus engste Berührung namentlich in der ätiologischen Betrachtung Blochs, der von der nach seinen Erfahrungen allerdings nicht regelmässigen Beobachtung einer Bluteosinophilie bei den Hautmanifestationen des Arthritismus und dem häufigen Vorkommen von Nahrungs- und Arzneiidiosynkrasien in Form einer Urtikaria ausgeht. Er glaubt daher in erster Linie an eine anaphylaktische Erscheinung denken zu müssen und fasst die Diathese ganz allgemein als eine chemische Allergie, die diathetische Dermatose im besonderen als eine allergische Reaktion auf akzidentelle exo- und endogene Reize auf.

Überblickt man diese Betrachtungen über das Wesen der Diathesen, so lässt sich unschwer feststellen, dass sie noch weit entfernt von einer voll befriedigenden Lösung des Problems bleiben. Die der abnormen Reaktionsweise des Organismus als zugrundeliegend gedachte Besonderheit der individuellen Konstitution bleibt letzten Endes ungeklärt. Weder der Defekt im Chemismus des Körpers, wie ihn Czerny voraussetzt, noch Stoeltzners Vorstellung über die Oxypathie, noch eine funktionelle Insuffizienz, eine Bradytrophie aller Gewebe und Organe (Meiopragie) im Sinne Bouchards, noch die von Lancéraux und de Grandmaison angenommene, unter nervösen Einflüssen stehende Gleichgewichtsstörung zwischen Assimilation und Dissimilation (Ralentissement des mutations nutritives) wird uns ihrem innersten Wesen gemäss verständlich gemacht. Andererseits scheinen mir auch alle Versuche, das Wesen der Diathesen in einer Störung des endokrinen Systems zu sehen, bisher über Vermutungen nicht hinauszugehen, wenigstens halte ich die bisher dafür ins Feld geführten Beweise nicht für bindend.

In der ganzen Diathesenlehre tritt uns deutlich ein Bestreben entgegen, die Erscheinungen aus rein sekundären Wirkungen auf den Organismus zu erklären. Dessen Besonderheit hinsichtlich der Art und des Grades der Reaktion ergibt sich aus der Erfahrung, wird aber damit keineswegs bewiesen. Wenn von manchen Ärzten an eine Vererbbarkeit der Diathese gedacht wird und Stoeltzner sogar behauptet, die Vererbung einer solchen (seiner Oxypathie) sei ein schönes Beispiel für die Vererbung erworbener konstitutioneller Abartung, so ist es doch auch begreiflich und keineswegs mit einem Achselzucken abzutun, wenn Paessler behauptet, die Kinderdiathese sei nichts anderes als der Ausdruck chronischer, besonders von den Tonsillen ausgehender Infektionen. Diese Ansicht hat ebenso ihre Anhänger gefunden wie jene, und kann keineswegs als völlig abgetan gelten, wenn sie wohl auch in ihrer Allgemeingültigkeit über das Ziel hinausgeht. Die Frage also, um die es sich hinsichtlich des Status thymico-lymphaticus engeren Sinnes hauptsächlich dreht, sehen wir in der Diathesenlehre umstritten, ungelöst. Eine Antwort auf die Frage, die wir uns gestellt haben, werden wir somit auch von dieser Seite nicht finden.

Bietet uns aber überhaupt eine Betrachtung der Diathesen einen Vorteil für das Urteil über Wesen und Vorkommen des Status thymicolymphaticus? Mir scheint es nicht, als sei seine Identifizierung mit der exsudativen Diathese berechtigt. Und mehr noch wie ein Überblick über Bartels Lehre vom Status hypoplasticus, namentlich in ihrem Ausbau durch seine Nachfolger, erfüllt uns das Bild der plurizentrischen

Pandiathese, in dem man den Status thymico-lymphaticus aufgehen lässt, mit einer grenzenlosen Unsicherheit und Hoffnungslosigkeit hinsichtlich einer Lösung der sich aufdrängenden wichtigen Grundfragen. Wo ein buntes Mosaik von verwirrender Fülle und Wechselhaftigkeit der Erscheinungen keinen Ruhepunkt für die Betrachtung bietet, wo alle Grenzen fast ins Endlose fliessen, da muss notwendigerweise der Wunsch wach werden nach neuer scharfer Fassung und Bestimmung als Einheit zu deutender, einigermassen gesetzmässig wiederkehrender Erscheinungs- und Äusserungskomplexe, die der Forschung Anhalte geben, aber nicht im Uferlosen verschwimmen. Nicht also, indem wir den Status thymico-lymphaticus als die Teilerscheinung einer weitumfassenden Diathese erblicken, sondern indem wir uns streng beschränken auf ureigenste Merkmale, wie das Verhalten des Thymus und des lymphatischen Apparates, werden wir hoffen können, sein Wesen zu ergründen, zu klaren Vorstellungen über sein Vorkommen überhaupt und seine Bedeutung zu gelangen. Bei der aus unserer bisherigen Betrachtung sich ergebenden Schwierigkeit und Unsicherheit einer unbedingt zuverlässigen makroskopischen Diagnose wird vor allem zu prüfen sein, ob das Mikroskop vielleicht zum Ziele führt.

Mikroskopische Diagnose des Status thymico-lymphaticus.

a) Thymus.

Die Frage, ob es histologische Besonderheiten des Thymus und lymphatischen Apparates gibt, die mit Sicherheit als primäre, konstitutionelle aufzufassen sind, und eine Unterscheidung von sekundären Veränderungen ermöglichen, muss natürlich für beide Organe gesondert geprüft werden. Was den Thymus anbelangt, so wurde bereits die mikroskopische Untersuchung als unerlässlich zur Kontrolle des makroskopischen Befundes erklärt, da sie allein eine zuverlässige Bestimmung des Parenchymwertes und des Verhältnisses zwischen Rinde und Mark sowie ein sicheres Urteil über etwaige Involutionsvorgänge ermöglicht. Entsprechend der endokrinen Natur des Thymus und den Vorstellungen über die Bedeutung seiner abnormen Grösse wird man von vornherein eine besonders starke Entwicklung des spezifischen epithelialen Parenchymanteiles erwarten. In der Tat glaubt man eine solche auch gefunden zu haben in dem Bilde, dem Hedinger als erster die Bezeichnung „Markhyperplasie" gegeben hat. Die Feststellung einer solchen Markhyperplasie soll, wie namentlich Schridde betont hat, vor allen Dingen massgebend für die mikroskopische Diagnose des Status thymicolymphaticus sein. Neuerdings hat aber Hammar, wie wir bereits erwähnt haben, unter Zugrundelegung der von ihm ausgearbeiteten exakten Berechnungsmethode lebhafte Kritik an dem Begriff der Markhyperplasie geübt, der nur dann einen Wert habe, wenn er eine absolute Vermehrung des Markes bedeute. Durch die einfache Betrachtung des mikroskopischen Bildes, so führt Hammar aus, könne man höchstens zu einer Schätzung der relativen Menge von Rinde und Mark kommen, dagegen niemals ein wirkliches Überwiegen des Markes über die Rinde beweisen. Der Eindruck des letzteren könne im mikroskopischen Bilde nicht nur durch eine wirkliche Vermehrung des Markes (mit oder ohne Reduktion der Rinde), sondern auch bei gleichbleibender Menge durch eine Verminderung der Rinde hervorgerufen werden. Ausserdem könnten Rinde und Mark vermehrt sein, letzteres aber in stärkerem Masse als jene, oder es könnten endlich auch beide vermindert sein, aber die Rinde mehr als das Mark. Hierzu komme dann noch, dass man zum Vergleiche stets das Rindenmarkverhältnis des kindlichen Thymus, nicht aber das einem gleichaltrigen Thymus zukommende genommen habe, was gleichfalls Fehler im Urteil bedinge.

Im Gegensatz zu einer zu häufigen und fälschlichen Annahme einer Hyperplasie des epithelialen Thymusanteiles kann sich aber ihr tatsächliches Vorhandensein der Feststellung entziehen. Ist die Vorstellung richtig, dass die Thymusfunktion anregend auf die Bildung der lymphoiden Elemente wirkt und sich besonders bei einer krankhaften Steigerung in einer allgemeinen Hyperplasie des lymphoiden Gewebes, wo immer im Organismus es auch vorkommt, zur Geltung bringt, dann muss natürlich auch die Rindensubstanz des Thymus selbst hyperplastisch werden. Das ist aber nur möglich, indem sich die Läppchen nicht nur nach aussen vergrössern, sondern indem auch nach innen die epithelialen Zellen zum Teil überdeckt werden. Findet man also in Fällen allgemeiner schwerer Hyperplasie des lymphatischen Apparates in einem grossen Thymus eine breite Rinde ohne Markhyperplasie oder gar mit einer Einengung des Markes, so ist erstere noch keineswegs ausgeschlossen. Aus dem jahrelangen Studium des Thymus bin ich infolge der grossen Schwierigkeit eines sicheren Urteils zu der Überzeugung gekommen, dass mit dem Begriff der Markhyperplasie, den ich selbst mit Hedinger und Schridde für bedeutsam hielt, nicht viel anzufangen ist und dass es wertvoller ist, in jedem Einzelfalle das Verhältnis zwischen Rinde und Mark zu bestimmen, wie ich es etwa für den Thymus magnus bei der Basedowschen Krankheit getan habe. Für die Mehrzahl der Fälle von Status thymico-lymphaticus, besonders solche schweren Grades, ist ein parenchymreicher epithelialer Thymus zu erwarten, ja geradezu eine Notwendigkeit, nur muss man eben das mikroskopische Bild zu werten wissen. Dazu gehört auch, dass man etwa vorhandene Rückbildungserscheinungen richtig beurteilt und selbst bei stärkeren Graden nicht ohne weiteres gegen die Annahme eines Status thymico-lymphaticus sprechen lässt. So gut wie ein makroskopisch unterwertiger Thymus diesen keineswegs ausschliesst, ist auch bei der Beurteilung des mikroskopischen Bildes daran zu denken, dass die Rückbildung eine Folge nicht nur der letzten, zum Tode führenden Krankheit sein kann, sondern unter Umständen auch auf früher durchgemachte Leiden hinweisen kann, ganz abgesehen davon, dass die Involution im Hinblick auf das Lebensalter als eine verspätete zu deuten ist und damit durchaus in den Rahmen des Status thymico-lymphaticus passt.

Von anderen Befunden könnte dem Verhalten der Hassallschen Körperchen eine Bedeutung zukommen, namentlich wenn man in ihm einen Ausdruck des Funktionszustandes der Thymusepithelien sieht, was aber höchst zweifelhaft ist. Schridde ist bei Markhyperplasie die im Verhältnis zur Gesamtmenge des Markes geringe Zahl der Hassallschen Körperchen und ihre abnorme Grösse bei degeneriertem Zentrum aufgefallen. Nach meinen Untersuchungen aber ist irgendeine deutliche Gesetzmässigkeit nicht vorhanden, woraus sich hinreichend die vielen widerspruchsvollen Angaben über das Verhalten der rätselhaften Gebilde erklären.

b) Lymphdrüsen. (Die Bindegewebsdiathese.)

Nachdem wir die makroskopische Diagnose eines Status thymico-lymphaticus aus der Hyperplasie des lymphatischen Apparates einer scharfen und durchaus ablehnenden Kritik unterzogen haben, erhebt sich nun die Frage, ob wenigstens im mikroskopischen Bilde der Lymphdrüsen sich sichere Anhalte für die Annahme einer abnormen Konstitution ergeben.

Wie bereits in dem Abschnitt über die Geschichte der Lehre vom Status thymico-lymphaticus kurz bemerkt wurde, hat Bartel auf Grund gemeinsam mit Stein ausgeführter Untersuchungen die Behauptung aufgestellt, dass sich beim Status thymico-lymphaticus in den Lymphdrüsen sehr charakteristische Veränderungen abspielen, die zwei scharf unterscheidbare Stadien erkennen lassen und in ihrer Eigenart auch eine Handhabe für die Unterscheidung primärer, konstitutioneller und sekundärer Zustände am lymphatischen Apparat ermöglichen sollen. In der ersten Wachstumsperiode soll ein Ausbleiben der Lymphbahn- und Markstrangentwicklung im Vordergrunde stehen, während in der zweiten Wachstumsperiode das Bild beherrscht werde von einer Wucherung des Bindegewebes mit Atrophie des spezifischen Parenchyms. Ausserhalb der Lymphdrüsen hingegen soll eine mehr oder weniger erhebliche Wucherung der lymphoiden Elemente einsetzen, die Bartel und Stein für eine kompensatorische Hypertrophie infolge der Lymphdrüsenatrophie auffassen und zu der sie auch Befunde wie einen grossen Thymus und eine Vergrösserung der Milzfollikel zählen.

Indem wir auf diese Anschauung nunmehr etwas näher eingehen, führen wir zunächst Bemerkungen Bartels aus einer späteren Abhandlung an, in der sich seine Vorstellungen begründet und zusammengefasst finden. Bei der von Paltauf als Status thymico-lymphaticus bezeichneten Konstitutionsanomalie, so führt Bartel aus, kann man an den Lymphdrüsen, besonders jugendlicher Individuen, im spezifischen Parenchymbereich oft enorme lymphatische Hyperplasie, dann — es ist dies namentlich mit Beendigung der Pubertät der Fall — Zustände eines vorzeitigen Aussetzens der regenerativen Kraft beobachten. Es sind Zustände, die, soweit es den einzelnen Lymphozyten betrifft, morphologisch gegenüber der normalen Zelle nicht zu erfassen sind, die bei Überzahl der Lymphozyten wie später bei Abnahme derselben wohl nur biologisch im Zusammenhange mit der Art des ganzen Falles ihre Bedeutung gewinnen. Gleichzeitig ist am Stützgerüst eine Wucherung, ein Indurationsprozess zu sehen, welcher gelegentlich schon beim wenige Tage alten Kinde bemerkbar, gewiss schon angeboren sein kann. Es steht nichts der Annahme im Wege, dass dieser Indurationsprozess in anderen Fällen infolge einer kongenitalen Anlage sich oft erst später im postfötalen Leben (Pubertätsalter) entwickelt. Nach Bartels Feststellungen zeigt die Bindegewebsvermehrung ein ganz spezielles Bild, indem sie dem Anschein nach an den Verlauf der Arterien gebunden ist. Bald mehr diffus, häufiger aber auch insulär kann dieser Prozess verschiedene Grade der Intensität und Extensität zeigen. Die Lymphdrüsen sind dabei besonders in der Markschichte entweder nicht nach Marksträngen und Sinusbildung differenziert, und zwar kann dieses auch in höheren Altersstufen gesehen werden, oder lassen bei Induration deutlich Markstränge und Lymphsinus erkennen. Ob einmal schon angeborene Induration die weitere Drüsenentwicklung dauernd hemmt, andererseits die Induration erst nach einer bereits erfolgten vollen Entwicklung einsetzt, und zwar gleichfalls zufolge kongenitaler Anlage, lässt sich nicht sicher feststellen, doch sind beide Möglichkeiten denkbar.

Bartel unterscheidet demnach ein hypertrophisches und ein atrophisches Stadium des Lymphatismus, welch letzteres in vorgeschrittenen Fällen nur noch an der Hyperplasie des lymphatischen Apparates in den Schleimhäuten zu erkennen sei. Die Ursache des sich an den Lymphdrüsen abspielenden Prozesses sieht Bartel in einer Erschöpfung der Proliferationskraft, die beim Lymphatiker gegenüber dem physiologischen Ablauf der Entwicklung vorzeitig in Erscheinung trete. Daneben aber und gleichwertig gehe eine Proliferation am Stützgewebe einher, die wie erstere in einer angeborenen Anlage begründet sei. Aus dem Umstande, dass diese abnorme Anlage manchmal sich schon zur Zeit der Geburt äussert, in anderen Fällen aber erst im späteren Leben in Erscheinung tritt, glaubt Bartel eine Erklärung für mancherlei sonst schwer verständliche Erscheinungen ableiten zu können. Er denkt dabei namentlich an die Fälle von reinem Status thymicus, bei denen dem abnorm grossen Thymus schon im jugendlichen Alter ein ganz unterentwickeltes lymphatisches System entspricht, oder an die Fälle von Status hypoplasticus mit bald abnorm starkem Längenwachstum, bald auffallender Kleinheit des Körpers, beidemal bei offenen Epiphysenfugen, wo die Regenerationskraft des Knorpels vorhanden oder gestört ist. Besonders an die Gedanken über Vegetationsstörungen Kundrats erinnert Bartel.

In der Folge der Bartelschen Mitteilungen lässt sich immer deutlicher Verallgemeinerung der Vorstellung, die er mit Stein an die Befunde am Lymphdrüsensystem knüpfte, erkennen. Die Bindegewebsproliferation tritt ganz in den Vordergrund und wird zu einer „Fibrosis", die überall im Körper als Ausdruck einer abnormen Anlage in Erscheinung treten und Ausdruck einer Konstitutionsanomalie werden kann. Drückt sich Bartel zunächst noch mit aller Vorsicht aus, indem er namentlich in der Fibrosis der Lymphdrüsen ein sicheres Unterscheidungsmerkmal gegenüber dem erworbenen Lymphatismus erblicken zu können glaubt und mit aller Zurückhaltung das Wort „Bindegewebsdiathese" gebraucht, so tritt er später mehr aus seiner Zurückhaltung heraus, nachdem Wiesel zur Begründung einer Lehre von der Bindegewebsdiathese Material zusammengetragen hatte. Die mehr oder weniger allgemeine Verbreitung der Schädigung, meint Bartel, werde für die Art und Schwere des einzelnen Falles massgebend sein. Je nachdem die selbst schwere Veränderung eines Organes durch kompensatorische Leistungen anderer ausgeglichen werde oder die Erkrankung zahlreicher Organe einen irreparabelen Zustand darstelle, werde man sehr verschiedene Krankheitsbilder erhalten, die dennoch ätiologisch alle auf das engste zusammengehören. „Es wäre dann nicht die Lokalisation sondern das ätiologische Moment das einheitliche Prinzip, das einigende Band, welches uns scheinbar oft sehr differente Bilder von einem neuen und für das intimere Verständnis des Zusammenhanges fruchtbareren Gesichtspunkte beurteilen liesse." So wird die ätiologisch einheitlich bedingte Fibrosis zum allgemeinen beherrschenden konstitutionellen Merkmal.

Wiesel weist ganz besonders auf Untersuchungen Kyrles, Herrmanns, v. Wiesners hin, auf die sich auch Bartel stützt. Kyrle beschreibt bei Konstitutionsanomalien eine mangelhafte Entwicklung des spezifischen Hodenparenchyms mit abnormer Vermehrung des fibrösen Zwischengewebes, Herrmann und Bartel haben an den Ovarien hypoplastischer Individuen eine ähnliche Wucherung und Sklerosierung des Bindegewebes mit sekundären Veränderungen am Follikelapparat gesehen, Tandler fand gleiche Bilder bei männlichen und weiblichen Eunuchoiden, v. Wiesner endlich schildert herdförmige Bindegewebswucherung in der Wand hypoplastischer Arterien. Diese Befunde ergänzt Wiesel dahin, dass er gelegentlich in dem Thymus eine Fibrose gefunden habe, die zweifellos nichts mit physiologischer und pathologischer Involution zu tun gehabt habe, dass er namentlich aber die von ihm beschriebene primäre Atrophie der Nebennieren als eine solche Fibrose im Sinne Bartels auffasse. Ebenso will er wie neuestens auch Stoerk, der sogar manche Fälle von Sklerodermie zur Bindegewebsdiathese rechnet und aus ihr den besonderen Verlauf der Tuberkulose bei Lymphatikern erklärt, die Beobachtungen v. Neussers über Polyserositis und über die auch von Goldzieher noch unlängst in Beziehung zu einer besonderen Konstitution gebrachte Leberzirrhose bei Status thymico-lymphaticus für die Annahme einer konstitutionellen Neigung zur Bindegewebshyperplasie verwerten. Schliesslich soll auch eine bei jugendlichen Individuen zuweilen vorkommende eigentümliche Verdickung der Gefässe nichts anderes als der Ausdruck einer starken Bindegewebsentwicklung in muskelschwachen, hypoplastischen Arterien sein. Alles das bestärkt Wiesel in der Ansicht, dass mit Bartel eine Bindegewebsdiathese anzunehmen sei, die oft deutlich erkennbar, nicht selten aber auch versteckt auftrete, weshalb sich die Untersuchung stets auf eine ganze Reihe von Organen zu erstrecken habe.

Inwieweit diese Auffassung der bei Gundobin kurz erwähnten Kryloffs nahesteht, der die Individuen mit Status thymico-lymphaticus in einen „lipomatösen" und einen „fibromatösen" Typus schied, entzieht sich bei der Kürze der Angabe einem sicheren Urteil.

Später hat Wiesel dann den Begriff dieser Bindegewebsdiathese noch weiter ausgedehnt. Er ist namentlich der Ansicht, dass den als Insuffisance pluriglandulaire (Claude et Gougerot) oder multiple Blutdrüsensklerose (Falta) bezeichneten Krankheitsbildern konstitutionelle Minderwertigkeiten zugrunde liegen, die lediglich durch die vielen ursächlich verantwortlich gemachten Schädlichkeiten, wie in erster Linie Tuberkulose und Lues, manifest werden. Falta, der eine nähere Beschreibung des Krankheitsbildes gibt und die nicht eben zahlreichen in Betracht kommenden Fälle aus der Literatur zusammengestellt hat, definiert die multiple Blutdrüsensklerose als jenes Krankheitsbild, das dadurch zustande kommt, dass ein wahrscheinlich infektiöser, meist noch nicht näher definierbarer Krankheitsprozess mehrere Blutdrüsen gleichzeitig ergreift, zu hochgradiger sklerotischer Atrophie und dadurch zu Ausfallserscheinungen von seiten derselben führt. Meist werden Schilddrüse, Keimdrüsen, Hypophyse und Nebennieren ergriffen. Dementsprechend finden sich mehr oder weniger ausgesprochen die Erscheinungen der Hypothyreose, des Späteunuchoidismus und der hypophysären Insuffizienz, kombiniert mit einem addisonähnlichen Syndrom (Hypotonie, Pigmentierungen usw.). Besonders hervorzuheben sei eine sich unaufhaltsam zu hohen Graden entwickelnde Kachexie. Entsprechend den von Sourdel angegebenen Obduktionsbefunden sah auch Wiesel in einem durch Genitalstörungen, Haarausfall, leichte myxomatöse Veränderungen der Haut, addisonähnliche Pigmentierungen, Zahnausfall, Magen-Darmstörungen und eine schwere allgemeine Asthenie charakterisierten Falle ausgesprochene Sklerose in den verschiedensten endokrinen Drüsen sowie in der Leber bei vorgeschrittener Atherosklerose. Die Organe erschienen ihm histologisch in der Weise verändert wie bei der Bindegewebsdiathese im Anschluss an die exsudative Diathese und die Beziehungen zu ihr bzw. zum Status hypoplasticus fand er um so auffälliger, als sich abnorm lange Appendix, état mamelonné des Magens, embryonale Lappung der Nieren feststellen liessen. Wenn Wiesel nun auch glaubt, dass die Bindegewebsdiathese erst durch sekundäre Schädigung oder durch stärkere physiologische Inanspruchnahme des endokrinen Systems in Erscheinung tritt, so hält er gleichwohl für möglich, dass vielleicht nur die Erkrankung einer einzigen bestimmten Blutdrüse, die in Beziehung zur Regelung des Bindegewebswachstums stehe, massgebend sei und dass ihre Dysfunktion erst zur Sklerose der anderen endokrinen Drüsen führe. Indem Wiesel auf die vor- und frühzeitige Ergreisung der an Bindegewebsdiathese leidenden Individuen verweist, meint er, sie ähnele in gewisser Hinsicht dem physiologischen Altern der Organe, nur ginge das Ergreisen überstürzt und in krankhafter Weise vor sich, während Falta es ablehnt, die Progerie ohne weiteres zum Gebiet der Blutdrüsensklerose zu rechnen trotz mancher verwandter Züge des Bildes, und besonders Lorand gegenüber geltend macht, dass man das Altern nicht einfach aus einer allmählichen Atrophie und Degeneration des endokrinen Systems erklären dürfe, sondern dass dieses System wie alle anderen Organe an der allgemeinen Altersinvolution teilnehme. Liest man Wiesels Betrachtungen, so muss man sich unwillkürlich an die bemerkenswerten Feststellungen Simmonds über das vorzeitige Ergreisen nach Hypophysenzerstörung erinnern, die, zumeist embolischer Natur, in eine Sklerose mit Untergang des spezifischen Parenchyms ausklingt, ohne dass dabei freilich bisher gesetzmässige sklerotische Prozesse in anderen endokrinen Drüsen nachgewiesen worden sind. Es ist durch diese Beobachtungen gezeigt worden, dass frühes Ergreisen nicht das geringste mit abnormer Konstitution zu tun zu haben braucht. Wenn Falta im Hinblick auf eine Beobachtung Thompsons zu erwägen gibt, ob nicht manchen Fällen von Pädatrophie eine multiple Blutdrüsensklerose zugrunde liege, so möchte ich demgegenüber besonders auf Ausführungen Langsteins und Putzigs verweisen und hervorheben, dass der von Thompson erhobene Befund bisher keine Bestätigung gefunden hat.

Indem Wiesel nun die Neigung zur Bindegewebshyperplasie nicht nur in den Lymphdrüsen sondern in allen möglichen Organen als eine für den konstitutionell begründeten Status thymico-lymphaticus charakteristische Erscheinung ansieht, die ein wichtiges Unterscheidungsmerkmal gegenüber dem erworbenen Lymphatismus darstelle, kommt er zu folgendem Urteil. Ebenso wie im jugendlichen Alter die Organe beim Status thymico-lymphaticus zur Exsudation neigen (exsudative Diathese), so sei in späterem Alter die Neigung zur Bindegewebswucherung vorhanden (Bindegewebsdiathese). Diese sei der Ausdruck für ein frühzeitiges Altern der Organe, gleichwie man als Zeichen des Alterns bei normal funktionierenden Organen ebenfalls Vermehrung des Bindegewebes nachweisen könne. Wahrscheinlich handele es sich sowohl für die Bindegewebsdiathese wie für die vermehrte Bindegewebswucherung im Alter um den direkten Einfluss einer endokrinen Drüse, die das normale Verhalten des Bindegewebes zu regulieren habe, ähnlich den Beziehungen der Hypophyse und der Keimdrüsen zum Fettgewebe und den Knochen. Möglicherweise müsse man in der Schilddrüse dieses regulierende Organ suchen. Während beim normal konstituierten Menschen die Vermehrung des Bindegewebes auf Kosten der Parenchyme allmählich vor sich gehe, stelle die Bindegewebsdiathese beim Status thymico-lymphaticus einen abnorm frühzeitig einsetzenden und exzessive Grade erreichenden Vorgang dar, offenbar durch Ausfall einer Hemmung der regulierenden Drüse. In ihrer Pathogenese als endokrine Erkrankung gleiche die Bindegewebsdiathese beim konstitutionellen Status thymico-lymphaticus demnach ausserordentlich der Fettsucht.

Ob diese Ansicht über die Bedeutung von Wucherungserscheinungen des Bindegewebes beim Status thymico-lymphaticus einer eingehenden Kritik in Zukunft wird standhalten können, muss mehr als fraglich erscheinen. Die Untersuchungen Bartels und Steins haben merkwürdigerweise bisher noch keine systematische Nachprüfung erfahren. Wie Hauser hat beispielsweise auch Hohlfeld die von Bartel und Stein beschriebenen Veränderungen an den Lymphdrüsen sehr skeptisch beurteilt, und man kann noch keineswegs überzeugt sein, dass sie ein sicheres Kriterium der Konstitutionsanomalie darstellen. So haben die von Kyrle beschriebenen und von Voss bestätigten Befunde am Hoden seitens W. H. Schultze und Mita eine ganz andere Beurteilung erfahren und werden namentlich von letzterem wie neuerdings auch von Jaffé nicht entfernt in dem Masse wie von Kyrle als primäre Unterentwicklungen aufgefasst. So konnte ferner Hohlfeld die von v. Wiesner beschriebenen Gefässwandanomalien, insbesondere die Armut des Aortenrohres an glatter Muskulatur, vor der Pubertät nicht mit Sicherheit auffinden. Ich selbst muss endlich erklären, dass ich niemals in den vielen hundert von mir untersuchten Thymen Bindegewebswucherungen gesehen habe, die ich mit einiger Gewissheit auf eine Bindegewebsdiathese hätte beziehen können. Über die Natur der primären Sklerose der Nebennieren aber drückt sich Wiesel selbst sehr vorsichtig aus.

Demnach sind zweifellos noch ausgedehnte Untersuchungen notwendig, ehe man die Anschauungen B a r t e l s und besonders W i e s e l s für fest begründet halten darf. Es ist aber bezeichnend, dass der Gedanke, die Besonderheit der individuellen Konstitution sei begründet in einer weit im Organismus verbreiteten, ja geradezu allgemeinen Eigenart eines bestimmten Gewebes, zähe Lebensfähigkeit besitzt. Denn in jenem Begriff der Bindegewebsdiathese klingt deutlich die alte Lehre B e n e k e s von der bei gewissen Menschen ausgesprochenen Neigung zu allgemeiner Bindegewebshyperplasie an, wie sie auch in den Anschauungen der Franzosen (B a z i n, H u c h a r d, C a z a l i s u. a.) über die fibröse oder fibroplastische Diathese ihren Ausdruck findet und neuerdings eine grossartige Erweiterung erfahren hat in der Annahme einer konstitutionellen Minderwertigkeit des mittleren Keimblattes bzw. des gesamten Mesenchyms. Insbesondere hat P f a u n d l e r das näher begründet. Nach ihm können fast alle der für die entzündlich-lymphatisch-arthritische Diathesengruppe charakteristischen Erscheinungen auf eine angeborene Minderwertigkeit, Reizbarkeit, Abnutzbarkeit der Mesenchymderivate zurückgeführt werden. Und zwar hält P f a u n d l e r die Annahme einer elektiven Schädigung des Mesenchyms in frühembryonaler Zeit besonders deshalb für berechtigt, weil R o u x ihre Möglichkeit bejaht hat mit dem Hinweise auf die in entwicklungsmechanischen Experimenten beobachtete Veränderung bestimmt qualifizierter und lokalisierter Teile durch diffuse Einwirkungen auf den Embryo, wobei die Entwicklung einer bleibenden Diathese allerdings voraussetzt, wie es möglich und teilweise sicher belegt ist, dass den Schaden wieder gutmachende Regulationen ausbleiben, das veränderte Plasma volle Assimilations- und Vermehrungsfähigkeit behält und die neue Eigenschaft auf alle weiteren Zellgenerationen sich überträgt. Will man freilich dem Problem voll gerecht werden, so muss man nicht nur die frühembryonale Keimesschädigung und die sogenannte intrapersonelle Vererbung (R o u x) ins Auge fassen, sondern die Frage offenbar dahin erweitern, ob auch durch Beeinflussung der omnipotenten Keimzelle die isolierte Störung nur einer Keimblattanlage möglich und ob eine solche auch individuell vererbbar ist. Beide Fragen sollte man bejahen können, wenn man Entstehung und Vorkommen der betreffenden Konstitutionstypen ganz befriedigend aus P f a u n d l e r s Theorie erklären will, und so hält denn auch P f a u n d l e r unter Hinweis auf das familiäre Auftreten der Diathesen und die deutlichen Züge echter Vererbung daran fest, dass Schäden, die das Ei vor seiner Differenzierung, ja Befruchtung treffen, elektiv auf gewisse Anlagen wirken können.

Auch S t o e r k und H o r á k nehmen für ihren „Lymphatismus", der in jeder Hinsicht B a r t e l s Begriff des Status hypoplasticus entspricht, eine allerbreiteste Grundlage an, indem sie eine kongenitale Minderwertigkeit des ganzen mittleren Keimblattes voraussetzen, in die namentlich auch die quergestreifte Muskulatur, das Epithel der Pleuroperitonealhöhle, die Geschlechtszellen, die Epithelien der Nieren wie ihrer und der Geschlechtsdrüsen Ausführungswege einbezogen werden. Während P f a u n d l e r unter Hinweis auf gewisse Veränderungen der Epidermis, der Verdauungs- und Blasenepithelien, von Teilen des Nervensystems, also direkten Abkömmlingen des äusseren und inneren Keimblattes bei der exsudativ-lymphatischen und arthritischen Diathese bemerkt, es sei fraglich, ob sich die Mesenchymtheorie mit ihnen als sekundären Erscheinungen zwanglos abfinden könne, suchen Stoerk und Horák die Beteiligung des äusseren und inneren Keimblattes an der Diathese möglichst einfach zu erklären. So meinen sie beispielsweise, die besondere Behaarung des Lymphatikers sei lediglich abhängig von einer Keimdrüsenanomalie, somit eines Derivates des mittleren Keimblattes, und ebenso lasse sich der État mamelonné des Magens und eine abnorme Länge des Wurmfortsatzes auf eine primäre Wucherung mesodermaler Elemente zurückführen. Obwohl sich aber gewiss ganz allgemein auf die sogenannte morphogenetische Relation oder abhängige Differenzierung (Fischel) Bezug nehmen liesse und auch speziellere Betrachtungen, wie z. B. die Bittorfs über die konstitutionelle Disposition zur Tabes dorsalis oder solche Rössles über das häufige gleichzeitige Vorkommen gewisser Geschwülste und Missbildungen sich mit den gesetzmässigen Wechselbeziehungen zwischen äusserem und mittlerem Keimblatt beschäftigen, so geht dennoch bei Stoerk und Horák die Rechnung nicht restlos auf. Es bietet also die Annahme einer primären Anomalie des Mesenchyms oder mittleren Keimblattes keine vollkommene Erklärung für den Status thymico-lymphaticus.

Rein theoretisch betrachtet lässt sich die Vorstellung einer bereits in den Erbfaktoren begründeten Besonderheit des gesamten Mesenchyms und der aus ihr entwickelte Begriff der Bindegewebsdiathese nicht ohne weiteres verwerfen. Die Annahme einer ganz allgemeinen Besonderheit, namentlich einer Schwäche des Bindegewebes, spielt heute in der Konstitutionslehre eine grosse Rolle und es soll nicht geleugnet werden, dass zu ihrer Begründung viel mindestens sehr bemerkenswertes Material gesammelt worden ist, worauf hier nicht weiter eingegangen werden kann. Selbst ein Forscher wie Hueck gibt die Möglichkeit einer von Haus aus gegebenen individuellen Besonderheit des gesamten Mesenchyms zu, die vielleicht dem alten Begriff der straffen und glatten Faser eine sichere Grundlage geben könnte. Dennoch kann die Lehre von der Bindegewebsdiathese nicht rückhaltlos anerkannt werden. Sie ist in ihren Einzelheiten viel zu wenig gestützt und es sind insbesondere die von Wiesel herangezogenen Untersuchungen, wie bereits bemerkt wurde, durchaus nicht als unbedingt beweiskräftig anzusehen, solange nicht umfangreiche, grosszügige Nachprüfungen Klarheit geschaffen haben. Am allerwenigsten kann man augenblicklich Wiesels Vorstellungen über das Walten einer einzelnen endokrinen Drüse über die Entwicklung des Bindegewebes, die einen allzu hypothetischen Charakter an sich tragen, zustimmen und auch seine Ansicht über die Rolle des Bindegewebes beim Vorgange des Alterns des Organismus wird schwerlich allgemeinen Beifall finden.

Es dürfte noch längst nicht einwandfrei ausgemacht sein, dass eine Bindegewebsvermehrung in den Organen alter Individuen als eine gesetzmässige reine Alterserscheinung vorkommt. Die Vermehrung kann sehr wohl nur eine relative oder sekundär durch Gefässveränderungen bedingt sein, wie es beispielsweise Mönckeberg für die senile Sklerose der Leber annimmt. Rössle bemerkt in seinem Referat über Wachstum und Altern, die Frage der senilen Fibrosis der Parenchyme sei ein noch sehr der Aufklärung bedürftiger Punkt. Wenn sich auch viele alte Gewebe härter anfühlen als jugendliche und in vielen histo-logischen Schilderungen seniler Organe die Bemerkung von relativer oder absoluter Vermehrung des Bindegewebes immer wiederkehre, so fehle doch noch die genaue Untersuchung darüber, ob wirklich eine Vermehrung des Stützgerüstes oder etwa eine chemische Veränderung vorliege. Mehr als eine Vermutung ist also zunächst Wiesels An-schauung über die Rolle des Bindegewebes beim Vorgang des Alterns nicht und dasselbe gilt auch für den Vergleich der Bindegewebsdiathese mit der Fettsucht, da bisher, obwohl sich bei den vielen Untersuchungen über das endokrine System schon längst die Gelegenheit dazu hätte ergeben müssen, der Beweis noch vollständig aussteht, ja eigentlich noch jeder Schimmer einer Begründung fehlt, dass eine endokrine Drüse das Bindegewebswachstum regelt.

Aus alledem ergibt sich, dass es zwar nicht an geistreichen Ver-suchen fehlt, das Wesen des Status thymico-lymphaticus zu erfassen, dass aber nicht die Rede sein kann von einer Lösung des Rätsels. Der exakte Beweis für die Richtigkeit jener Vorstellungen steht noch aus. Das gilt namentlich auch — und damit führt uns die Erörterung des grossen Problems wieder zurück zu der eingangs gestellten Einzelfrage — für die von Bartel und Stein beschriebene Fibrosis der Lymphdrüsen beim Status thymico-lymphaticus. Ehe nicht eine sehr eingehende Prüfung dieser Frage vorliegt, lässt sich nicht mit voller Überzeugung erklären, dass es an den Lymphdrüsen einen sicheren, unbedingt massgebenden Anhalt für die mikroskopische Diagnose des Status thymico-lympha-ticus gibt.

1. Die Lymphozytose des Blutes.

Unsere Betrachtung kehrt nunmehr wieder zu den Grundmerkmalen des reinen Status thymico-lymphaticus zurück und wird sich im Hinblick auf die früheren Ausführungen über die Funktion des Thymus noch etwas eingehender mit dem Verhalten der lymphoiden Elemente ausser-halb des lymphatischen Apparates beschäftigen.

Wie bereits in dem Abschnitt über die Funktion des Thymus bemerkt wurde, ist im Hinblick auf die während des Krieges an gesunden kräftigen jungen Soldaten gesammelten Erfahrungen für die Lympho-zyten des Blutes eine eingehende systematische Untersuchung über die Norm für jedes Lebensalter dringend notwendig. Es ist leicht möglich, dass diese die im folgenden anzuführenden Angaben wenigstens teilweise in einem anderen Lichte erscheinen lassen würde. Anna Hofferbert hat bereits solche Untersuchungen angestellt und ist dabei bezüglich der Norm zu dem Ergebnis gekommen, dass die im Kriege beobachtete Lymphozytose noch immer nachweisbar ist. Die Lymphozytenzahl von 32,2 % im Durchschnitt erreicht zwar nicht die Höhe von 36,6, 40 und mehr Prozent, wie sie während des Krieges bei gesunden Soldaten gefunden worden ist, aber sie überschreitet doch die mit 30 Prozent in den Lehrbüchern angegebene obere Grenze des als normal geltenden Lymphozytengehaltes des Blutes. Wenn aber Hofferberts Annahme richtig sein sollte, dass ihre Befunde noch immer beeinflusst sind durch Störungen der Ernährung, wie es den Beobachtungen Kenthes an hungernden Hunden und namentlich der Ansicht Bergels über die Bedeutung des Körperfettabbaues für die Vermehrung der Lymphozyten im Blute entsprechen würde, so lässt sich schliesslich doch eine Bestätigung der bisher über die Normwerte der Blutlymphozyten herrschenden Ansicht erwarten. Freilich ist das von Hofferbert verarbeitete Material recht klein und andererseits die Vermehrung der Blutlymphozyten bei jungen Soldaten durch nervöse Einflüsse und Beeinträchtigung der Ernährung so wenig sicher begründet, dass wir vorerst uns für berechtigt halten, die Angaben Krehls, Klienebergers, Bokelmanns und Nassaus, Lámpes und Gaupes für unsere Überlegungen zu verwerten.

Eine Blutlymphozytose gehört nach einstimmigem Urteil zu den Hauptmerkmalen eines ausgesprochenen Status thymico-lymphaticus. Im Kindesalter, wo sie bis zu bestimmtem Grade physiologisch ist, fällt sie weniger auf als bei Erwachsenen, bei denen sich bereits das physiologische Leukozytenbild des reifen Alters entwickelt haben sollte. Meist und mit vollem Rechte hat man diese Blutlymphozytose in engen Zusammenhang mit der Hyperplasie des lymphatischen Apparates gebracht, indem man eine vermehrte Bildung der Lymphozyten und Einschwemmung in das Blut annahm. Dass aber hinter dieser gesteigerten Lymphozytopoese ein besonderes treibendes Moment, eine auf die lymphoiden Elemente anregend wirkende spezifische oder wenigstens eigenartige Organfunktion, stehen könnte, hat man lange ausser acht gelassen.

Erst in neuerer Zeit ist durch eine ganze Reihe von Beobachtungen festgestellt worden, dass eine Blutlymphozytose nicht nur bei den verschiedensten pathologischen Konstitutionstypen und auf dem Boden solcher entstehenden Krankheiten vorkommt, sondern auch bei Krankheiten, deren Bedingtheit durch individuelle Besonderheiten der Konstitution nicht klar zutage liegt und erst eben durch die Blutlymphozytose geschlossen worden ist. So fand v. Hoesslin die Blutlymphozytose ausser bei Diabetikern namentlich fast regelmässig bei Neuropathie und Asthenie, was auch Jamin, Huhle, Gottlieb, dann Strauss und neuestens Hofferbert bestätigt haben. Caro, der auch zuerst auf das lymphozytäre Blutbild beim Morbus Basedowi, gewöhnlich als „Kochersches Blutbild" bezeichnet, aufmerksam gemacht hat, fand Lymphozytose bei zumeist auch fettleibigen Diabetikern, ferner wie Mohr und Falta bei reiner Fettsucht. Guggenheimer beschreibt die Blutlymphozytose bei Eunuchoidismus, Dirks bei kastrierten Frauen, R. Schmidt und Waladinsky bei konstitutioneller Achylia gastrica, Kaufmann bei chronischen Magen- und Darmleiden, Gudzent bei chronischer Polyarthritis, Decastello bei Tuberkulösen, Krüger bei Geisteskranken mit den mannigfaltigen Symptomenkomplexen der Dementia praecox, Sauer bei funktionell nervösen Erkrankungen, Moeves endlich bei den allerverschiedensten Krankheiten. Bauer, der noch eine ganze Reihe anderer Mitteilungen über Blutlymphozytose besonders bei Erkrankungen des Zentralnervensystems anführt, bestätigt alle diese Befunde, namentlich soweit Diabetes, Fettsucht, chronischer Gelenkrheumatismus, eine allgemeine neuropathische Veranlagung und die verschiedenen Erkrankungen endokriner Organe in Betracht kommen. Was diese letzteren anbelangt, so haben namentlich auch Falta, Borchardt und Marannon darauf hingewiesen, dass man nicht nur beim Morbus Basedowi, sondern auch bei allen anderen Erkrankungen der Schilddrüse, der Hypophyse und Nebennieren eine absolute und relative Vermehrung der Lymphozyten (seltener Leukopenie und Eosinophilie) im strömenden Blute findet.

Die Erklärung dieser Lymphozytose ist bei den einzelnen Autoren insofern im wesentlichen eine einheitliche, als man in ihr den Ausdruck einer abnormen individuellen Konstitution erblickt. Im Besonderen hat man zwei Möglichkeiten ins Auge gefasst. Die einen wie namentlich v. Hoesslin, Falta und Borchardt legen der Abweichung des Blutbildes Störungen im endokrinen System zur Last, in denen v. Hoesslin in erster Linie das Wesen aller Diathesen erblickt. Andere nehmen eine primäre Besonderheit des lymphopoetischen Apparates selbst an. So führt Moeves aus, die chronische Form der Blutlymphozytose sei als eine Störung morphologischer und funktioneller Natur des lymphatischen Systems zu deuten, hervorgerufen durch bald allgemeine Krankheitserscheinungen gewisser angeborener Anomalien, bald scheinbar isolierte Erkrankungen eines Organes oder Organsystems, die aber beide in gleicher Weise zurückzuführen seien auf eine Schwäche der Anlage, eine konstitutionelle Minderwertigkeit. Da die grosse Mehrzahl solcher abnorm veranlagter Individuen die Erscheinungen eines partiellen Infantilismus biete, sofern man darunter auch die angeborene Funktionsschwäche verstehe, so könne man die Lymphozytose als eine Art von partiellem Infantilismus der blutbereitenden Organe ansehen, ein Fortbestehen des kindlichen Blutbildes und einen Zustand erhöhter funktioneller Reizbarkeit, wozu dann noch sekundäre Einflüsse kämen.

Mit dieser Auffassung deckt sich die Ansicht Bauers über das „degenerative weisse Blutbild“, wie er sich ausdrückt, und in dem er mit Hinteregger den Ausdruck einer präexistenten Tendenz des hämatopoetischen Apparates sieht, auf irgendwelche Gleichgewichtsstörung im Organismus in dieser bestimmten Weise zu reagieren. Bauer denkt sich diese Tendenz begründet in einer Persistenz eines infantilen Zustandes, einer Hypoplasie des Granulozytensystems und bezeichnet die Lymphozytose als ein degeneratives Stigma von mehr oder minder hoher Wertigkeit, das nicht allein dem Status thymico-lymphaticus eigen sei, sondern auch bei anderen Konstitutionsanomalien vorkomme. Auch Jamin fasst die bei jugendlichen Asthenikern beobachtete Lymphozytose als Ausdruck einer Entwicklungshemmung auf.

Solange aber dieser Anschauung, die sich in Beziehung zu der Lehre von der primären allgemeinen Minderwertigkeit des Mesenchyms bringen lässt, selbst der Schimmer einer strengen Begründung fehlt, dürfte sie abzulehnen sein, zumal die andere Möglichkeit einer Erklärung der Blutlymphozytose sie entbehrlich macht.

Wie ich glaube, kann man sich auf Grund der angeführten Beobachtungen und der Betrachtungen über die Funktion des Thymus etwa folgende Vorstellung machen. Das Vorkommen der Blutlymphozytose bei den allerverschiedensten krankhaften Zuständen bzw. Krankheiten weist darauf hin, dass ihr eine in mehr oder weniger ausgesprochenem Masse gemeinsame Besonderheit dieser zugrunde liegen muss, die zwar nicht ganz ausschliesslich aber doch im wesentlichen die gleiche Reaktion der lymphoiden Elemente erklärt. Dabei genügt es nicht, in der Lymphozytose ganz allgemein das Kennzeichen einer abnormen Konstitution zu erblicken, sondern es muss eine einheitliche genetische Deutung für sie gesucht werden. Diese kann sich fast nur auf eine Korrelationsstörung im endokrinen System beziehen, deren Wesen freilich seinerseits grossenteils uns noch ganz rätselhaft ist und in jedem Einzelfalle eine sorgfältige Bestimmung fordert. Bei dieser Auffassung kommt auch in der Blutlymphozytose das Fliessen der Grenzen zwischen den verschiedenen krankhaften Zuständen, die zumeist unter den Begriff der Konstitutionsanomalien, richtiger pathologischen Konstitutionstypen, fallen, zum Ausdruck und zugleich besserem Verständnis. Jede abnorme Vermehrung der Lymphozyten im Blute, auch und besonders sofern sie konstitutionell bedingt ist, ist demnach eine sekundäre Erscheinung, Ausdruck der Reaktion auf einen nicht von einem einzelnen Organ, sondern von einem ganzen Organsystem ausgehenden Reiz, wie es etwa Borchardt und Falta ausgesprochen haben. So finden auch die Unstimmigkeiten in den Angaben über das Vorkommen einer Blutlymphozytose ihre beste Erklärung, wie ich das namentlich für das sogenannte Kochersche Blutbild beim Morbus Basedowi wiederholt schon ausgeführt habe. Denn da die Konstellation im endokrinen System natürlich eine sehr verschiedene sein kann, so wird auch ihr Einfluss auf die Lymphozyten um so eher ein verschiedener sein, je richtiger die Annahme ist, ein solcher von verschiedener Stärke gehe im Rahmen des Ganzen von einem Teilorgan aus.

Zu dieser Ansicht sind wir hinsichtlich des Thymus im Abschnitt über dessen Funktion gelangt. Stellen wir uns vor, dass bei einer gewissen Konstellation des endokrinen Systems eine Wirkung des Thymus überwiegt und in den Vordergrund tritt, und dass diese Konstellation beim Status thymico-lymphaticus vorhanden ist, sein Wesen ausmacht, so ist damit nach unseren Betrachtungen auch angenommen und wahrscheinlich gemacht, dass die Blutlymphozytose eine Folge dieser besonderen Thymuswirkung, also Ausdruck einer sekundären Reaktion ist. Immer wenn ein epithelialer grosser Thymus vorhanden ist, werden wir die höchsten Grade der Lymphozytose erwarten können und es zeigt sich demgemäss eine im Kindesalter physiologische Erscheinung in krankhaftem und gesteigerten Masse in allen Fällen von Thymus magnus beim Erwachsenen in Abstufungen je nach der Gesamtkonstellation des endokrinen Systems, am stärksten aber in den Formen des Status thymico-lymphaticus. Dessen Bild aber führt uns in der Hyperplasie des lymphatischen Apparates nichts Anderes als die Allgemeinheit der Reaktion des lymphoiden Gewebes vor Augen, wie nun weiter gezeigt werden soll.

2. Die Gewebslymphozytose.

Die schon makroskopisch erkennbare und vielfach besonders hoch bewertete Hyperplasie des lymphoiden Gewebes ausserhalb der Lymphdrüsen tritt mikroskopisch noch viel stärker hervor. Es zeigt sich das nicht nur durch die Bildung zahlreicher Keimzentren in den normalerweise fast allerorten im Organismus vorhandenen, aber vielfach erst bei ihrer Vergrösserung deutlich sichtbaren umgrenzten Lymphknötchen wie auch im Auftreten mehr diffuser lymphozytärer Zellansammlungen in deren Umgebung oder unabhängig von ihnen, wie sie besonders in den Schleimhäuten der oberen Luftwege vorkommen und das subepitheliale Gewebe wie das Epithel dicht durchsetzen können, sondern namentlich auch durch den Nachweis mehr oder weniger ausgedehnter Lymphozyteninfiltrate an Stellen, wo man sie nicht vermuten sollte.

Am bekanntesten ist in dieser Hinsicht wohl das Vorkommen teils diffuser, teils ausgesprochen knötchenförmiger und keimzentrenbildender Lymphozytenherde in der Basedowschilddrüse. Man sah sie anfangs als charakteristisch für den Morbus Basedowi an, bis systematische Untersuchungen ergaben, dass sie zwar bei dieser Krankheit besonders häufig und zahlreich in der Schilddrüse vorkommen, aber dabei ein etwa ebenso regelloses Verhalten wie das sogenannte Kochersche Blutbild zeigen, während sie andererseits auch im gewöhnlichen Kropf nicht allzu selten sogar in grosser Menge anzutreffen sind. Weiterhin ist schon seit langem das Vorkommen von Lymphozyteninfiltraten in der quergestreiften Skelettmuskulatur bei der Myasthenia gravis pseudoparalytica bekannt, die man früher entsprechend der zuerst von Weigert geäusserten Ansicht für Metastasen des fast stets bei diesem Leiden abnorm gross gefundenen und als Sarkom aufgefassten Thymus hielt. Demgegenüber habe ich die Auffassung vertreten, dass es sich lediglich um unter dem Reize des Thymus proliferierte Lymphozyten handele, die der allgemeinen Vermehrung dieser Elemente im Körper und insbesondere im Blute entsprechen. Die von Schumacher und Roth nach Thymusresektion bei schwerer Myasthenie beobachtete Verminderung der Blutlymphozytose bietet dieser Ansicht eine gute Stütze. Doch sei auch hier wieder betont, dass bei der übrigens oftmals mit typischem Morbus Basedowi vergesellschafteten Myasthenie nicht etwa die Thymusfunktion ausschliesslich, sondern die krankhafte, dysharmonische Konstellation des endokrinen Systems ins Auge zu fassen ist, von deren Besonderheit der Grad der Blut- und Gewebslymphozytose bei der Myasthenie in gleicher Weise wie beim Morbus Basedowi abhängig sein dürfte.

Es ist möglich, dass sich bei systematischen Organuntersuchungen in den allerverschiedensten Fällen endokriner Störung Lymphozyteninfiltrate bald hier, bald da, aber natürlich keineswegs in gesetzmässiger Weise, antreffen lassen werden, wo sie dann gelegentlich durch ihre Lokalisation eine verhängnisvolle Bedeutung gewinnen können. Das gilt insbesondere auch für das klinisch reine Bild des Status thymicolymphaticus, bei dem nicht der Eindruck einer monoglandulären Erkrankung besteht. So muss man nach den Beobachtungen Ceelens damit rechnen, dass wenigstens in einzelnen Fällen dem plötzlichen Herztod eine ganz bestimmte anatomische Läsion des Myokards zugrunde liegt. In einem Falle von Herzinsuffizienz bei Status thymico-lymphaticus liessen sich nämlich in der Muskulatur der dilatierten linken Herzkammer schon makroskopisch eigentümlich graue bis graurötliche Herde erkennen, denen mikroskopisch ausgedehnte Infiltrate kleiner und grosser Lymphozyten entsprachen. Sie waren vielfach so dicht, dass Muskelfasern überhaupt nicht zu sehen waren, an anderen Stellen zeigten diese sich auseinander gedrängt und verfettet. In vier weiteren Fällen gleicher Art waren die Infiltrate des Myokards weniger umfangreich. Besonders auffallend war in einem Falle der Befund von Lymphozyteninfiltraten auch in der quergestreiften Muskulatur, der Ceelen Veranlassung gab, an die gleichen Befunde bei der Myasthenia gravis zu erinnern. Eine Leukämie kam in Ceelens Falle nicht in Frage, da das Blutbild normal gewesen war. Ebenso fand Stahr mikroskopisch in der Muskulatur der hypertrophischen und dilatierten linken Herzkammer lymphozytäre Infiltrate bei einem plötzlich verstorbenen Mädchen, das ausser dem 62 g schweren Thymus und einer allgemeinen Hyperplasie des lymphatischen Apparates* noch Wolfsrachen, gespaltene Uvula, abnorme Lappung der Leber, Struma der Schilddrüse aufwies.

Auch Fahr hat ferner bei einigen Fällen von Status thymico-lymphaticus, von denen zwei jugendliche basedowkranke Individuen betrafen, die nach partieller Strumektomie an Herzschwäche verstorben waren, in der Herzmuskulatur neben degenerativen Veränderungen der Muskelfasern Lymphozytenherde gefunden. In den grösseren Herden waren die Muskelfasern durch die Lymphozyteninfiltrate auseinander gedrängt, hier und da waren einzelne Fibroblasten vorhanden. Das Herz war in dem einen Falle relativ gross (275 g bei 35,8 kg Körpergewicht), in dem anderen eher klein. Eine Beziehung dieser Lymphozyteninfiltrate zum Status thymico-lymphaticus nimmt aber Fahr auch auf Grund seiner erweiterten Erfahrungen nicht an, vielmehr denkt er an eine durch bei Kropf oder bei endogener und ektogener Intoxikation überhaupt im Blute kreisende Toxine erzeugte Myokarditis. Ich selbst habe bei schwerem Status hypoplasticus eines nach Kropfoperation ganz unerwartet gestorbenen jungen Mannes gleichfalls im Myokard ausgedehnte Lymphozyteninfiltrate gesehen. Sie stehen nach meiner Ansicht in engster Beziehung zum abnorm grossen Thymus und zur Hyperplasie des gesamten lymphatischen Apparates; wie bei der Myasthenia gravis deute ich sie als die Teilerscheinung der allgemeinen Wucherung der lymphoiden Elemente. Es sei hier auch daran erinnert, dass R. Schmidt und Stoerk mit der Möglichkeit rechnen, dass die von Martius und Lubarsch beschriebenen Entzündungsherde in der Magenschleimhaut bei Achylia gastrica, in denen Martius den Ausdruck einer angeborenen Minderwertigkeit des spezifischen Drüsenparenchyms sieht, aus der Konstitution erklärbare Lymphozytenansammlungen darstellen. Gehören doch nach R. Schmidt die Individuen mit Achylia gastrica zu den Hypoplastikern, da man bei ihnen meist mehrere Merkmale dieser abnormen Konstitution auffindet wie Uvula bifida, Diastase der Mm. recti abdominis, Hernienbildung, Lageanomalien des Colons, Lingua scrotalis, Syndaktylie, orthostatische Albuminurie und neuropathische Erscheinungen, besonders aber auch Lymphämie. Ob die Schmidtsche Deutung der bei Achylia gastrica beschriebenen Infiltrate richtig ist, bedarf vorerst einer näheren Prüfung, sicherlich aber ist der Grundgedanke ein zutreffender und lässt sich ausdehnen auf alle Rundzelleninfiltrate in den Organen beim Status thymico-lymphaticus bzw. bei hypoplastischer Konstitution, soweit sie nicht ausgesprochen entzündlicher Natur sind. Hierher gehören aller Wahrscheinlichkeit nach auch die Rundzellenherde in der Schilddrüse, wie sie neuestens Dubois beim Morbus Addisoni, Loewenthal sogar im Gehirn bei Status thymico-lymphaticus beschrieben hat. Wie sehr der Sitz solcher Lymphozyteninfiltrate vom Zufall abhängig ist, zeigt eine sehr merkwürdige Beobachtung Kaiserlings bei einem an Morbus Addisoni verstorbenen jungen Manne mit den deutlichsten Zeichen des Status thymico-lymphaticus bzw. hypoplasticus. In der einen Niere war schon makroskopisch eine dichte streifige Lymphozyteninfiltration sichtbar, die mikroskopisch vielfach breiter als die gewundenen Harnkanälchen war, „wie man sie sonst nur bei der Leukämie zu sehen gewohnt ist". Man wird ganz allgemein der Ansicht sein können, dass bei Status thymico-lymphaticus um so eher dichtere Lymphozytenherde in den verschiedensten Organen auftreten können, je grösser der Reizzustand und je lebhafter die Wucherung der Lymphozyten ist, und kann die Verschiedenartigkeit des Befundes ebenso wie der Blutlymphozytose in den einzelnen Fällen zurückführen auf den Wechsel des Zusammenspiels im endokrinen System, den wir noch viel zu wenig zu übersehen vermögen.

Sollte die Auffassung Fahrs zutreffend sein, dass die erwähnten Rundzelleninfiltrate in der Herzmuskulatur wegen des gleichzeitigen Vorhandenseins von eosinophilen Elementen, Plasmazellen und Ödem eben so wie gewisse nicht als persistierendes Keimmaterial zu deutende Rundzellenherde in der Hirnsubstanz als entzündliche, auf schleichender Infektion beruhende zu deuten sind, so bedarf es natürlich keiner weiteren Auseinandersetzungen mehr über die Natur der allgemeinen lymphoiden Hyperplasie. Es wäre gezwungen und ganz willkürlich, sie nicht ebenfalls auf jene Infektion zurückzuführen.

Dass man aber mit der Beziehung lymphozytärer Herde auf einen Status thymico-lymphaticus oder auf eine Störung im endokrinen System ganz allgemein sehr vorsichtig sein muss, möge die Beobachtung über das Vorkommen von typischen Lymphknötchen im Knochenmark lehren. Noch Hedinger, der sie in grosser Zahl und mit ausgeprägten Keimzentren im Femurmark eines rachitischen, idiotischen Kindes fand, das zugleich eine allgemeine Hyperplasie des lymphatischen Apparates aufwies, deutete sie als Ausdruck eines Status thymico-lymphaticus, und Schridde namentlich sah ihr Vorkommen wie überhaupt die Ausbildung lymphatischen Gewebes an Stellen, wo es normalerweise nicht vorkommt, als charakteristisch für die Konstitutionsanomalie an. Nachdem aber bereits Oehme hatte zeigen können, dass Lymphknötchen auch sonst und besonders bei reiner Rachitis im Knochenmark vorkommen, ohne dass ein Status thymico-lymphaticus besteht, haben vor allem Askanazy und v. Fischer den Beweis erbracht, dass der Befund einfacher Lymphozytenanhäufungen bis zu voll entwickelten Lymphknötchen mit Keimzentren im Knochenmark ein recht häufiger ist und in keinerlei Beziehungen zu krankhafter Konstitution zu stehen braucht. Sofern also Lymphozytenherde nicht als ein physiologischer Befund anzusprechen sind, ist ihr Vorkommen keineswegs ausschliesslich auf Reize zurückzuführen, die durch die Besonderheit der Konstitution bedingt sind, sondern es ist nach einer Reizwirkung ganz allgemein zu suchen.

Das möchte ich namentlich auch gegenüber Ladwig geltend machen, der bei einer mikroskopischen Untersuchung an den verschiedensten Organen einem Geburtstrauma erlegener Neugeborener gesunder Mütter wiederholt in den Nebennieren und in der Herzmuskulatur intra- und extravaskuläre Lymphozytenansammlungen fand, wobei er übrigens keine Anhaltspunkte für die von Ribbert vertretene Annahme einer angeborenen Ubiquität lymphatischen Gewebes erhielt. Nach Ladwigs Vorstellung verdanken die beim Status thymico-lymphaticus in den verschiedensten Organen gefundenen Lymphozytenherde ihre Entstehung wahrscheinlich einer eigenartigen Reaktionsweise des Organismus, der dauernd Lymphozyten im Überschuss bildet und an Blut und Gewebe abgibt, in welch letzterem sie sich dann schnell vermehren können. Demnach wäre also selbst bei einem angeborenen Status thymico-lymphaticus die Hyperplasie des lymphoiden Gewebes etwas Sekundäres, durch irgendwelche Reize Ausgelöstes, was ganz unserer Auffassung entspricht. Aber muss ihr nun notwendigerweise eine abnorme Reaktionsweise des lymphoiden Gewebes zugrunde liegen und das Wesen einer abnormen Konstitution ausmachen? Gewiss könnte es so sein, aber es braucht nicht so zu sein, ja ist sogar nicht einmal sehr wahrscheinlich. Denn während die Annahme einer konstitutionellen, von Haus aus vorhandenen abnormen Reaktionsweise des lymphoiden Gewebes bisher nicht mehr als eine Hypothese ist, der jede Spur einer einwandfreien Begründung noch fehlt, ist die Ansicht viel näherliegender und auch durch mannigfache Feststellungen wenigstens bis zu einem gewissen Grade gestützt, dass nicht eine abnorme Reizbarkeit, sondern abnorme Reize das wesentliche Moment ausmachen. Diese letzteren können ganz allgemeiner, aber auch spezifischer und selbst in der individuellen Konstitution begründeter Natur sein.

Alles in allem: Die Hyperplasie des lymphoiden Gewebes ausserhalb der Lymphdrüsen deutet auf nichts weiter als einen Reizzustand im Organismus auch nach dem mikroskopischen Befunde hin. Dieser bietet kein einziges Merkmal, das sich im Sinne einer konstitutionellen Besonderheit des lymphoiden Gewebes, verwerten lässt. Die als durchaus sekundäre Erscheinung aufzufassende Hyperplasie des lymphoiden Gewebes erhält auch dadurch keine besondere Bedeutung, dass wie in der Milz schon bei neugeborenen Kindern die Lymphknötchen Keimzentren aufweisen. Solange wir nicht in der Lage sind, Art und Grad des Reizes einerseits und der Zellreaktion andererseits sicher gegeneinander abzuwägen, bewegen wir uns mit der Annahme einer konstitutionell abnormen Reaktionsweise des lymphoiden Gewebes durchaus auf dem Boden reiner Vermutung.

Damit soll natürlich in keiner Weise an der hohen Bedeutung besonderer individueller Reizbarkeit als Ausdruck konstitutioneller Eigenart gezweifelt werden. Sie ist sogar ein so bemerkenswertes Merkmal, dass es mit Recht von Borchardt zur Charakterisierung pathologischer Konstitution benutzt worden ist. Der alte Gedanke Kraus' von der Ermüdung als Mass der Konstitution findet in neueren Betrachtungen über die Reizbarkeit eine wertvolle Ergänzung und Belebung. An anderer Stelle habe ich bereits darauf hingewiesen, dass namentlich Goldscheider die zwei in der Konstitutionspathologie besonders auffallenden Erscheinungen, das angeborene Mindermass von Leistungsfähigkeit und die angeborene Steigerung der Reizbarkeit zum Gegenstand bemerkenswerter Betrachtungen über die Beziehungen zwischen Übermüdung und Übererregbarkeit gemacht hat. Goldscheider gibt zwar zu, dass eine primäre kongenitale Übererregbarkeit vorkommt wie bei der exsudativen Diathese, bei den Idiosynkrasien der Haut gegen chemische Reize, bei Dermographie, der neuropathischen Konstitution und dem Lymphatismus, mit und ohne gleichzeitige funktionelle Minderwertigkeit und dass sie sogar erst nachträglich zu funktioneller Schwäche führen könne, im wesentlichen aber ist seine Ansicht doch, dass die Überempfindlichkeit und Überreizbarkeit sich erst auf dem Boden einer funktionellen Organ- und Systemschwäche entwickelt, wenn über das Mass der mittleren individuellen Leistungsfähigkeit hinausgehende Leistungen verlangt werden. Wenn es unter dem Einfluss der funktionellen Beanspruchung nicht unmittelbar zur Erschöpfung des minderwertigen Organes komme, so gehe die Wirkung der Überempfindlichkeit oft über das Bedürfnis der Anpassung und des Ausgleiches hinaus und führe auf diesem Wege zur absoluten Insuffizienz. Bezüglich der Überempfindlichkeit bei den Diathesen verweist Goldscheider auf die gesteigerte galvanische Erregbarkeit bei der Spasmophilie, auf den asthmatischen Anfall, die abnorm starke Reaktion auf Nervenreize bei der Neuropathie, auf die vasomotorische Übererregbarkeit bei lymphatisch-exsudativer Diathese. Scheinbar qualitativ andere Reaktionen sind hier in Wahrheit nur quantitativ gesteigerte, wie beispielsweise das Quinckesche Ödem, dessen Auftreten beim Status thymico-lymphaticus Meyer beschrieben hat und das nach Cassirer möglicherweise verwandt ist mit der zuerst von Goldscheider beschriebenen hereditären Neigung zur Blasenbildung der Haut (Epidermolysis bullosa hereditaria). Hinsichtlich der Überreizbarkeit und erhöhten Ermüdbarkeit bei minderwertiger Organanlage verweist Goldscheider namentlich auf die neuerdings in einer schönen Betrachtung von Benjamin näher gewürdigte konstitutionelle Herzschwäche (Hypoplasie, Tropfenherz), die konstitutionelle Schwäche des Magens und der Nieren, auf die Angiospasmen bei angeborener Enge des Gefässsystems, auf die Asthenie, die Vago- und Sympathicotonie. Im Kern der Goldscheiderschen Betrachtungen lässt sich also der Kraussche Gedanke finden, dass die Minderwertigkeit der Konstitution sich in einer erhöhten Ermüdbarkeit kundgibt, die zu leichterem Auftreten der Erscheinungen der Übermüdung führt.

Wenn somit also die Annahme einer auf primärer Schwäche beruhenden abnormen Reizbarkeit des lymphoiden Gewebes beim Status thymico-lymphaticus durchaus allgemeinen Vorstellungen entspricht und in der klinischen Erfahrung eine gewisse Stütze zu finden scheint, so verlange ich doch, dass man sich mit ihr nicht einfach eine bequeme und leichte Erklärungsmöglichkeit verschafft, sondern den Beweis ihrer Richtigkeit zu erbringen sucht. Man wird immer die Möglichkeit im Auge behalten müssen, es sei das konstitutionelle Moment an anderer Stelle des Organismus zu suchen und aus ihm die Reizbarkeit, vielleicht aber auch nur einfach die Reizung des lymphoiden Gewebes zu verstehen.

Das anererbte, familiäre und angeborene Vorkommen des Status thymico-lymphaticus.

Für die Lehre vom Status thymico-lymphaticus ist es von grösster Wichtigkeit, zu wissen, ob er angeboren vorkommt und ob er dann als die Äusserung einer von Haus aus gegebenen, in den Erbfaktoren der elterlichen Keimzellen vorausbestimmten individuellen Besonderheit aufzufassen ist oder eine schon im intrauterinen Leben der Frucht zur Ausprägung gekommene sekundäre Reaktion darstellt. In dieser Hinsicht muss neben dem Einfluss des mütterlichen Organismus auf die Frucht namentlich die Frage interessieren, in welchem Verhältnis die Hyperplasie des lymphatischen Apparates zum grossen Thymus steht.

Dass ein abnorm grosser Thymus schon zur Zeit der Geburt vorhanden sein und das Leben des neugeborenen Kindes bedrohen kann, ist eine durch zahlreiche einwandfreie Beobachtungen sichergestellte Tatsache. Man braucht nur auf Fälle wie die von Dietrich und Christeller beschriebenen zu verweisen, in denen der abnorm grosse Thymus sogar schon während des intrauterinen Lebens durch Kompression der Trachea und grossen Gefässe in verhängnisvollster Weise sich geltend gemacht hatte.

Demgegenüber ist wiederholt von mir selbst und von Lubarsch, ferner von Birk, Ceelen u. a. betont worden, dass weder ein Status thymico-lymphaticus noch eine ausschliessliche allgemeine Hyperplasie des lympatischen Apparates, wie man sie als Status lymphaticus zu bezeichnen pflegt, angeboren vorkomme. Jedoch ist damit natürlich noch nichts über das Fehlen einer anererbten oder angeborenen Besonderheit der Konstitution überhaupt ausgesagt. Denn Art und Grad der besonderen individuellen Reaktionsweise des lymphoiden Gewebes können sich nur äussern bei Einwirkung entsprechender Reize und von vornherein müssen wir hier ebenso mit einer bestimmten Manifestationszeit rechnen wie bei anderen Besonderheiten der Konstitution. So erklärt denn auch Birk das Nichtvorkommen eines angeborenen Status thymico-lymphaticus damit, dass dieser zum Symptomenkomplex der exsudativen Diathese gehöre, deren Äusserungen abhängig von der Ernährung, insbesondere der Überernährung, seien. Um aber eine irgendwie erhebliche Schwellung des lymphatischen Apparates hervorzubringen, bedürfe es einer geraumen Zeit, was sich auch aus der klinischen Erfahrung ergebe, dass die Konstitutionsanomalie erst im zweiten Lebenshalbjahr der Kinder manifest wird. Angeboren sei eben nur die Diathese, während ihre Erscheinungen erst geraume Zeit später hervortreten könnten. Theoretisch aber müsste auch ein angeborener Status thymico-lymphaticus vorkommen, dann nämlich, wenn bereits die fötale Ernährung des Kindes im Sinne einer Mästung ausgenutzt werde.

In der Tat scheint in allerdings äusserst seltenen Fällen der Status thymico-lymphaticus angeboren vorzukommen. Hierfür spricht zunächst eine zwar nur klinische, aber sehr genaue Beobachtung Ungers. Er fand bei einem 2900 g schweren, etwas zyanotischen neugeborenen Mädchen eine grosse Zunge mit zahlreichen, über die ganze Oberfläche verteilten Follikeln, eine Vergrösserung der Tonsillen, der Lymphdrüsen des Halses, der Achselhöhlen und Leistenbeugen, gekörnte hintere Rachenwand, grossen durch Dämpfung und Vorspringen im Jugulum bei der Exspiration gekennzeichneten Thymus, Vergrösserung des Herzens und der Milz. Auch nahm das Kind schon in den ersten Lebenswochen ein pastöses Aussehen an.

An der Hand sehr eingehender anatomischer Untersuchungen von nicht weniger als sechs Fällen glaubt ferner Schirmer festgestellt zu haben, dass bei Neugeborenen eine dem Status lymphaticus und thymico-lymphaticus älterer Individuen entsprechende Konstitutionsanomalie vorkommt, deren besondere Merkmale bei meist kräftiger Allgemeinentwicklung des Körpers in folgenden Befunden bestehen:

1. In einer mehr oder weniger stark die Norm überschreitenden Entwicklung des lymphatischen Systems, ohne dass stets sämtliche Teile desselben an der Hyperplasie beteiligt zu sein brauchen.

a) Das konstanteste Merkmal ist die Hyperplasie der Milzfollikel.

b) An den Lymphknoten bildet nicht die allgemeine Vergrösserung derselben, sondern allein die stärkere Entwicklung der Randfollikel das Unterscheidungsmerkmal gegenüber der Norm.

c) Das lymphatische Gewebe des Verdauungstraktus, der Tonsillen, Zungenbalgdrüsen, der Peyerschen Plaques und Solitärfollikel des Darmes beteiligt sich in dem Sinne an der Konstitutionsanomalie, dass wir manchmal eine deutlichere Bildung von Follikeln wahrnehmen als in der Norm.

d) Eine Keimzentrenbildung in den Lymphfollikeln des lymphatischen Systems ist zur Zeit der Geburt auch beim lymphatischen Individuum noch nicht eingetreten.

2. In einer einfachen allgemeinen Hyperplasie des Thymus, ohne dass der lymphatische oder epitheliale Teil desselben vorwiegend an der Vermehrung des Parenchyms beteiligt ist. Die Thymusvergrösserung bildet kein konstantes Merkmal der Konstitutionsanomalie.

3. Mit dem Status lymphaticus und thymico-lymphaticus vergesellschaftet sich in der Regel eine Hyperplasie der Schilddrüse, eine Struma neonati. Veränderungen in den Nebennieren scheinen hie und da auch vorzukommen, lassen sich jedoch vorläufig noch nicht einheitlich deuten.

4. Eine konstante Beteiligung anderer innerer Organe wie Nieren, Leber, Gefässsystem ist mit Sicherheit nicht festzustellen, dagegen ist ein gleichzeitiges Vorkommen verschiedener Entwicklungsstörungen und Missbildungen häufig.

Als ganz besonders bedeutsam müssen aber die anatomischen Befunde Schriddes bezeichnet werden, aus denen nach dessen eigener Auffassung einwandsfrei hervorgeht, dass der Status thymico-lymphaticus nicht nur angeboren, sondern auch anererbt vorkommt, womit der konstitutionelle Charakter der Thymus- und Lymphdrüsenhyperplasie auch für die sicher bewiesen wäre, die in der individuellen Konstitution allein das idiotypisch Bedingte sehen. Schridde fand bei drei Totgeburten von 54 bis 55 cm Länge und auffällig stark entwickeltem weisslichgelbem Unterhautfettgewebe neben Thymuswerten von 19,24 und 26 g gegenüber dem von Hammar für Neugeborene angegebenen Durchschnittsgewicht von nur 14,4 g eine deutliche Ausprägung der Lymphfollikel in der Milz, der Rachen- und Darmschleimhaut, wie man sie nach Schriddes umfangreichen Untersuchungen bei normalen Neugeborenen stets vermisst. Mikroskopisch zeigte der Thymus deutliche Markhyperplasie. Die Mutter des einen Kindes starb an Eklampsie und bot bei der Obduktion das charakteristische Bild des Status thymico-lymphaticus oder besser des Status hypoplasticus, da sich auch Hypoplasie der Gefässe, embryonale Nierenlappung, langer Wurmfortsatz fanden. Es wird somit die bekannte Mitteilung Hedingers über das familiäre Auftreten der Konstitutionsanomalie durch den autoptischen Nachweis der Heredität ergänzt.

Auch in der Deutung der Beobachtungen Schriddes ist aber Vorsicht am Platze. Die übernormale Länge der Früchte, namentlich aber das auffällig stark entwickelte Unterhautfettgewebe liessen sich zwar im Sinne einer Mästung der Feten deuten, wie sie Birk theoretisch für möglich erklärt, aber ein unbedingt zuverlässiges Urteil vermag man darüber natürlich nicht abzugeben. Andererseits wird es in keinem der bisher beobachteten Fälle von angeborener Vergrösserung des Thymus und lymphatischen Apparates möglich sein, mit Sicherheit eine Schädigung der Frucht seitens der Mutter und also eine sekundäre Reaktion auf irgendwelche Reize auszuschliessen, und zwar ganz einfach deshalb, weil man darauf noch gar nicht näher geachtet hat. Oder soll man etwa den Befund einer Thymus- und Lymphdrüsenvergrösserung bei dem totgeborenen Kinde einer an Eklampsie verstorbenen Mutter als völlig einwandfreien Beweis für das Vorkommen eines anererbten Status thymico-lymphaticus auffassen? Ich hoffe nicht einer allzugrossen, unberechtigten Skepsis geziehen zu werden, wenn ich darauf verweise, dass wir, ganz abgesehen von der völlig unsicheren Kenntnis der Schädlichkeit, in der Eklampsie den Ausdruck einer sich von langer Hand vorbereitenden Vergiftung des mütterlichen Organismus erblicken, die sehr wohl etwas mit einer Störung im endokrinen System zu tun haben kann und deren Wirkung auch auf die Frucht man fast als etwas Selbstverständliches hinstellen kann. Man braucht zunächst nicht der Ansicht zu sein, dass eine endokrine Störung bestimmter Art bei der Frucht zu der Ausprägung eines besonderen abnormen Konstitutionstyps führt, wie etwa Stoeltzner den Mongolismus aus einer Hypothyreose der Mutter während der Schwangerschaft erklärt. Aber wenn man annimmt, dass ein Status thymico-lymphaticus bzw. hypoplasticus der Mutter mit der in ihm eingeschlossenen Störung im endokrinen System nach Veits Vorstellung ein Unvermögen zur Vernichtung fötaler Elemente oder giftig wirkender Stoffe bedingt, worauf die von Hedinger und Bartel betonte Häufigkeit der Eklampsie bei Frauen mit der abnormen Konstitution hinweisen würde, so ist es doch am nächstliegenden, sich eine Wirkung auf die Frucht in erster Linie gleichsinnig vorzustellen. Der sekundären Schwellung des lymphatischen Apparates bei der Mutter, die wir auf die Störung im endokrinen System zurückführen möchten, entspricht also eine ebensolche bei dem Kinde.

In einer Zeit, da man, sicher mit vollstem Recht, der Konstellation des endokrinen Systems eine grosse Bedeutung für die individuelle Konstitution beimisst und nicht genug deren weitestgehende Abhängigkeit von der „pluriglandulären Blutdrüsenformel" betonen kann, dürfte aber der Hinweis darauf sehr wichtig sein, dass man mit der idiotypischen Gegebenheit der letzteren äusserst vorsichtig sein muss. Der Beeinflussung der Entwicklung der Frucht durch die endokrinen Organe der

Mutter lässt sich fast bis zur Einnistung des befruchteten Eies und zu den frübesten Furchungs- und Differenzierungsvorgängen kaum eine Grenze setzen, wie schon einmal kurz betont wurde. So ist einmal an die Annahme Fischels zu erinnern, dass schon vor der Ausbildung eines Blutkreislaufes durch Diffusion wirksame mütterliche Hormone zu den Zellen des Keimes gelangen können. Weiter ist der Versuche L. Adlers zu gedenken, der bei künstlicher Überreife der Froscheier bei den aus ihnen entstehenden Kaulquappen eine Thymushypertrophie und eine vergrösserte Schilddrüse vom Bau der menschlichen Basedow-struma fand. Endlich sind hier auch die Ergebnisse von Versuchen Hoskins heranzuziehen, der durch Schilddrüsenfütterung trächtiger Meerschweinchen eine abnorme Thymusgrösse bei den neugeworfenen Jungen hervorrufen konnte. So können also nicht nur Einflüsse mütterlicher endokriner Organe, sondern wie ich gezeigt habe, durch diese die mannigfachsten Wirkungen der Umwelt und Lebensweise schon im allerfrühesten Leben des werdenden Individuums sich geltend machen und natürlich wie die allgemeine Entwicklung auch die des endokrinen Systems bestimmen und in eine besondere Richtung drängen. Auch wenn also ein endokrines Organ wie der Thymus bei Mutter und intra-uteriner bzw. eben geborener Frucht die gleiche Besonderheit, im ge-gebenen Falle abnorme Grösse und Markhyperplasie zeigt, ist damit noch längst nicht bewiesen, dass bei der Frucht ein echter vererbter Zustand vorliegt.

Was die Hyperplasie des lymphatischen Apparates bei solchen Früchten mit grossem Thymus anbelangt, so müsste man sich auch noch fragen, ob sie etwa nicht auf mütterliche Einflüsse, sondern auf die Wirkung des eigenen Thymus zurückzuführen ist. Denn wenn wir auch annehmen, dass die endokrinen Organe der Frucht noch nicht wirken und bis zur Geburt durch die der Mutter ersetzt werden, woraus sich der die Entwicklung der Frucht beherrschende Einfluss des mütter-lichen endokrinen Systems ergibt, so nimmt doch der Thymus insofern eine Sonderstellung ein, als er bei der Mutter gewöhnlich stark rück-gebildet ist, vor allem aber wissen wir nicht, wie sich die Funktion eines abnorm grossen Thymus bei der Frucht verhält.

Dass ein familiäres Vorkommen des Status thymico-lymphaticus nicht notwendigerweise für seine Vererbbarkeit zu sprechen braucht, bedarf kaum einer näheren Begründung. In der Literatur findet sich öfters von ihm berichtet, aber fast sämtliche Beobachtungen sind ohne zwingende Beweiskraft. Am wichtigsten ist die Mitteilung Hedingers, nach der von neun Kindern blutsverwandter Eltern fünf unter ganz gleichen Erscheinungen im ersten oder wiederholten Anfall plötzlich verstorben waren, wobei Hedinger bei dem zuletzt verstorbenen Kinde einen übermässig grossen Thymus und hyperplastischen lymphatischen Apparat neben konzentrischer Herz-Hypertrophie fand. Auch eines der noch lebenden Kinder zeigte eine allgemeine Vergrösserung der Lymph-drüsen. Derartige Beobachtungen sind gewiss in hohem Masse auf-fallend, aber weder dem Potatorium des Vaters noch der Blutsverwandt-schaft der Eltern, von der auch Ducrot in einem Falle, angeblich familiären Vorkommens eines Status thymico-lymphaticus berichtet, wird man viel Bedeutung beimessen können. Bei der Wichtigkeit, die äusseren

Einflüssen, wie insbesondere der Art der Ernährung, zukommt, liegt die Annahme nahe, ihnen sei das übereinstimmende Verhalten der Kinder zur Last zu legen, und sie wird ebensowenig zu entkräften, wie die andere von der familiären abnormen Konstitution zu beweisen sein, da von den vier verstorbenen Kindern unbedingt zuverlässige Sektionsbefunde fehlen.

Aus all dem ergibt sich, dass das Vorkommen eines ererbten Status thymico-lymphaticus keineswegs als unbedingt sicher erwiesen gelten darf. Es soll nicht völlig geleugnet werden, sondern lediglich darauf hingewiesen werden, welch ungeheure Schwierigkeiten einem sicheren Urteil entgegenstehen und dass es der Lösung noch mancher wichtigen Frage und vieler sorgfältigster klinischer und anatomischer Beobach tungen bedarf, ehe hierüber endgültige Aufklärung geschaffen werden kann.

Aus der eigenen Erfahrung möchte ich hier folgende Beobachtung anführen. Beim jahrelangen stets vergeblichen Suchen nach einem angeborenen Status thymico-lymphaticus ist es mir unter anderem in jüngster Zeit geglückt, bei einem reifen, während der Geburt verstorbenen Kinde in der Milz viele und abnorm grosse Malpighische Körperchen mit Keimzentren und auch eine bemerkenswerte gute Entwicklung des lymphoiden Gewebes sonst zu finden. Bezeichnenderweise aber handelte es sich um einen Hydrops congenitus (Erythroblastose), zu dessen Erklärung man sich auch nach Schriddes Entdeckung einer charakteristischen Störung der Blutbildung auf eine Schädigung der Frucht durch die Mutter zu beziehen pflegt. Gerade deshalb ist die Beobachtung, wie Eichelbaum bei ihrer genaueren Mitteilung ausführen wird, besonders bemerkenswert, weil die Hyperplasie des lymphoiden Gewebes als durchaus primäre Reizerscheinung ohne die Hilfsannahme ursprünglicher Gewebs- bzw. Systemschwäche (Hypoplasie im Sinne Bartels) gedeutet werden kann, während doch letztere bei dem hypoplastischen Charakter der allgemein jetzt als Hemmungsmissbildung aufgefassten Erythroblastose gewiss möglich erscheinen könnte. Nach meiner Überzeugung kann ein toxischer Reiz entwicklungshemmend auf die allerverschiedensten Gewebe und Organe eines Fetus wirken und dabei doch am lymphoiden Gewebe entsprechend seiner physiologischen Veranlagung und Funktion unmittelbar zu einer progressiven, jenen Hypoplasien gleichwertigen Erscheinung einer Hyperplasie führen. Für die Lehre vom Status hypoplasticus kommt dieser Anschauung allgemeinere Bedeutung zu.

Die Beziehungen zwischen einfacher Thymushyperplasie (Thymus magnus) und dem Status thymico-lymphaticus.

Während bisher nur ganz wenige Beobachtungen bekannt geworden sind, die für das Vorkommen eines angeborenen Status thymico-lymphaticus haben ins Feld geführt werden können, ist es längst bekannt und durch zahlreiche Mitteilungen belegt, dass sich ein mehr oder weniger vergrösserter Thymus ohne gleichzeitige Besonderheit des lymphatischen Apparates schon bei Neugeborenen finden und das Leben bedrohen kann. In den zahlreichen Abhandlungen über den sogenannten Thymustod ist eine Fülle einschlägigen Materials zusammengetragen, dessen Besprechung aber nicht in den Rahmen dieser Abhandlung gehört. Es genügt der Hinweis auf die grossen Referate von Friedjung, mir selbst und Wiesel und die Feststellung, dass der letzteren Urteil im wesentlichen auch in den Mitteilungen aus neuester Zeit eine Bestätigung findet. Typische Beispiele eines angeborenen Thymus magnus und seiner schlimmen Bedeutung rein örtlicher Natur stammen insbesondere von Dietrich und Christeller, von denen des letzteren Fall kurz zur Kennzeichnung dienen möge. Es. handelte sich um ein asphyktisch zur Welt gekommenes Mädchen, dessen weit über das Normalgewicht vergrösserter kugelförmiger Thymus mit langen zervikalen Ausläufern eine dem oberen Rande des Brustbeines entsprechende Druckfurche zeigte und im Bereiche der oberen Brustapertur das Tracheallumen hochgradig komprimiert hatte, so dass es fast spaltförmig war. Ausserdem fanden sich als Merkmale der Blutzirkulationsstörung erweiterte Halsvenen, Erweiterung beider Herzkammern, besonders der rechten, ungewöhnlich grosse Pleuratranssudate, Aszites und Anasarka. Als Todesursache kam nur der mechanische Thymusdruck in Frage. Deutlich kommt in diesem Falle die Druckwirkung des abnorm grossen Thymus auf die Luftröhre, die grossen Gefässe und das Herz zur Geltung, wie sie im einzelnen oft in den Fällen von plötzlichem Tode der Säuglinge für das katastrophale Ereignis verantwortlich gemacht worden ist. Wie aber auch die Druckwirkung zu denken ist, immer gibt sich in ihr lediglich die hohe örtliche Bedeutung des abnormen Organzustandes zu erkennen.

Darüber hinaus erhebt sich die Frage von grundsätzlicher Bedeutung, ob wir in der angeborenen abnormen Thymusgrösse nur die isolierte Abwegigkeit der Entwicklung eines einzelnen Organes zu sehen haben oder ob diese nur die Teilerscheinung einer allgemeinen besonderen Beschaffenheit des Organismus darstellt, die zur Zeit der Geburt sich noch nicht erkennen lässt. Mit anderen Worten: Bestehen Beziehungen zwischen der einfachen angeborenen Thymushyperplasie, die man oft auch als Status thymicus bezeichnet hat, und dem Status thymico-lymphaticus?

Zu dieser für Wissenschaft und Praxis gleich wichtigen Frage scheint man im allgemeinen nicht klar Stellung genommen zu haben, da man sie in der Literatur kaum erörtert findet. Infolgedessen ist es auch fraglich, ob Birk die Ansicht der Mehrzahl seiner Fachgenossen vertritt mit dem Verlangen nach einer grundsätzlichen scharfen Scheidung zwischen der einfachen Thymushyperplasie und dem Status thymico-lymphaticus. Zur Begründung dieser Auffassung führt Birk an, bei letzterem handle es sich um eine Systemerkrankung, bei der auch Milz-, Zungengrund- und Darmfollikel mit dem gesamten lymphatischen Apparat hyperplastisch seien, die ausserdem in Beziehung zur Ernährung stehe und angeboren nicht vorkomme, bei der ferner ein etwaiger Tod ein Herztod sei, während man es bei der einfachen Thymushyperplasie hingegen mit einer isolierten, angeboren vorkommenden, Organerkrankung zu tun habe, die schon im fetalen Leben entstehe, nichts mit der Ernährung zu tun habe und zum Erstickungstode führe.

Diese Betrachtung lässt sich in allen Einzelheiten entkräften. Vor allem ist der Hinweis auf die Art des plötzlichen Todes völlig verfehlt, denn gerade das haben ja die immer neuen Erörterungen über den sogenannten Thymustod ergeben, dass in nicht wenigen, ja vielleicht sogar in der grossen Mehrzahl der Fälle irgend welche Druckwirkung des Thymus magnus für den Tod nicht verantwortlich gemacht werden kann und somit das konstitutionelle Moment in den Vordergrund der Erklärungsversuche gerückt wird, wobei neben der Paltaufschen Lehre vom labilen Herzen namentlich auch die unmittelbare Wirkung des grossen Thymus als eines endokrinen Organes gebührende Würdigung fand. Dabei ergeben sich aber auch genug gute Gründe für die Annahme, dass die einfache Thymushyperplasie eine Konstitutionsanomalie und als solche Teilerscheinung einer besonderen individuellen Konstitution ist.

Rein morphologisch betrachtet stellt sich der Thymus magnus als ein Wachstumsexzess dar, als ein Fehler der Organisation, der übrigens nicht selten mit anderen Störungen der Entwicklung zusammen vorkommt, mit denen man ihn sich einheitlich bedingt und ursächlich gebunden denken kann. Solche Störungen der Entwicklung pflegt man ganz allgemein als Merkmale einer besonderen Konstitution, im Einzelnen als Konstitutionsanomalien zu bezeichnen. Es käme aber darauf an, zu ermitteln, ob nicht Schädigungen des Kindes während seines intrauterinen Lebens etwa durch Erkrankung und insbesondere krankhaftes Funktionieren der endokrinen Organe der Mutter, in Betracht kommen oder ob eine in den Erbanlagen gegebene Besonderheit vorliegt. Für die letztere Möglichkeit kann die Tatsache sprechen, dass die Thymushyperplasie nicht nur familiär und erblich, sondern auch, wie eine Beobachtung Siegerts lehrt, alternierend mit dem ausgeprägten Status thymico-lymphaticus vorkommt. Familiäres Vorkommen und vollends Vererbung einer Besonderheit sprechen immer für eine Konstitutionsanomalie, wenn nicht in Lebensgewohnheiten und bestimmten Einflüssen der Umwelt die Erklärung liegt.

Es ist aber auch, wie beispielsweise Klose zuzugeben gezwungen ist, die von Birk geforderte scharfe Unterscheidung zwischen einfacher Thymushyperplasie und Status thymico-lymphaticus höchstens klinisch möglich. Denn der pathologische Anatom deckt auch bei ersterer Vergrösserung des lymphatischen Apparates auf und Schridde betont es ausdrücklich, dass eine Thymushyperplasie ohne Schwellung des lymphatischen Apparates überhaupt nicht vorkomme, stets wenigstens einige Gruppen von Lymphdrüsen vergrössert seien. Auch die nach Birk bei einfacher Thymushyperplasie regelmässig nachweisbare Lymphozytose des Blutes gewinnt in dieser Hinsicht Bedeutung.

Dass man es bei der Thymushyperplasie der Säuglinge und kleinen Kinder ohne die klinischen Merkmale eines Status thymico-lymphaticus nicht nur mit einer rein örtlichen Störung sondern mit einer tieferen Störung des Organismus zu tun hat, geht aus folgendem hervor. In nicht seltenen Fällen findet sich die Angabe, dass das Kind erst spät gehen und sprechen lernte, dass sein Wortschatz dauernd ein geringer blieb, dass es schwachsinnig war. Ich erwähne aus neuerer Zeit nur die Beobachtungen Schuhmachers, Grenachers und Stiedas. In des letzteren Fall konnte das $4^1/_2$ jähr. Mädchen, das wegen Thymusstenose operiert wurde, noch nicht sprechen und zeigte eine deutliche wenn auch nicht schwere Imbezillität. Stieda kommt daher im Hinblick auf die Angaben Kloses und Vogts über die Idiotia thymopriva zu der höchst gezwungenen und gekünstelten Annahme, dass ein hyperplastischer, schlecht funktionierender Thymus dieselben psychischen Erscheinungen zu machen vermöge wie der Ausfall des Organs. Eine solche Annahme ist deshalb ganz unnötig, weil die Angaben Kloses und Vogts jeder Begründung entbehren, wie ich früher schon ausgeführt habe. Es soll aber hier noch ganz besonders darauf hingewiesen werden, dass ich immer wieder bei Missgeburten mit fehlerhafter Hirnanlage einen voll- und selbst überwertigen Thymus gefunden habe. Die Befunde von grossem Thymus bei Epileptikern und Geisteskranken sind auch nicht gerade geeignet, die Vermutung Kloses und Vogts zu stützen.

Mit grösster Wahrscheinlichkeit bestehen fliessende Übergänge zwischen schwereren Graden der Imbezillität und leichteren nervösen Störungen. So wenigstens verstehen wir am besten die Bemerkung Birks, dass die „Mors thymica" nichts dem Status thymico-lymphaticus Eigentümliches sei, sondern auch bei anderen Kindern vorkomme, sobald es sich um ein labiles Nervensystem, um eine mehr oder weniger ausgeprägte Neuropathie handle, die sich aber oftmals mit dem Status thymico-lymphaticus vergesellschafte. Also auch bei diesen Kindern, die Birk selbst zum Teil als Abkömmlinge schwer nervöser Familien erklärt, drängt sich die Bedeutung der allgemeinen besonderen individuellen Konstitution auf.

Indem wir eine Brücke zu schlagen suchen zwischen der reinen Thymushyperplasie bei Neugeborenen oder Säuglingen und der Kombination der Thymushyperplasie mit einer solchen des lymphatischen Apparates, die man in der Annahme einer einheitlich bedingten, gleichsinnigen Veränderung als Status thymico-lymphaticus zu bezeichnen pflegt, kommt es vor allem darauf an, das Verhältnis richtig zu beleuchten, in dem beide Veränderungen zueinander stehen. An anderer Stelle ist ausgeführt worden, dass zur Zeit jede Gewissheit für die Annahme fehlt, es stelle die Hyperplasie des lymphoiden Gewebes wirklich einen Status, eine Konstitutionsanomalie, dar und nicht vielmehr einen stets sekundären Reaktionszustand auf mehr oder weniger offenkundige schädigende äussere oder innere Einflüsse. Mit Überzeugung schliessen wir uns auch hier der Ansicht Hammars an, dass, wollte man den Begriff des Status lymphaticus auf die allerverschiedensten während des fetalen und extrauterinen Lebens erworbenen Zustände ausdehnen, dies nicht nur terminologisch unglücklich und geeignet wäre, Missverständnisse herbeizuführen, sondern auch den Begriff von vornherein so weit und formlos machen würde, dass kaum viel mit ihm anzufangen ist. Indem wir ihm darüber hinaus überhaupt jede Berechtigung absprechen, gestaltet sich die Frage nach den Beziehungen zwischen reiner Thymushyperplasie und ausgesprochenem Status thymico-lymphaticus verhältnismässig einfach. Der Thymus magnus erscheint uns dann als der primäre und, wenigstens zur Zeit der Geburt und in der ersten Entwicklungsperiode, beherrschende Ausdruck einer vor allen Veränderungen gegebenen Störung im endokrinen System. Diese Störung oder eine unmittelbar vom Thymus ausgehende Wirkung bedingt die allgemeine Wucherung der lymphoiden Elemente, die zur Hyperplasie des lymphoiden Gewebes überall und auch im Thymus selbst sowie zur Blutlymphozytose führt, wie bereits näher begründet worden ist. Die Manifestation dieser Störung kann aber zu sehr verschiedener Zeit erfolgen. Wie der Status thymico-lymphaticus bzw. der in ihm enthaltene Ausdruck der sekundären Reaktion des lymphoiden Gewebes in allerdings seltensten Fällen vielleicht angeboren vorkommt, so kann er auch bei nicht schweren Graden und zweckmässiger Lebenshaltung lange latent bleiben. Und wie einerseits die Grösse des Thymus sicher nicht der Gradmesser der abnormen Konstitution zu sein braucht, so ist andererseits zu betonen, dass wir heute noch viel zu wenig über das fernere Schicksal der Kinder mit angeborener Thymushyperplasie wissen. Immer wird die Möglichkeit, wenn nicht Wahrscheinlichkeit, einer offenkundigen sekundären Reaktion des lymphoiden Gewebes bestehen, die man fälschlich als Status auffasst und bezeichnet. So ist vor allem das Eingeständnis Birks zu verwerten, dass sich manchmal zu einem schon angebornen grossen Thymus eine exsudative Diathese in der Form der Hyperplasie des lymphatischen Apparates hinzugeselle, so ist auch die Beobachtung Siegerts verständlich, dass Thymushyperplasie und Status thymico-lymphaticus in einer Familie zuweilen alternierend vorkommen. Es ist also eine scharfe Scheidung zwischen reiner Thymushyperplasie und dem Status thymico-lymphaticus deshalb unberechtigt und falsch, weil sie nur nach einem klinisch beurteilten Nebeneinander und nicht auch einem zeitlichen Nacheinander gefolgert wird und auf einer Verkennung des Wesens der Hyperplasie des lymphoiden Gewebes als rein sekundärer Erscheinung beruht. Nur die Deutung des Thymus magnus in jedem Falle als Ausdruck einer primären Störung im endokrinen System gibt den richtigen Standpunkt, von dem aus zu prüfen ist, ob eine Besonderheit der individuellen Konstitution in strengem Sinne vorliegt.

Der plötzliche Tod beim Status thymico-lymphaticus.

Wenn wir nunmehr auf die klinische Bedeutung des Status thymico-lymphaticus zu sprechen kommen, so ist zunächst näher auf den plötzlichen Tod einzugehen, wie er besonders auch bei kleinen Kindern als sogenannter Thymustod eine grosse Rolle spielt und zu umfangreichen Erörterungen geführt hat, die eigentlich auch heute noch nicht zu einem ganz befriedigenden Abschluss gekommen sind. Dieser plötzliche Tod aus anscheinend bester Gesundheit heraus bei Individuen von gewöhnlich sogar besonders kräftiger Entwicklung und gutem Ernährungszustande ist es gewesen, dessen Betrachtung die Lehre vom Status thymico-lymphaticus eingeleitet und immer wieder zu besonderer Beachtung gebracht hat. Während man bei Kindern zunächst eine recht einfache Erklärung im Sinne mechanischer Wirkungen gefunden zu haben glaubte, blieb der plötzliche Tod Erwachsener völlig dunkel, und man sah keine andere Möglichkeit als die Annahme einer besonderen Anomalie der individuellen Konstitution, deren Wesen aber erst ganz allmählich durch

Bezugnahme auf Störungen endokriner Organe, insbesondere des Thymus, in etwas klarerem Lichte erschien.

Aber freilich hat dann auch die Kritik lebhaften Anlass zur Abweisung einer allzu weitgehenden, vielfach offenkundig missbräuchlichen Annahme eines plötzlichen Todes aus Wirkungen des Thymus im besonderen und einer abnormen Konstitution im allgemeinen gehabt. Und heute sind es gerade die Fälle plötzlichen Todes, die neue ernste Zweifel an der Richtigkeit ihrer bisherigen Deutung aufkommen lassen. Haben wir doch jetzt, wie bereits erwähnt wurde, ganz andere Vorstellungen über das „normale" Verhalten nicht nur des Thymus, sondern auch des lymphatischen Apparates und handelt es sich doch in den Fällen plötzlichen Todes um Individuen, die zumeist vorher nicht oder nur ganz leicht krank waren, sich in gutem Ernährungszustande befanden und an Gewicht nicht verloren hatten. So drängt sich denn mit Gewalt der Eindruck auf, dass, wie es hinsichtlich des Thymus schon seit einiger Zeit sicher besteht, alle oder die meisten Befunde von Hyperplasie des lymphatischen Apparates in solchen Fällen in Wahrheit nur einen physiologischen Zustand betreffen, wie ihn das gewöhnliche Sektionsmaterial der pathologischen Institute sonst nicht zu zeigen pflegt. Somit sind Zweifel an der richtigen Deutung vieler Fälle plötzlichen Todes nicht zu unterdrücken und namentlich auf Grund der während des Weltkrieges gesammelten Erfahrungen am Soldatenmaterial erhebt sich neuerdings die Forderung strengster Kritik bei allen Erklärungsversuchen ·plötzlicher Todesfälle. Wir dürfen auch nicht etwa auf jenen Erfahrungen ausruhen, sondern müssen im Gegenteil das entsprechende Friedenssektionsmaterial plötzlich oder schnell ohne längere voraufgehende konsumierende Krankheit Verstorbener der Erforschung des biologischen Verhaltens des lymphoiden Gewebes und der Läuterung der Lehre vom Status thymico-lymphaticus nutzbar machen, so dass in Zukunft wohl gut pathologisch-anatomisch vorgebildete Gerichtsärzte ein gewichtiges Wort zu sprechen haben werden.

Die Frage des plötzlichen Todes ist für Kinder und Erwachsene gesondert zu besprechen. Was zunächst erstere anbelangt, so liegt eine ausserordentlich umfangreiche Literatur vor, bezüglich welcher ich hier auf die eingehenden kritischen Besprechungen von Friedjung, mir selbst, Wiesel und Klose verweisen muss. Im Mittelpunkte aller Erörterungen hat anfangs die Frage nach dem Vorkommen eines mechanisch erklärbaren Thymustodes gestanden in engster Anlehnung an die alte Lehre vom Asthma thymicus. Später ist dazu dann die alte Annahme eines toxisch bedingten Todes infolge einer Hyper- oder Dysthymisation gekommen. Wie man sich aber auch zu der Frage gestellt haben mag, so steht fest, dass man grossenteils von falschen Voraussetzungen ausgegangen und oft genug mit einem geradezu erstaunlichen Mangel an Kritik seine Schlüsse gezogen hat. Selbst nachdem Kolisko und sein Schüler v. Sury erklärt haben, dass sie angesichts anderer zur Erklärung des plötzlichen Todes hinreichender Befunde nie zur Annahme eines spezifischen Thymustodes genötigt gewesen seien, und nachdem namentlich Lubarsch und ich selbst eindringlich davor gewarnt haben, eine Thymuswirkung für den plötzlichen Tod verantwortlich zu machen, so lange noch irgendeine andere Erklärungsmöglichkeit bestehe, sind immer wieder Fälle von sogenanntem Thymustod veröffentlicht worden, bei deren Erklärung nicht mit der notwendigen Kritik verfahren worden ist. So glaube ich denn hier aufs neue wieder die Mahnung aussprechen zu müssen, bei der Annahme des Thymustodes grösste Vorsicht walten zu lassen, wobei ich namentlich auf die grosse Bedeutung der selbständig oder im Verlauf und Gefolge von akuten Infektionskrankheiten auftretenden Kapillarbronchitis hinweise. Sie spielt z. B. auch bei dem „Ekzemtod" (F e e r) eine Rolle. Auch sei der Ansicht M'N e i l s und G a l u p s gedacht, die in Fällen plötzlichen Todes kleiner Kinder an eine anaphylaktische Erscheinung denken, und H o h l f e l d s Hinweis auf die Bedeutung hyperakut verlaufender Intoxikationen erwähnt.

Sind K o l i s k o, L u b a r s c h, W i e s e l, v. Hippel und ich selbst somit zu der Überzeugung gekommen, dass das Vorkommen eines wahren Thymustodes zu den Seltenheiten gehört, so sollte doch andererseits an seinem tatsächlichen Vorkommen nicht gezweifelt werden. Zunächst einmal gibt es solche namentlich auch durch den Sektionsbefund sicher gestellte Fälle, in denen mit Gewissheit mechanischer Druck des Thymus eine verhängnisvolle Rolle gespielt hat. Keine Beobachtung wirkt in dieser Hinsicht überzeugender als die von C h r i s t e l l e r mitgeteilte, deren wir bereits früher gedacht haben. Nimmt man etwa Anstoss daran, dass es sich hier um eine totgeborene Frucht handelt, so ist an Fälle von mechanischem Thymustod bei kleinen Kindern zu erinnern, wie sie etwa von C r o t t i, H u g u e n i n, P e r e z - M o n t a u t beschrieben worden sind, um wenigstens einige Namen zu nennen. Der Befund eines abnorm grossen Thymus wird natürlich zumeist von wesentlichster Bedeutung sein und dabei soll nochmals meiner Ansicht Ausdruck gegeben werden, dass kein Grund vorliegt, eine solche Thymushyperplasie unbedingt von dem Status thymico-lymphaticus zu trennen. Der Thymus braucht aber gar nicht abnorm gross zu sein und es liegen eine ganze Anzahl von Mitteilungen vor, in denen ein Thymusasthma oder Erstickungsanfälle vor der Katastrophe auf die Druckwirkung des Thymus hingewiesen hatten, deren Feststellung dann bei der Sektion Schwierigkeiten bereitete. Eine besondere und sehr sorgfältige Sektionstechnik ist notwendig, um in jedem einzelnen Falle die Mechanik der Thymusdruckwirkung zu klären und namentlich auch das Organ genau zu bestimmen, durch dessen Druckschädigung der Tod bedingt sein soll. Dann können auch weniger auffällige Befunde Bedeutung gewinnen. Während so beispielsweise P e r e z - M o n t a u t schon in der makroskopisch, mehr noch mikroskopisch nachweisbaren Blutfülle und der durch sie bedingten Schwellung des Thymus eine hinreichende Erklärung für den mechanischen Thymusdruck zu sehen geneigt ist, weist D i e t r i c h besonders auf die veränderte Form mancher knolliger und fester, mit langem Jugularfortsatz versehenen Thymen hin, dessen grosse Variabilität ja neuerdings auch G r u b e r hervorgehoben hat. Demgegenüber hat S c h ö p p l e r nachzuweisen gesucht, dass das Gewicht des Thymus allein nicht zum Verschluss der eine Belastung von 1000 g aushaltenden Trachea ausreicht, und angenommen, dass als entscheidendes Moment das Zurücksinken oder Hintenüberhängen des Kopfes infolge des Zuges an den Weichteilen des Halses in Betracht komme.

6*

Während diese Autoren wie frühere die gefährliche Druckwirkung im Bereiche der Apertur und dann an der Kreuzungsstelle der Arteria anonyma mit der Luftröhre zur Geltung kommen lassen, hat Hammar neuerdings einen anderen Standpunkt eingenommen. Er meint, in solchen Fällen, wo die Dyspnoe und der Stridor inspiratorischer Art waren und ein operatives Hervorziehen des Thymus Erleichterung schuf, könne das Atemhindernis nicht durch einen in oder gleich unter der Apertur durch den Thymus auf die Luftröhre ausgeübten Druck bewirkt gewesen sein. Bei der abwärts bis an die Herzbasis immer umfangreicheren Gestaltung des Thymus hätten dann die Beschwerden beim Hervorziehen oder Vorpressen eher verstärkt werden müssen. Vielmehr sei die Druckstelle kaum anderswo als an oder unterhalb der dicksten Stelle des Thymus zu suchen, also an oder unterhalb der Herzbasis, der die Bifurkation der Trachea oder die grossen Bronchien entsprechen, wohin sie auch Teuffel verlegt hat. Besonders zu beachten sei, dass der Thymus um die Zeit der Geburt dank seiner dann verhältnismässig sehr erheblichen Breitenentwicklung der Lungenwurzel anliegen und bei beidseitigem tiefen Hineinbuchten in den Pleuraraum der freien Entfaltung der Lungen ein nicht unerhebliches Hindernis entgegenzusetzen vermöge.

Die Trachea aber ist es keineswegs ausschliesslich, deren Schädigung durch den Thymus ins Auge zu fassen ist. Ausser den in situ an ihr nachweisbaren Kompressionsstellen ist besonders ein vielleicht durch tiefe Rinnenbildung an der Hinterfläche des Thymus zum Ausdruck kommender Druck auf die grossen Gefässe in Betracht zu ziehen, während freilich eine Wirkung auf das Herz sich stets der sicheren Feststellung entzieht. Einer allgemeinen Raumbeengung kann offenbar auch eine Beeinflussung verschiedener Organe zugleich entsprechen. So glaubt Hohlfeld, dass ein abnormer Thymusdruck verhängnisvoll werde durch seine Wirkung zugleich auf Trachea, grosse Gefässe, Nerven und das Herz, wobei eine Übererregbarkeit des Nervensystems eine besonders beachtenswerte Rolle spiele. Diese Bezugnahme auf eine bestimmte nervöse Konstitution lässt deutlich erkennen, wie unbefriedigend in manchen Fällen plötzlichen Todes kleiner Kinder die Annahme einer rein mechanischen Thymuswirkung ist.

In der Tat, so sicher das Vorkommen eines rein mechanischen Thymustodes ist, so einwandfrei ist andererseits bewiesen, dass in vielen, ja in der Mehrzahl der Fälle, seine Annahme in dem Sektionsbefunde keine hinreichende Stütze findet, so dass man also mangels jeder anderen Erklärung für den Eintritt des plötzlichen Todes und beim Fehlen jeder Organveränderung ausser der Schwellung des lymphatischen Apparates, und eines abnorm grossen Thymus an eine von diesem ausgehende toxische Hormonwirkung denken muss. Die beste Stütze dieser Annahme ist augenblicklich, da wir das spezifische Sekret des Thymus noch nicht kennen, die sichere Feststellung, dass es Fälle plötzlichen Todes Erwachsener gibt, bei denen, abgesehen von der äusserst seltenen Sarkombildung im Thymus, irgendeine Druckwirkung dieses Organes entsprechend den räumlichen Verhältnissen überhaupt nicht in Frage kommt. Wenn wir aber in diesen Fällen mangels jeder anderen Erklärungsmöglichkeit an eine toxische Wirkung des Thymus denken, so sind wir natürlich auch zu dieser Annahme bei der Erklärung des sogenannten Thymustodes kleiner Kinder berechtigt. Und es fehlt nicht an Beobachtungen, die für die Richtigkeit dieser Ansicht ins Feld geführt werden können. So weise ich nur auf einen von Rott beschriebenen Fall hin. Hier wurde einem an bedrohlichen Anfällen von Mattigkeit, Irregularität des Pulses, Dyspnoe und Zyanose leidenden Kinde ein grosser Teil des Thymus entfernt, so dass ein Druck auf die Nachbarorgane, wie später auch die Sektion zeigte, gar nicht mehr in Frage kam, und dennoch blieben die Anfälle unverändert nach der Operation bestehen und erlag das Kind schliesslich einem solchen. Mehr als einmal hat man zudem bei chirurgischem Eingriff festgestellt, dass der Thymus normal gross oder sogar eher verkleinert war, obwohl klinisch mit Druckwirkung eines abnorm grossen Organes gerechnet worden war.

Auf Grund eingehenden Literaturstudiums und vieljähriger besonderer Beschäftigung mit der Frage nach Wesen und Bedeutung des Thymus habe ich in allen meinen einschlägigen Abhandlungen die Annahme einer Hyper- und Dysthymisation des Organismus als Ursache gewisser klinischer Erscheinungen und vor allem des plötzlichen Todes vertreten. In wesentlichen habe ich dabei auf die Angaben Svehlas über die physiologische Thymuswirkung zurückgegriffen, die in verschiedenen Versuchen nachgeprüft worden ist, so dass mir die gegen sie erhobenen Einwände nicht stichhaltig zu sein scheinen. Ich weise in dieser Hinsicht besonders auf die Versuche Adlers und Yokoyamas hin. Betonenswert scheint mir aber die aus den bisherigen Erfahrungen hervorgehende Unwahrscheinlichkeit, dass die angenommene Hyper- oder Dysthymisation, abgesehen von der gegebenen Dysharmonie im endokrinen System, noch andere Organveränderungen herbeizuführen vermag als die reaktive Hyperplasie des lymphoiden Gewebes und die nicht seltene, gewöhnlich freilich nicht all zu sehr ausgesprochene Dilatation der linken Herzkammer. So ist es namentlich kaum zweifelhaft, dass Rodler-Zipkin nicht berechtigt war, die bei der Sektion eines 10 Monate alten Kindes mit angeblichem Status thymico-lymphaticus bei hochgradiger Hypoplasie des Nebennierenmarkes gefundene schwere Verfettung der Leber und Nieren auf eine Autointoxikation infolge der abnormen Konstitution zurückzuführen.

Dass von dem Thymus toxische Wirkungen ausgehen, scheinen mir namentlich auch die Implantationsversuche zu lehren, die nach mir selbst Nordmann, Klose und ausser anderen vor allem Bircher angestellt haben. Nordmann sah nach intraperitonealer Thymusimplantation Intoxikationserscheinungen, die er auf die Resorption des Implantates bezieht. Bircher implantierte intraperitoneal lebensfrischen hyperplastischen Thymus von Kropfleidenden und beobachtete danach bei den Versuchshunden regelmässig Tachykardie, Schwellung der Schilddrüse und, „soweit man bei Hunden davon sprechen kann", wechselnd starken Exophthalmus. Machte er diesen Hunden eine Thyreoidektomie, so gingen die Tiere innerhalb zwei bis acht Tagen unter Intoxikationserscheinungen zugrunde. Indem Matti auch noch an die Angabe Capelles erinnert, dass Thymusverabreichung bei Basedowkranken erfolglos oder oftmals sogar schädlich ist, meint er, man könne, ohne den Boden einer angemessenen Kritik zu verlassen, behaupten, dass die Lehre von der Hyper- und Dysthymisation nicht mehr der experimentellen Stütze entbehre, und man könne allen Ernstes an die Möglichkeit eines thymotoxischen „Thymusherzens" denken, von dem ich früher gesprochen habe. Ferner ist auch Evoli auf Grund seiner Versuchsergebnisse der Ansicht, dass das spezifische Thymussekret eine depressive Wirkung auf die Nervenzentren besonders des Herzens und auch der Atmung ausübe und dadurch den Tod bedingen könne. Biedl hingegen kommt zu dem Schlusse, dass ein Wirkungseffekt des Thymushormons im Sinne eines Antagonismus gegenüber dem Sekret des Adrenalsystems noch keineswegs bewiesen sei, zumal der erhöhte Vagustonus sich auch aus einer herabgesetzten Adrenalinproduktion allein erklären lasse. Dass wir unbedingt Sicheres über die Wirkung des Thymushormons nicht wissen, steht ja fest und ist wie oft von mir selbst, auch von Hammar eben erst wieder betont worden. Aber muss man deshalb die Lehre von der Hyper- und Dysthymisation überhaupt verwerfen?

Christeller dürfte darin freilich recht haben, dass die Autointoxikationstheorie, die annimmt, dass vom Thymus ausgehende quantitativ oder qualitativ abnorme Sekretionsprodukte eine zum Tode führende Stoffwechselstörung hervorrufen, kein genügendes Anrecht hat, schlechthin als chemische Theorie gewertet zu werden, da sie sich auf eigentlich stoffwechselbiologische Tatsachen nicht stützen kann, vielmehr nach ihrem Beweismaterial eine anatomisch-morphologische Theorie ist. Die Annahme eines Todes durch Hyper- oder Dysthymisation bleibt vorerst immer eine indirekte, weil stets die Ausschliessung aller anderen Todesmöglichkeiten erforderlich ist. Übt man aber strengste Kritik im Sinne Lubarschs, so bieten doch Befunde, die auf eine Störung im endokrinen System hinweisen, eine auf sie aller Wahrscheinlichkeit nach zu beziehende Hyperplasie des lymphoiden Gewebes, eine Herzdilatation neben dem abnorm grossen Thymus mancherlei prächtige Anhaltspunkte für die Berechtigung jener Annahme.

Hat nun aber die Annahme einer krankhaften Wirkung des Thymus, wie sie mit mir auch von Wiesel, Hornowski, Schridde, Klose ausser vielen anderen Autoren vertreten worden ist, eine Stütze in dem anatomischen Befunde des Organes selbst ausser seiner für das Lebensalter abnormen Grösse, die aber nicht einmal vorhanden zu sein braucht? Diese Frage ist fast zu verneinen. Denn auf Grund meiner ausgedehnten mikroskopischen Untersuchungen an hyperplastischen Thymen kann ich nur immer wieder versichern, dass ein streng gesetzmässiges Verhalten nicht nachweisbar ist sowohl was das Verhältnis zwischen Rinde und Mark als den Befund an den Hassallschen Körperchen anbelangt, wie denn auch Untersuchungen von Perez-Montaut und Poensgen in dieser Hinsicht ein negatives Ergebnis gehabt haben. Die Erklärung dieses wechselvollen Verhaltens des Thymus habe ich in der von Fall zu Fall verschiedenen Konstellation des endokrinen Systems und der von ihr abhängigen wechselnden Reaktion des lymphoiden Gewebes auch im Thymus zu suchen geglaubt. Der sogenannten Markhyperplasie, auf die Schridde so grosses Gewicht legt, bin auch ich freilich sehr oft begegnet, weshalb ich sie auch mit Schridde, Wiesel, Klose, Hornowsky, um wieder nur einige Namen zu nennen, besonders bemerkenswert gefunden habe. Es ist auch kaum ein Fall von sogenanntem Thymustod veröffentlicht worden, in dem sie nicht gefunden worden wäre. Nun stellt aber, wie bereits erwähnt wurde Hammar neuerdings die Bedeutung dieses für charakteristisch und wichtig gehaltenen Befundes entschieden in Abrede. Nach seinen Thymusuntersuchungen in Fällen von Thymustod spielt die Markhyperplasie keine Rolle. Das Strukturbild des Thymus kann in dieser oder jener Richtung verschoben sein und es entbehrt diese Verschiebung sowohl der Gesetzmässigkeit wie irgendwelcher Bedeutung, da sie sich in ganz gleicher Weise auch sonst findet und ausserdem sich im Rahmen der Norm bewegt. Hammar meint, mit der Markhyperplasie habe man wahrscheinlich nicht die absolute Markmenge sondern nur einen niedrigen Rinden-Mark-Index festgestellt, wie er beim Erwachsenen schon normalerweise vorhanden sei. Bei Kindern lege er zunächst den Verdacht einer stattgehabten akzidentellen Involution nahe, unter keinen Umständen aber besage der Index etwas über die tatsächliche absolute Menge des Markes. „Der Thymusmorphologie nach zu urteilen", so folgert Hammar, „existiert in diesem Sinne keine Mors thymica; die Bestrebungen, für die bisher derart rubrizierten Todesfälle eine anatomische Unterlage herauszufinden, haben in Zukunft in erster Linie andere Organe des Körpers — vor allem innersekretorische Organe — als die Thymus ins Auge zu fassen."

Hierfür bieten das geeignete Material die Fälle von plötzlichem Tod Erwachsener Thymikolymphatiker, auf die ich nunmehr zu sprechen komme. Die mechanische Druckwirkung des Thymus verliert hier ihre Bedeutung und alle Organe sollten ihren entsprechenden Zustand der Reife aufweisen, so dass sich besondere Befunde an ihnen besser als bei Kindern beurteilen lassen. Namentlich hat aber die ganze Pathologie ein anderes Gesicht bekommen, und lässt sich hinsichtlich der Erklärung eines plötzlichen Todes zweifellos besser beurteilen als die des hinfälligeren Kindes.

Die Kasuistik der plötzlichen Todesfälle Erwachsener ist im Laufe der Jahre eine ziemlich beträchtliche geworden. Immer wieder hat man sich vor ein dunkles Rätsel gestellt gesehen, dessen Lösung die grössten Schwierigkeiten bereitet. Denn mit einem einfachen Hinweis auf die Bedeutung einer abnormen individuellen Konstitution ist es natürlich nicht getan, eine besondere Labilität des Herzens will erklärt sein, die Annahme gewisser Störungen der inneren Sekretion kann sich nicht allein auf abnorme morphologische Befunde stützen sondern bedarf eines exakten Belegs in funktioneller Hinsicht. Am bemerkenswertesten sind die Fälle plötzlichen Todes noch jugendlicher Erwachsener aus scheinbar vollster Gesundheit heraus, wo es sich um kräftige, ja zuweilen besonders gut entwickelte, in gutem Ernährungszustand befindliche Individuen, meist junge Männer, handelt und bei denen man ausser dem grossen Thymus und stark entwickelten lymphatischen Apparat als Kennzeichen eines mutmasslichen Status thymico-lymphaticus höchstens noch ein an sich nicht sehr erhebliches auslösendes Moment wie plötzliche Erregung des zentralen und peripheren Nervensystems zur Erklärung des Todes heranziehen kann. Während aber in manchen Fällen plötzlichen Todes, wie z. B. bei Überraschung bei unerlaubtem Koitus,

nach stärkerem Alkoholgenuss, bei Sprung ins Wasser, bei jungen weiblichen Personen während der Menstruation usw. immerhin ein gewisser,
allerdings ganz unbefriedigender Anhalt für eine Erklärung gegeben ist,
fehlt ein solcher in anderen Fällen.

Solche Beobachtungen hat man schon zu Friedenszeiten namentlich
bei jungen Soldaten gemacht, worüber Wiener Militärärzte wie Brosch
und Miloslavich in erster Linie berichtet haben. Im grossen Weltkrieg hat man dann ähnliche Erfahrungen sammeln können, wie besonders aus Mitteilungen Benekes, Buschs und Aschoffs sich ergibt.
Beneke sucht eine Erklärung in dem Lipoidmangel der Nebennierenrinde, wie ihn freilich andere Pathologen nicht gefunden haben, Busch
aber bekennt sich zur Lehre von der Hyperthymisation, die auch
Aschoff gelten lässt, in dessen Betrachtungen mir besonders beachtenswert der Hinweis auf den grossen Wechsel der die abnorme Thymusgrösse begleitenden Schwellung des lymphatischen Apparates und anderer
Organanomalien erscheint.

Aschoff zählt unter 21 Fällen von Status thymico-lymphaticus aus den Protokollen der Armee- und beratenden Pathologen, bei
denen das Thymusgewicht genau angegeben ist, nicht weniger als acht,
wo der Tod ohne jede Veranlassung auf der Strasse, im Bett oder sonst
im Liegen, beim Romanlesen, beim morgendlichen Aufstehen eingetreten
war. In anderen Fällen gingen dem Tode Zeichen von „Asthma", Atem-
beschwerden, nervöser Erregtheit vorauf, während ein äusserer Anlass
wiederum fehlt, in noch anderen trat der Tod zwar während des militärischen Dienstes ein, es war aber die körperliche Anstrengung keine
nennenswerte gewesen. In einzelnen Fällen lehnt es Aschoff ab, die
Konstitutionsanomalie für den plötzlichen Tod verantwortlich zu machen.
Die Kritik Aschoffs an allen diesen Fällen bezieht sich vor allem auf
das Verhalten des Thymus. Zahlenmässig wird nachgewiesen, dass dieses
Organ in fast allen Fällen abnorm gross war, neben die Bestimmung
des Organgewichtes tritt die wichtigere mikroskopische des wirklich
funktionierenden spezifischen Parenchyms, das gerade in jenen Fällen
ohne Beeinträchtigung durch Involution sich fand, in denen allein der
Thymusbefund den Tod zu erklären vermochte. Man wird also anerkennen müssen, dass Aschoffs vorsichtiges Urteil, es komme dem auch
mikroskopisch festgestellten Status thymicus eine wichtige symptomatische
Bedeutung zu, der sicheren Grundlage nicht entbehrt. Auch Aschoff
hat keine gesetzmässigen Beziehungen zwischen Status thymico-lymphaticus und Hypoplasie der Nebennieren feststellen können, wie hier
schon im Hinblick auf spätere Ausführungen erwähnt sei.

Besonders erwähnt werden soll schliesslich noch, dass namentlich
auch bei Geisteskranken plötzliche Todesfälle öfters vorzukommen
scheinen, zu deren Erklärung der Status thymico-lymphaticus herangezogen worden ist. Zwei von Fankhauser erwähnte Fälle sind
freilich sehr anfechtbar. In dem einen handelte es sich um einen 46jähr.
Mann mit Dementia praecox, bei dessen Sektion sich zwar kein Thymusgewebe (es muss natürlich heissen: ein stark rückgebildeter Thymus),
wohl aber eine Schwellung des lymphatischen Apparates besonders in
Milz und Darm, ausserdem ein abnorm hohes (1555 g) Hirngewicht,
eine leichte exzentrische Hypertrophie des linken Herzventrikels und

leichte Verfettung des Myokards fand. Im zweiten einen 70jähr. Mann betreffenden Falle bestand ein Fettherz, Stauung in den Unterleibsorganen, starke Schwellung der Follikel im Darm. Beidemal ist die Berechtigung der Annahme eines Status lymphaticus ebenso zweifelhaft wie seine Heranziehung zur Erklärung des plötzlichen Todes nicht unbedingt notwendig erscheint. Die Mitteilung v. Klebelsbergs hingegen ist beachtenswert. In 10 Fällen plötzlichen Todes bei Geisteskranken, die unter der klinischen Diagnose Dementia praecox und Epilepsie geführt worden waren, deckte die Sektion keinen anderen Befund auf als einen grossen Thymus, Enge des Aortensystems, Hypoplasie der Nebennieren, grosses Hirngewicht, Bildungsanomalien einzelner Organe. Zwar ist in keinem Falle das Gewicht des Thymus genau bestimmt worden, aber der regelmässige Befund der aufgezählten Anomalien in wechselnder Zahl und Kombination vermag in der Tat der anatomischen Diagnose „grosser Thymus" Bedeutung auch ohne dies zu verleihen, sofern man nicht mit einer groben Täuschung über den Parenchymwert des Organs rechnen will. Der Befund eines Status thymico-lymphaticus bei plötzlich verstorbenen Epileptikern entspricht älteren Beobachtungen besonders Antons und Vollands und gewinnt Interesse nicht nur durch die Feststellung der Hirnhypertrophie sondern namentlich auch durch den Hinweis auf die durch die epileptischen Krämpfe bedingte Erschöpfung des chromaffinen Systems bei hypoplastischen Nebennieren. Im Hinblick auf die Angaben Bartels über Gliom bei Status thymico-lymphaticus beschreibt v. Klebelsberg noch besonders den Befund von multiplen Ependymtumoren bei einem 17jährigen manisch-depressiven und plötzlich verstorbenen Mädchen mit Status thymico-lymphaticus. Es besagt aber dieser Fall wohl nicht viel.

Auf einige Einzelheiten ist nun noch etwas näher einzugehen.

Schon vor Hammars Aufforderung, dem Einfluss anderer endokriner Organe als dem des Thymus bei der Erklärung plötzlicher Todesfälle Aufmerksamkeit zu schenken, ist man sich sehr wohl der Bedeutung schwer erforschbarer Korrelationsstörungen im endokrinen System bewusst gewesen. Hammar selbst denkt an die Möglichkeit einer Schilddrüsenwirkung. Er kann aber keine anderen Gründe für sie angeben als die Tatsache, dass auch beim Morb. Bas. plötzliche, meist auf Thymuswirkung zurückgeführte, Todesfälle vorkommen, die vielleicht der Schilddrüse zur Last zu legen wären, und den Hinweis auf Soli, der in Fällen von Status thymico-lymphaticus Schilddrüsenveränderungen vom Charakter einer herdförmigen interstitiellen Thyreoiditis mit kleinen kolloidarmen oder -freien Follikeln beschreibt. Dass diese Befunde durchaus nichts beweisen, ist klar.

Anders steht es um die Insuffizienz des chromaffinen Systems, auf die Wiesel das grösste Gewicht legt. Es kann, wie aus den zahlreichen Angaben in der Literatur hervorgeht, als erwiesen gelten, dass eine Hypoplasie des chromaffinen Gewebes zu einem sehr häufigen, wie Wiesel annimmt, sogar konstanten Befunde beim Status thymico-lymphaticus bzw. hypoplasticus gehört. Auch Landau hat bei hypoplastischer Konstitution gefunden, dass die Nebennieren gewisse infantile Merkmale insbesondere in der Entwicklung der Rindensubstanz aufweisen können. Meyer sah Hypoplasie der Nebennieren bei plötzlichem Tode, ebenso Müller weist auf ihre grosse Bedeutung hin. Man denkt sich zumeist die Wirkung des Adrenalsystems mit der des Thymus in engstem Zusammenhange auch unter pathologischen Bedingungen und nimmt an, dass bei letzteren die wechselseitige Ausbalancierung der hyper- und hypotonisierenden Wirkung gestört sei. Aus irgendwelchem Grunde, so führt Wiesel aus, könne es zu einem mehr oder weniger erheblichen Überwiegen der Sympathikusinnervation oder des Vagustonus kommen, das nicht nur die charakteristischen Anfälle von sog. Thymusasthma bei Kindern auszulösen sondern namentlich auch zu plötzlichem Tode zu führen vermöge. Die Ursache für den plötzlichen Tod wäre dann in einer Hyperthymisation zu suchen, bedingt durch Insuffizienz des Adrenalsystems. Für diese Annahme können die Versuchsergebnisse Adlers und Yokoyamas sprechen, aus denen die Ausschwemmung von Adrenalin ins Blut bei erhöhter Thymuswirkung hervorgeht. Ihre Ausbalancierung ist natürlich nur möglich bei leistungsfähigem chromaffinen System, sie muss versagen, wenn es hypoplastisch ist und gar noch bei körperlicher Anstrengung oder bei der Narkose, wie es Schur und Wiesel sowie Ingier und Schmorl wahrscheinlich gemacht haben, besonders hohe Ansprüche an es gestellt werden. Der Narkosentod der Thymiko-Lymphatiker findet hiermit eine annehmbare Erklärung. Hornowski hat über ihn eingehende Untersuchungen mit folgendem Ergebnis angestellt. Das Chloroform regt das chromaffine System zu vermehrter Lieferung des tonisierenden Adrenalins bis zu seinem völligen Erschöpfen an, das jedoch nicht plötzlich sondern nur bei länger dauernder und namentlich bei mehrmals sich schnell wiederholender Wirkung eintritt. Besonders verhängnisvoll ist diese Chloroformwirkung bei hypoplastischem Adrenalsystem oder bei gleichzeitiger starker Reizung des sympathischen Nervensystems. So konnte Hornowski eine ganze Anzahl postoperativer Todesfälle durch den Nachweis einer Hypoplasie oder Hypochromaffinosis des Nebennierenmarkes aufklären. Wie Wiesel bemerkt, können aber auch Infektionen, Intoxikationen, nach Bauer auch chemische Giftwirkungen wie die des Salvarsans das Adrenalsystem erschöpfen, und also Beobachtungen wie die Schriddes und Rindfleischs erklären, doch sind hierüber im Einzelfalle die sorgfältigsten Untersuchungen nötig. So können natürlich die von Miloslavich bei Status hypoplasticus gefundenen Form- und Lageanomalien der Nebennieren bei sonst guter Entwicklung hier nicht herangezogen werden, ebensowenig die Hypoplasien der Nebennierenrinde, die Landau gesehen hat. Auch sonst kommen schwer zu deutende Fälle vor. So fand Hornowski bei einem plötzlich verstorbenen Soldaten einen Status thymico-lymphaticus mit 29 g schwerem Thymus, Aorta angusta, aber im Gegensatz zu anderen Beobachtungen gut entwickelten, an chromaffinen Elementen reichen Nebennieren. Der Thymus bot mikroskopisch das Bild der Markhyperplasie mit eigenartigen epithelialen Schläuchen, stellenweise Rückbildungserscheinungen. Als Todesursache nimmt auch in diesem Falle Hornowski eine Hyperthymisation des Organismus an, und da er selbst eingehende Beweise für das Bestehen eines Antagonismus zwischen Thymus und chromaffinem System anführt, so glaubt er die gute Ausbildung des letzteren trotz des grossen

Thymus nicht anders als aus einer sekundären Wucherung der tubulösen Thymusepithelien erklären zu können.

Es wäre aber auch denkbar, dass in manchen Fällen von plötzlichem Tod Bedingungen vorliegen, die eine Hypoplasie des chromaffinen Gewebes nicht unbedingt notwendig erscheinen lassen. Denken wir doch einmal an die Bedeutung der Muskelarbeit und körperlichen Anstrengung, auf die Hart mehrfach hingewiesen hat, und die mit ihr verbundene grössere Beanspruchung des tonisierenden Hormons, andererseits an die von Parisot gefundene Tatsache, dass die Thymusfunktion immer Neigung zum Überwiegen über die Adrenalfunktion zeigt, was auch in den Versuchen Yokoyamas zum Ausdrucke kommt. Ausserdem muss man immer damit rechnen, dass die Korrelation im endokrinen System in jedem Einzelfalle eine andere und oft nicht übersehbare sein kann und auch sonst Einflüsse wie beispielsweise der eines hypoplastischen Gefässsystems im Spiele sind. Es würde dann aus Beobachtungen wie der Hornowskis sich lediglich die allerdings bemerkenswerte Feststellung ergeben, dass eine Hypoplasie des chromaffinen Gewebes doch nicht zu einer so gesetzmässigen Teilerscheinung des Status thymico-lymphaticus gehört, wie Wiesel es annimmt.

Nach meinen eigenen Erfahrungen kann von einer solchen Gesetzmässigkeit jedenfalls keine Rede sein und ich halte den bindenden Beweis vor allem dafür nicht für erbracht, dass man nach einem unterschiedlichen Verhalten des chromaffinen Systems eine scharfe Trennung zwischen dem Status thymico-lymphaticus und einem Status lymphaticus vornehmen könne. Auch Thomas weist gegenüber den Angaben von Hedinger und Wiesel darauf hin, dass ihre Folgerungen bei der wechselnden Ausdehnung der Marksubstanz in der kindlichen Nebenniere sehr unsichere sind und man namentlich beim Status thymico-lymphaticus nicht nur gelegentlich ein recht gutes sondern sogar zweifellos hypertrophisches Nebennierenmark antreffen kann. Thomas gibt die Abbildung eines solchen hypertrophischen Markes, dessen Zellen von ausserordentlicher Grösse sind und an Leberzellen erinnern. Er sowohl wie Hohlfeld verweisen ferner auf die Feststellungen Schmorls und Ingiers. Diese konnten bei ihren umfangreichen Untersuchungen über den Adrenalingehalt der Nebennieren die Angaben über eine Hypoplasie des chromaffinen Systems beim Status thymico-lymphaticus nicht bestätigen. Bei 7 einschlägigen Fällen fanden sie für das Adrenalin der Nebennieren einen Durchschnittswert, der nur wenig unter dem Normalwert gelegen war. Zwar zeigten vier Fälle eine unter dem normalen Durchschnittswert gelegene Adrenalinmenge, aber die Abweichung war nur eine sehr geringe und gerade bei zwei Fällen, in denen der Tod plötzlich eingetreten war, war die Adrenalinmenge sogar abnorm hoch. Der eine Fall betrifft einen leicht imbezillen während eines Spazierganges plötzlich verstorbenen 17 jährigen jungen Mann, bei dessen Sektion ausser dem abnorm grossen Thymus und allgemeiner Schwellung des lymphatischen Apparates eine Hypoplasie des Herzens und der Aorta gefunden wurde. Die Nebennieren waren etwas klein, besassen aber verhältnismässig viel Mark und wiesen einen Adrenalingehalt von 8,75 mg auf. Bei dem zweiten Falle handelte es sich um einen 16 jährigen schwächlichen Lehrling, der nach in Narkose vorgenommener Exstirpation hyperplastischer Halslymphdrüsen unter den Erscheinungen des Atemstillstandes verstorben war; hier fand sich gleichfalls ein typischer Status thymico-lymphaticus und in den normal grossen Nebennieren ein Adrenalingehalt von 5,4 mg. Schmorl und Ingier ziehen namentlich aus diesen beiden Beobachtungen den Schluss, dass mindestens nicht bei allen Fällen plötzlichen Todes ein Versagen des chromaffinen Gewebes vorliegt, wie es, Wiesel nach seiner oft zitierten Beobachtung angenommen hat.

Auch Pfaundler hält die Wieselsche Lehre für nicht genügend gestützt. Abgesehen von dem keineswegs gesetzmässigen Vorkommen der Hypoplasie des chromaffinen Systems beim Status thymico-lymphaticus, sei nicht zu vergessen, dass ein Organ von abnormer Grösse keinen abnormen Parenchymwert und ein Organ von abnormer Masse keine abnorme Funktion zu haben brauche, dass es ferner bei Systemen, die sich aus zerstreuten Gewebsherden zusammensetzen, oft schwierig und selbst unmöglich sei, die Gesamtmasse richtig abzuschätzen. Mit letzterem Hinweise nimmt Pfaundler den bereits von Lubarsch gemachten Einwand auf, dass sich einer sicheren quantitativen Wertung des gesamten chromaffinen Systems unüberwindliche Schwierigkeiten entgegenstellen. Es muss aber darauf verwiesen werden, dass auch die Beurteilung der Nebennieren selbst keine leichte ist, bestätigen doch Schmorl und Ingier durchaus die Angabe Aschoffs und Cohns, dass es nicht leicht ist, exakte Angaben über die Menge des Nebennierenmarkes zu machen, weil das letztere unregelmässig in dem Organ verteilt ist und exakte Messungen und Wägungen nicht durchführbar sind.

Von besonderer Bedeutung sind die Angaben Mattis. Er fand bei Hunden nach Thymektomie eine deutliche Hypertrophie des Nebennierenmarkes und eine ausgedehntere und intensivere Chromierbarkeit seiner Elemente, dagegen bei zwei zufällig beobachteten Hunden mit hochgradiger Thymushyperplasie ein nur mangelhaft entwickeltes Nebennierenmark. Er schloss daraus, dass die Hypertrophie des Nebennierenmarkes vom Ausfall der Thymusfunktion abhängig sei und dass man bei Hyperplasie des Thymus ein hypoplastisches Nebennierenmark erwarten müsse. Auch Klose sah bei seinen thymektomierten Hunden eine stellenweise Gruppierung der Markzellen zu deutlich umschriebenen, epithelähnlichen Zellsträngen, wie sie Stoerk und v. Haberer als morphologisches Kennzeichen der Hypertrophie des Nebennierenmarkes beschrieben haben, auf die sich auch Matti bezogen hat, ausserdem aber auch eine wabige, wahrscheinlich durch grösseren Lipoidgehalt bedingte, Aufquellung der Zellen der inneren Rindenschicht. Klose meint, nach Thymusexstirpation scheine eine Hypertrophie der chromaffinen Zellen als eine gesetzmässige Reaktion der zwischen Thymus und Adrenalsystem bestehenden hemmenden, depressorischen Einflüsse einzutreten. Den in diesen Versuchsergebnissen liegenden Widerspruch zu Hedingers Befunden, der bei Neugeborenen mit Thymushyperplasie ein normales, ja stark entwickeltes Nebennierenmark feststellte, erklärt Matti für einen nur scheinbaren. Hedingers Angaben beträfen nur Neugeborene oder wenige Tage alte Säuglinge, bei denen der Thymus ähnlich, wie man es für die Schilddrüse annehmen müsse, noch nicht seine spezifische Wirkung voll entfaltet habe, so dass ein morphologischer Ausdruck der Korrelationen im endokrinen System sich noch nicht habe ausbilden können. Im Einklang mit dieser Ansicht stehe die Feststellung Svehlas, dass die den Blutdruck und die Pulsfrequenz beeinflussenden Stoffe in den Extrakten innersekretorischer Organe bei Feten noch nicht nachweisbar sind sondern erst im postfetalen Leben auftreten. Es mag dahin gestellt bleiben, ob man in dieser Hinsicht den Thymus ohne weiteres mit der Schilddrüse auf eine Stufe stellen kann, weil ja ersterer bei der Mutter sich normalerweise nur in einem stark zurückgebildeten und demgemäss wohl nur wenig energisch funktionierenden Zustande findet im Gegensatz zu der voll entwickelten und selbst vergrösserten Schilddrüse.

Mattis Bestreben, seine Versuchsergebnisse in Einklang mit den Angaben Hedingers zu bringen, berührt einen sehr wunden Punkt der Lehre vom Status thymico-lymphaticus. Hedingers Behauptung nämlich, dass beim reinen Status thymicus das chromaffine System makro- und mikroskopisch sich völlig normal verhalte, ja sogar die Rindensubstanz der Nebennieren besonders gut entwickelt sei, gilt seit Wiesels Referat als eine grundlegende Feststellung, die ermögliche und dazu zwinge, in dem Status thymicus einerseits und dem Status lymphaticus bzw. thymico-lymphaticus andererseits zwei sehr verschiedene Zustände zu sehen. Diese Behauptung erscheint bis heute nicht genügend erhärtet. So wenig der Befund einer Hypoplasie des chromaffinen Gewebes beim Status thymico-lymphaticus ein gesetzmässiger ist, ebensowenig ist bisher der Beweis erbracht, dass die reine Thymushyperplasie nichts mit jener Konstitutionsanomalie zu tun hat und insbesondere sich von ihr durch den normalen Nebennierenbefund oder eine Hyperplasie der Rinde unterscheide. Hornowski kommt beispielsweise auf Grund von Untersuchungen der Drüsen mit innerer Sekretion in einem Falle von Status lymphaticus, drei Fällen von Status thymicus und vier Fällen von Status thymico-lymphaticus zu einem wesentlich anderen Ergebnis, das folgendermassen lautet: 1. Als ein charakteristisches Zeichen für den Status lymphaticus kann eine chronische Hypertrophie der Lymphdrüsen, frühzeitige Involution des Thymus und gut entwickelte Marksubstanz der Nebennieren gelten; 2. als charakteristisches Zeichen für den Status thymicus gilt eine Hyperplasie des Thymus mit Vorwiegen epithelialer Elemente, Hypoplasie der Marksubstanz der Nebennieren und eine kleine Zahl eosinophiler Zellen in den Drüsen mit innerer Sekretion; die Lymphdrüsen sind nicht vergrössert; 3. als charakteristische Zeichen für den Status thymico-lymphaticus gelten: kongenitale Anomalien im Körperbau, chronische Veränderungen in den Lymphdrüsen, Hypertrophie des Thymus mit Überwiegen der Lymphozyten über die epithelialen Elemente, breite und gut entwickelte Marksubstanz der Nebennieren, vergrösserte Zahl der eosinophilen Zellen in den Drüsen mit innerer Sekretion und in den Lymphdrüsen; 4. zwischen dem Status thymicus und thymico-lymphaticus kommen vielerlei Übergangsstufen vor und es ist mitunter schwer, manche Formen mit Bestimmtheit zur ersten oder zur zweiten Gruppe zu zählen. Was die Nebennieren anbelangt, so behauptet also Hornowski etwa das Gegenteil der Angaben Hedingers und

Wiesels. Wichtig erscheint besonders sein letzter Satz, der den Tatsachen durchaus gerecht werden dürfte und ein bemerkenswertes Streiflicht auf die Inkonstanz des Befundes am lymphatischen Apparat bei Thymushyperplasie wirft, die sich neuerdings erst wieder aus Aschoffs Erörterungen ergibt.

Auch die von Beneke bei Soldaten mit Status thymicus beobachtete Schmalheit der Nebennierenrinde mit Lipoidarmut ist offenbar keine gesetzmässige Begleiterscheinung oder gar Grundlage der Konstitutionsanomalie, denn einmal ist sie auch ohne diese häufig beobachtet worden (Aschoff, Beitzke) und andererseits hat sie bei sicheren Fällen von Status thymico-lymphaticus gefehlt (Aschoff, Busch).

Im korrelativen Verhalten von Thymus und Nebennieren allein braucht aber nicht das für die Erklärung plötzlicher Todesfälle ausschlaggebende Moment zu liegen, vielmehr könnte jede Störung im endokrinen System unter bestimmten Verhältnissen bedeutsam werden. So meint Hering bei Begründung der Ansicht, dass beim Status thymico-lymphaticus der plötzliche Tod auf Herzkammerflimmern zurückzuführen sei (Minutentod), zur Erklärung genüge nicht die Annahme einer thymogenen Autointoxikation, vielmehr müsse man das Hauptgewicht auf eine abnorme Überempfindlichkeit bei abnormer „zellular-humoraler Korrelation" gegen mannigfache Reize legen, ohne dass sich das Wesen dieser Überempfindlichkeit zunächst genauer bestimmen liesse. Namentlich hält Hering es für möglich, dass der plötzliche Chloroformtod durch Herzkammerflimmern bei abnormer Konstitution zu erklären sei, weil er bei Hunden experimentell durch Chloroformnarkose Herzkammerflimmern erzeugen konnte.

Meinhold hat sich auf diese Ansicht Herings bezogen bei dem Versuch, den plötzlichen Tod eines jungen Soldaten nach Anwendung von primärem Wechselstrom zu erklären. Der Soldat hatte klinisch deutliche Übererregbarkeit seines Nervensystems gezeigt und bei der Sektion fand sich ein ausgesprochener Status thymico-lymphaticus mit Markhyperplasie des Thymus. Auch in einem von Meyer beschriebenen Falle war bei einem 26jährigen Soldaten plötzlich der Tod während elektrotherapeutischer Behandlung eingetreten und liess sich nur erklären durch den Befund eines 42 g schweren Thymus mit starker Markhyperplasie, Schwellung der Gaumenmandeln, Zungengrundfollikel und Lymphknötchen des Darmes neben ausgesprochener Hypoplasie der Nebennierenmarkes. Bauer erwähnt ferner den plötzlichen Tod eines kräftigen und blühend aussehenden jungen Mädchens einen Tag nach der letzten wegen Okzipitalneuralgie vorgenommenen Galvanisation, bei dessen Sektion sich ein schwerer Status thymico-lymphaticus bzw. hypoplasticus fand. Leider enthält die kurze Angabe des Sektionsbefundes keine Hinweise auf das Verhalten der Nebennieren, das in diesem Falle deshalb besonders interessieren würde, weil das Mädchen einige Tage vorher eine anstrengende, 9stündige Fusspartie gemacht hatte. Eine von Aschoff endlich angeführte Beobachtung gehört wahrscheinlich gleichfalls hierher. Ein 20jähriger Soldat war auf Horchposten umzingelt worden, hatte sich gerettet, war aber seitdem aphonisch. Als er im Lazarett mit Elektrizität behandelt werden sollte, starb er plötzlich beim ersten Aufsetzen der Elektroden auf Brust und rechtes Schulterblatt. Bei der

Sektion fand sich grosser Thymus („Thymus persistens"), geringe Hyperplasie des lymphatischen Apparates, eitrige Entzündung der Gallenblase
mit weichem Milztumor, stark gefüllter Magen. Die Entzündung der
Gallenblase bezeichnet Aschoff als konkurrierende Todesursache, was
den Wert der Beobachtung für die Deutung der Fälle plötzlichen Todes
wesentlich beeinflusst. Im übrigen mag im Anschluss an diese Mitteilungen darauf hingewiesen werden, dass die Neigung besteht, auch
bei Starkstromschädigungen eine besonders hohe Empfindlichkeit bestimmter Individuen anzunehmen (Meissner). Auffallend häufig soll
bei durch Starkstrom Getöteten ein Status thymico-lymphaticus gefunden
werden. Aber natürlich sind Fälle, wie der Nippes, wo ein Herzfehler
bestand, für unsere Betrachtungen ohne Bedeutung.

Das grösste Gewicht legt Aschoff in letzterwähntem Falle auf die
starke Füllung des Magens, indem er auf die durch die Verdauungsperiode
gegebene „physiologische" Disposition hinweist. Er betont, dass alle
Beobachtungen über die bei frisch Laparotomierten, bei Lungenaffizierten,
nach allzu reichlicher Nahrungsaufnahme auftretenden und nicht selten
tödlichen Schwächezustände es wahrscheinlich machen, dass unmittelbar
wenigstens nach der Mahlzeit die Herztätigkeit durch Beeinflussung der
Zwerchfelltätigkeit oder reflektorisch durch die Vasomotoren ungünstig
belastet wird, was besonders für das labile Herz des Thymiko-lympha-
tikers sehr bedenklich sei. Dasselbe führt Döring aus. Bartel erwähnt in seiner letzten Monographie einen Fall, in dem ein 18 jähriges
Mädchen mit Status thymico-lymphaticus und Enge des arteriellen
Systems bei der gemeinsamen Mahlzeit aus voller Gesundheit plötzlich
verstarb. Ich selbst hatte während des Krieges einen auf Urlaub befindlichen, plötzlich nach einer Geburtstagsmahlzeit verstorbenen Soldaten zu sezieren, bei dem sich ausser der sehr starken Füllung des
Magens (kein Alkohol!) nur noch ein über 30 g schwerer Thymus neben
allgemeiner Hyperplasie des lymphatischen Apparates fand und als
Todesursache annehmen liess. Wie in Bartels Fall musste der besonderen Umstände halber an die Möglichkeit einer Vergiftung gedacht
werden, für die aber weiterhin jeder Anhalt entfiel. Aschoff betont
auch wieder, dass besonders bei den plötzlichen Todesfällen mit Status
thymico-lymphaticus behafteter Individuen im Wasser der gefüllte Magen
eine bedeutsame Rolle spielt. Nebenbei sei hier auf die Feststellung
hingewiesen, dass bei jugendlichen Selbstmördern ausserordentlich häufig
ein Status digestionis gefunden wird.

Über den Narkosen- und postoperativen Tod bei Status thymico-
lymphaticus liegen viele Beobachtungen vor, die dennoch wahrscheinlich
nicht entfernt seiner Häufigkeit entsprechen. Man kennt nun zur
Genüge die geringe Widerstandsfähigkeit besonders gegen das Chloroform bei dieser Konstitutionsanomalie und verzichtet deshalb wohl auf
die einfache Vermehrung der Kasuistik. Bei Kindern sollte die Diagnose
„Narkosetod" nur mit grösster Vorsicht gestellt werden.

Was aber den Narkosentod jugendlich Erwachsener bei Status
thymico-lymphaticus anbelangt, so sind mehrere Fälle neuerdings von
Pathologen während des Krieges gesammelt worden. So berichtet
Beneke über einen Fall von Chloroformtod gleich im Beginn einer
leichten Narkose und weiterhin über zwei Fälle von postoperativem Tod,

deren einer nach Thymektomie bei Morbus Basedowi eintrat. Gerade bei diesem Leiden kommt, wie aus der Literatur zur Genüge hervorgeht, der postoperative Tod besonders häufig vor. Auch zwei Fälle Buschs von plötzlichem Tode bei Status thymico-lymphaticus stellen sich als Narkosentod dar. In dem einen starb der 25jährige Soldat schon nach wenigen Chloroformzügen in tabula, im anderen ein 21jähriger Soldat mehrere Stunden nach einer in leichter Äthernarkose vorgenommenen Herniotomie unter den ausgesprochenen Zeichen der akuten Herzschwäche. Das von Aschoff verarbeitete Material enthält sechs Fälle von plötzlichem Tod bei leichter oder eben einsetzender Chloroformnarkose, wobei 5mal ausgesprochener und 1mal nur angedeuteter Status thymicus, 4mal zugleich mit Hyperplasie des lymphatischen Apparates bestand. In einem weiteren Falle handelte es sich um eine Äthernarkose. Auch aus diesen neueren Erfahrungen geht hervor, dass nicht die Menge des eingeatmeten Chloroforms ausschlaggebend ist. Infolgedessen darf man auch nicht immer an eine Erschöpfung des Adrenalins als nächste Todesursache denken, muss vielmehr auch die Bedeutung der Schockwirkung bei labilem Herzen berücksichtigen. Sind doch sogar Fälle plötzlichen Todes bei einfacher Lokalanästhesie beobachtet worden.

So ergab in einem von Wiemann mitgeteilten Falle plötzlichen Todes nach Lokalanästhesie durch paravertebrale Novokain-Suprarenininjektion am Halse die Sektion zwar dicht neben den Nervi vagi kleine Hämatome, daneben aber auch einen allerdings nicht sehr erheblichen Status thymico-lymphaticus mit Aorta angusta und leichter Erweiterung der linken Herzkammer, so dass also auch hier die unheilvolle Bedeutung der abnormen Konstitution nicht ganz ausser Spiele sein dürfte. Das gilt für die meisten Fälle, bei denen einfache Lokalanästhesie zur Anwendung kam.

Neben der Übererregbarkeit des Nervensystems scheinen auch Arzneimittelwirkungen eine Rolle zu spielen. So beschreiben Rindfleisch und Schridde zwei Fälle von plötzlichem Tode bei Status thymico-lymphaticus nach Salvarsaninjektion. Der eine Fall ist insofern bemerkenswert, als es sich um eine 50jährige Frau mit Gallenblasenkrebs und reichlicher Metastasenbildung handelt, bei der ein 44 g schwerer Thymus neben grossen Tonsillen und Zungenfollikeln bei der Sektion gefunden wurde. Im zweiten Falle aber handelte es sich um einen schweren septischen Scharlach mit eitriger Tonsillitis und allgemeiner Schwellung des lymphatischen Apparates, 23 g schwerem Thymus, grossen Zungenbalgdrüsen, hypertrophischem linken Herzen mit Verdickung des Endokards der Aortenausflussbahn. Die Diagnose stützte sich hier hauptsächlich auf die Markhyperplasie des Thymus und den Herzbefund, aber man kann nicht anerkennen, dass diese Beobachtung völlig einwandfrei sei. Rindfleisch erklärt den Zusammenhang zwischen Salvarsaninjektion und plötzlichem Tod aus dem Zusammentreffen der bei Status thymico-lymphaticus anzunehmenden Hypotonie mit der depressorischen Wirkung des Salvarsans.

Besonders bemerkenswert erscheinen die Mitteilungen Meyers und Rhombergs, aus denen Beziehungen des Status thymico-lymphaticus zum angioneurotischen Ödem (Quincke) sich zu ergeben scheinen. Meyer fand bei einem Soldaten, der an einem nach Typhusschutzimpfung entstandenen Ödem des Halses und des Kehlkopfes erstickt war und schon früher nach Angaben seiner Angehörigen an fliegendem Ödem mit Erstickungsanfällen gelitten hatte, einen Thymus von 33 g mit ausgesprochener Markhyperplasie, Vergrösserung der Gaumenmandeln, Zungengrundfollikel, Schwellung der Lymphknötchen im Darm, allgemeine Lymphdrüsenhyperplasie. In Rhombergs Fall handelt es sich um eine während der Geburt plötzlich aus bestem Wohlbefinden heraus verstorbene Frau, bei deren Sektion ausser grossem Thymus und Hyperplasie des lymphatischen Apparates ein Ödem des Rachens und des Kehlkopfeinganges sich feststellen liess, an dem die Frau aber nicht erstickt war. Die eigentliche Todesursache blieb hier unklar, wurde aber im Rahmen der abnormen Konstitution vermutet. Während im ersteren Falle an der konstitutionellen Natur des Kehlkopfödems kaum zu zweifeln ist, muss im letzteren auch an einen entzündlichen Charakter gedacht werden, da im Abstrich sich Streptokokken fanden, die aber eben so gut einen rein zufälligen Befund darstellen können.

Das Quinckesche angioneurotische Ödem wird von Cassirer, wie schon kurz erwähnt wurde, für verwandt gehalten mit der Epidermolysis bullosa, deren ausgesprochen erblicher Charakter mit Sicherheit auf die Bedeutung der Konstitution hinweist. Es handelt sich dabei um die Übererregbarkeit minderwertiger Organe im Sinne Goldscheiders um eine reizbare Schwäche der Vasomotoren, wie sie bei neuropathischer Konstitution zur Beobachtung kommt. Ihre Kombination mit dem Status thymico-lymphaticus ist uns nicht fremd und zeigt wie andere Erscheinungen, dass beide Konstitutionsanomalien ineinander fliessen ohne scharfe Grenzen.

Unter den Beobachtungen Buschs von plötzlichem Tod bei Status thymico-lymphaticus findet sich auch ein sehr merkwürdiger Fall, der einen sonst gesunden 27 jährigen Soldaten betrifft, der in der Badewanne tot aufgefunden wurde, nachdem er eine offenbar nur geringe Menge von Leuchtgas eingeatmet hatte. Ausser dem 30 g schweren Thymus, der bis auf den Herzbeutel reichte, und einer allgemeinen Hyperplasie des lymphatischen Apparates fand sich in allen Organen flüssiges hellrotes Blut und eine hellrote Farbe der Muskulatur als charakteristisches Merkmal der Kohlenoxydvergiftung, aber spektroskopisch im Blut nur eine geringe Menge von Kohlenoxydhämoglobin, „an der ein sonst normaler Mensch sonst kaum zugrunde geht". Busch nimmt an, dass in diesem Falle von Status thymico-lymphaticus ähnlich wie gegenüber dem Chloroform auch gegen das Kohlenoxyd eine verminderte Resistenz bestand, die zur Erklärung des Todes heranzuziehen sei. Diese Ansicht findet eine gewisse Stütze in der Erfahrung Strassmanns, dass bei Kindern, die anscheinend verhältnismässig früh der Kohlenoxydvergiftung erlegen sind, öfters eine ungewöhnlich grosse Thymusdrüse und Vergrösserung des gesamten lymphatischen Apparates gefunden wird, woraus auch Strassmann auf eine geringere Widerstandsfähigkeit gegenüber dem Kohlenoxyd zu schliessen geneigt ist. Im Hinblick auf den Umstand, dass es sich gewöhnlich um mitten in voller Gesundheit plötzlich verstorbene Individuen handelt, ist ja grosse Vorsicht des Urteils entsprechend den Ausführungen Hammars geboten. Es liegen aber noch andere Anhaltspunkte für die Berechtigung jener Auffassung vor. Zondek beobachtete nämlich nach Leuchtgasvergiftung akut einsetzende Herzdilatation, deren Grad er als Prüfstein für die Leistungsfähigkeit bzw. die Organdisposition ansieht. Sie scheint nämlich bei muskelkräftigen, funktionell voll leistungsfähigen Herzen nur mässig stark und rein tonogener Natur zu sein, während beim weniger leistungsfähigen Herzen infolge verminderter Kontraktionsstärke und Abnahme der elastischen Fähigkeit eine myogene Dilatation hinzukommt. So wäre es also möglich, dass bei der gemutmassten konstitutionellen Hinfälligkeit mancher Individuen gegenüber dem Kohlenoxyd das wichtigste Moment die Labilität des Herzens ist, wie wir ihr immer wieder begegnen. Freilich kann nicht verschwiegen werden, dass auch hier die zellige Infiltration des Myokards von Liebmann als Entzündung gedeutet wird.

Hier sei auch noch einmal auf die Beobachtungen Ceelens, Fahrs, Rieders verwiesen, nach denen man damit rechnen muss, dass wenigstens in einzelnen Fällen dem plötzlichen Herztod eine ganz bestimmte anatomische Läsion des Myokards zugrunde liegt. Die Zukunft muss lehren, welcher Natur die Lymphozytenherde sind. Auch über die etwaige Bedeutung der von Anton besonders hoch bewerteten „Gehirnexpansion" und namentlich die Angaben Laubs über Hirnödem bei plötzlich verstorbenen Thymiko-Lymphatikern, wie es Stoerk auch zur Erklärung rätselhafter Ohnmachtsanfälle heranziehen möchte, sind neue sorgfältige Untersuchungen erforderlich.

Der Status thymico-lymphaticus bei jugendlichen Selbstmördern und Verunglückten.

Wir kommen im Anschluss an die Beobachtungen von plötzlichem Tod hier auf einen besonders wichtigen Punkt zu sprechen. Im Hinblick auf die Befunde am lymphatischen Apparate und Thymus plötzlich oder schnell verstorbener junger Soldaten und die aus ihm gezogenen Folgerungen bedarf die Behauptung einer ernsten Prüfung, es komme ein Status thymico-lymphaticus häufig bei jugendlichen Selbstmördern, aber auch bei jungen, einem Unglücksfall zum Opfer gefallenen Individuen vor und sei in gewisse Beziehungen zu dem plötzlichen Tode zu bringen. Letzteres ist natürlich nur möglich, wenn der abnormen physischen auch eine abnorme psychische Reaktionsweise entspricht, die man dann wenigstens bei einem Teile der Thymikolymphatiker bei Lebzeiten sollte feststellen können. An sich steht dem die Konstitutionslehre nicht entgegen, im Gegenteil, sie betont ausdrücklich, wie es besonders scharf in der Syzygiologie von Kraus zum Ausdruck kommt, aber schon vorher von zahlreichen Klinikern und pathologischen Anatomen betont worden ist, dass unter Konstitution die Gesamtheit der Reaktionsweisen, also der psychischen eben so wie der physischen zu verstehen sei, wobei man sich erstere natürlich an ein anatomisches Substrat gebunden denken muss. Um nicht zu ausführlich zu werden, mag hier der Hinweis auf die umfassenden psychologischen Untersuchungen Kretschmers vom Standpunkte der Konstitutionsforschung aus genügen, die zeigen, dass nicht nur normalerweise sondern in allen Übergängen zu schwersten pathologischen Zuständen Gemütslage, Temperament, geistige Fähigkeiten ganz bestimmten körperlichen Erscheinungsformen entsprechen. Und bemerkenswerterweise macht sich wie bei anderen namhaften Psychiatern wie z. B. bei Kraepelin auch bei Kretschmer die Neigung geltend, die psychische und physische Konstitution in gleicher Weise in Beziehung zur inneren Sekretion, insbesondere der der Keimdrüsen, zu bringen.

Was nun die Befunde von Status thymico-lymphaticus bei Selbstmördern und Verunglückten anbelangt, so hat auf sie zuerst Bartel hingewiesen, dem dann in der Folge zahlreiche Autoren beigetreten sind, unter denen ausser Miloslavich, Siengalewicz, Neste, Culp, Jaffé und Sternberg auch ich selbst die Angaben Bartels bestätigt haben. Soweit genaue Zahlenangaben vorliegen, gibt Pfeifer an, unter seinem grossen Material nur in 23 Fällen einen grossen Thymus, in 13 einen Status lymphaticus und nur in 11 einen Status thymico-lymphaticus gefunden zu haben (im ganzen bei Ausschaltung der älteren Selbstmörder in etwa 19%), doch ist wohl Pfeiffer der Konstitutionsfrage nicht so bewusst nachgegangen wie Bartel und Miloslavich, so dass seine Befunde wie auch die Broschs als nur nebenbei aufgezeichnete gelten können. Hingegen fand Bartel in 36% einen Status thymico-lymphaticus, in 26% einen Status lymphaticus und in weiteren 20% die Teilsymptome beider, während Miloslavichs entsprechende Zahlen sich auf 47% und 21% stellen, wozu dann noch in 8,5% ein grosser Thymus als alleiniger Befund kommt. Ganz neuerdings haben Jaffé und Sternberg berichtet, dass in 29% der von ihnen obduzierten Selbstmordfälle schwere Formen des Status thymico-lymphaticus vorlagen, in weiteren 14% weniger schwere und in 15% nur leicht angedeutete. Ausserdem lagen bei 10% der plötzlich durch äussere Gewalteinwirkung ums Leben gekommenen Individuen höhere Thymuswerte vor, als dem betreffenden Alter entsprochen hätte. Nimmt man hinzu, dass sich vielfach zu diesem von Bartel als geradezu typisch bezeichneten Befunde am Thymus und lymphatischen Apparat noch mehr oder minder häufig und ausgesprochen Bildungsanomalien der mannigfachsten Art gesellen, so kann man die Behauptung verstehen, die Selbstmörder gehörten nach ihrer rein körperlichen Konstitution nicht zu den „Normalmenschen". Und was die Psyche anbelangt, so gilt ja schon seit langem das gleiche und oft schon sind die Selbstmörder als Minderwertige, Degenerierte bezeichnet worden, die allein schon durch den Selbstmord sich als solche zu erkennen geben.

Im Hinblick auf diese angenommene abnorme physisch-psychische Konstitution der Selbstmörder ist es recht bemerkenswert, dass sich jetzt auch die Angaben über einen Status thymico-lymphaticus bei ausgesprochenen Geisteskranken häufen. Solche von Fankhauser, Emerson, Neste stammenden Mitteilungen werden von v. Klebelsberg belegt, der unter 86 Fällen von Dementia praecox 11 mal, bei 19 Epileptikern 7 mal in den Sektionsprotokollen, ohne dass der Konstitutionsfrage besonders nachgegangen wäre, einen Status thymico-lymphaticus verzeichnet fand. Eine Brücke zwischen dem Befund bei Geisteskranken und Selbstmördern lässt sich aber leicht schlagen.

Wie steht es aber mit dem Status thymico-lymphaticus bei einer plötzlichen Gewalteinwirkung, einem Unfall zum Opfer Gefallenen?

Die Bemerkung Hammars, dass die Annahme eines „pathologischen Unglückshabitus" wohl kaum berechtigt sei, entspricht gewiss dem allgemeinen Empfinden. Und doch lässt sich auch das Vorkommen einer in der Konstitution begründeten Unfalldisposition, die nicht nur psychisch-funktionell sich entscheidend äussert sondern auch einen morphologischen Ausdruck findet, nicht kurzerhand ablehnen, wenn man sich den bemerkenswerten psychologischen Betrachtungen Widmers anschliesst. Deren Gedankengang ist folgender: Die Entwicklungsgeschichte ist nichts anderes als ein immer geschickteres und reibungsloseres Vermeidenlernen der tausend Traumen, als welche sich bei näherer Betrachtung alle die Schwierigkeiten ergeben, die den Weg zu den Existenzbedingungen sperren. Unser ganzes Handeln, sei es auch noch so kunstvoll und kompliziert, wurzelt in einer während der Phylogenese stattgehabten Gewöhnung und völlig unbewussten Erfahrung; im blinden, unbelegten Vertrauen auf die latente, phylogenetisch entstandene Geschicklichkeit handeln wir normalerweise. Es ist das eine „Aszendenzsicherheit". Jedes Trauma ist nichts anderes als ein Versagen dieser Automatie, die gestört, behindert oder aufgehoben wurde durch einen Bewusstseinseinspruch manifester oder latenter Art. Es ist also die Einschaltung der Bewusstseinsfaktoren, die das Trauma bedingt, und umgekehrt ist es ihre Ausschaltung, die uns die phylogenetische Sicherheit gewährt. Im Versuch lässt sich zeigen, dass beispielsweise ein unbekanntes Hindernis weit sicherer überwunden wird, als wenn vorher die Aufmerksamkeit auf es gelenkt ist. Es gibt Individuen, die sich bei psychologischer Beobachtung oder im Versuch leicht erkennen lassen, bei denen die phylogenetische Sicherheit öfter versagt; sie sind es, die demgemäss häufiger Unfälle erleiden. Sie sind „Unfallneurotiker", lange ehe der Unfall stattgefunden hat.

Es könnte diese Beeinträchtigung der phylogenetischen Sicherheit beim Status thymico-lymphaticus sogar mit einer morphologischen Anomalie sich in Beziehung bringen lassen, nämlich der Megaenzephalie, von der an anderer Stelle die Rede ist. So macht beispielsweise Culp das abnorm grosse Gehirn beim Status thymico-lymphaticus für tödliche Verkehrsunfälle verantwortlich, indem er sich vorstellt, dass ein Missverhältnis zwischen Hirngrösse und Schädelraum zu plötzlicher Kopflosigkeit führen könne, wenn in der Erregung ein Blutandrang zum Gehirn erfolge und dieses gegen die Schädelkapsel presse. Die Vorstellungen und Versuche Widmers würden mehr auf einen gewissen psychischen, in gewissen Augenblicken sich geltend machenden Infantilismus oder auch Atavismus hinweisen. Ja, wenn man den Vorstellungen Wieners und Goldbergs folgt, so besteht in dieser Hinsicht sogar schon bei Kindern mit Status thymico-lymphaticus eine solche Prädisposition für gewaltsamen Tod. Sie berichten nämlich über mehrere bei einer Panik in einem Breslauer Schulkino ums Leben gekommene Kinder, bei deren Sektion sich ein ausgesprochener Status thymicolymphaticus fand, ebenso übrigens wie klinisch bei schwergeschädigten, aber mit dem Leben davongekommenen Kindern, und meinen, die Träger jener Konstitutionsanomalien seien deshalb besonders gefährdet, weil sie kritischer Lagen nicht so Herr werden können wie normale Menschen.

Der Versuch, in dem Status thymico-lymphaticus einen besonderen, dem Selbstmörder eigenen Konstitutionstyp zu sehen und diesen auch bis zu gewissem Grade unter die ätiologischen Momente des plötzlichen Todes durch Unfall einzureihen, ist somit, wie wir gesehen haben, keineswegs unberechtigt und mit billigem Spott abzutun. Nur fragt es sich, ob er als gelungen gelten darf. Die Entscheidung hierüber wird abhängen von der Feststellung, was wir als „Norm" im Verhalten des Thymus und des lymphatischen Apparates insbesondere gegen das Ende der Körperreife anzusehen haben, und von der strengen Beurteilung der Befunde bei Selbstmördern und Verunglückten nach dieser Norm, wie sie Hammar versucht hat.

Status thymico-lymphaticus und Infektionskrankheiten.

Seitdem wohl erstmalig Friedjung darauf aufmerksam gemacht hat, gilt es bei den Klinikern als eine feststehende Tatsache, dass Individuen mit Status thymico-lymphaticus gegenüber Infektionskrankheiten ein ganz besonderes Verhalten zeigen. Sie findet besonders in Bartels statistischer Verarbeitung eines sorgfältig durchmusterten grossen Sektionsmateriales eine interessante Beleuchtung. Indem Bartel vom Standpunkte der Konstitutions- und Dispositionslehre aus die alten Betrachtungen Rokitanskys über den Antagonismus einzelner Krankheiten wieder aufnimmt, kommt er zu dem Schlusse, dass beim Status hypoplasticus der Organismus im allgemein biologischen Sinne sich gegenüber Infektionen und Intoxikationen allergisch und auch sonst different gegenüber den allgemein gültigen Gesetzen verhalte. Ein Hauptmerkmal der Lymphatiker im engeren Sinne, so führt Bartel aus, ist die gegenüber den normal veranlagten Individuen ausgesprochene Neigung zur Exsudation und das Zurücktreten der proliferativen Entzündung, das letztere Moment nach dem Verhalten gegenüber der Tuberkulose beurteilt. Bei Exsudation finde man eine ganz besonders ausgesprochene „Krankheitsbereitschaft" im jugendlichen Alter, im Gegensatz hierzu in den späten Lebensjahrzehnten ein vollständiges Zurücktreten der akuten Entzündung. Im Hinblick auf die im Immunisierungsexperiment zu beobachtende lymphatische Hyperplasie könne man den Lymphatismus des Menschen mit in der Natur im grossen sich abspielenden Vorgängen eines Immunisierungsprozesses in Verbindung bringen. Man könne als „Immunitätsphasen" deutlich ein Stadium der Überempfindlichkeit — vergleichbar der exsudativen Diathese — und ein darauf folgendes der Resistenz unterscheiden. Im Einklang mit dieser Annahme stehe das gleichsam allergische Verhalten gegenüber der proliferativen Entzündung, besonders der Tuberkulose, beim Individuum mit hypoplastischer Konstitution.

Diese Ansicht stützt sich zunächst auf die Feststellung der ausserordentlichen Hinfälligkeit der Hypoplastiker gegenüber den akuten Infektionskrankheiten, die nach Bartel allerdings später sprunghaft rasch zurücktritt, während beim Säugling eine bisher in ihrem Wesen noch ungeklärte geringe Empfindlichkeit besteht.

In dem bekannten Lehrbuch der Infektionskrankheiten von Jochmann wird die starke Gefährdung lymphatischer Kinder durch akute

Infektionskrankheiten ausdrücklich betont. Insbesondere wird auf den häufigen Befund eines Status thymico-lymphaticus bei an Menningokokken-Meningitis verstorbenen Kindern und jugendlichen Erwachsenen hingewiesen, von dem Westenhöfer auf Grund seiner Erfahrungen während der schlesischen Genickstarreepidemie berichtet hat. Er sah in dem Status thymico-lymphaticus, dessen Häufigkeit in Schlesien er sich teils aus Rasseeigentümlichkeiten, teils aus dem Einfluss besonderer Lebensverhältnisse erklärte, eines der wichtigsten disponierenden Momente zur Genickstarre, das er in der Mehrzahl der Fälle festgestellt zu haben glaubt, ohne sein Wesen freilich tiefer ergründen zu können. Derselben Ansicht wie Westenhöfer ist Brunner. Die gleichen Beobachtungen wie bei der Meningitis meningococcica hat man auch bei der Encephalitis epidemica (lethargica) gemacht. Sie soll nach Villinger, wie es vor ihm schon Oehmig angedeutet hat, sehr wahrscheinlich nur auf dem Boden einer obligaten konstitutionellen Disposition entstehen, die klinisch in den Erscheinungen des „Lymphatismus“, einer Übererregbarkeit des vegetativen Nervensystems sowie in mehr oder minder ausgeprägten psychopathischen Zügen ihren Ausdruck finde. Wahrscheinlich sei besonders wichtig eine individuelle Konstitutionsanomalie bestimmter Teile des Zentralnervensystems im Sinne von Gowers Abiotrophie oder Edingers Aufbrauchskrankheiten, besonders der die extrapyramidale Motorik beherrschenden Zentren. Nach den Ausführungen Anna Hofferberts kämen besonders Personen mit konstitutioneller Neurasthenie in Betracht. Géronne wie Hofferbert betonen, dass bei fast allen an Encephalitis· epidemica leidenden Patienten ungefähr von der dritten Woche an eine ganz auffallende Lymphozytose gefunden wurde, die Werte bis zu 60 und 70 Prozent erreichte. Géronne gab auf Grund dieser Befunde dem Gedanken Ausdruck, es möchten besonders Menschen mit einer u. a. in der lymphatischen Reaktion ihres Blutes sich äussernden konstitutionellen Minderwertigkeit für den Erreger der Enzephalitis empfänglich sein. Bei den engen Beziehungen, die mindestens zeitlich zwischen der epidemischen Enzephalitis und der Grippe bestehen, könnte die Mitteilung Oberndorfers bemerkenswert erscheinen, dass er bei letzterer häufig einen Status thymico-lymphaticus gefunden habe. Aber gerade diese Angabe ist auf Widerspruch bei fast allen pathologischen Anatomen gestossen und uneingeschränkt nur von Flusser und Jaffé, bemerkenswerterweise am Wiener Sektionsmaterial, bestätigt worden. Ferner hat unter Klinikern namentlich Huebner auf eine besondere Häufigkeit und längere Dauer der Grippe bei Kindern mit lymphatischer Konstitution hingewiesen.

Die besondere Neigung der mit Status thymico-lymphaticus behafteten Kinder und Jugendlichen zu katarrhalischen Erkrankungen der Luftwege, insbesondere aber zur Anginose (Fein) gilt bei allen Ärzten als eine ausgemachte Sache. Vielleicht erscheint es manchem als überflüssig, dass z. B. Rominger die besondere Empfänglichkeit und Hinfälligkeit solcher Kinder gegenüber dem Scharlachvirus betont und Luna auf den häufigen Befund jener Konstitutionsanomalie bei an Masern verstorbenen Kindern hinweist. Bei der Häufigkeit der Anginosen lymphatischer Kinder kann auch die Beziehung der bei ihnen nicht seltenen Otitis media auf die abnorme Konstitution durch

Gatscher verständlich erscheinen, ohne dass man noch nach einem besonderen lokalen oder allgemein im Organismus verbreiteten disponierenden Moment wie z. B. der Weite intrakranieller Lymphbahnen zu fahnden braucht. Beachtenswerter erscheint die Angabe Deussings, dass die Angina beim Status thymico-lymphaticus besondere Verlaufseigentümlichkeiten zeige, insofern bereits einfache Kokkeninfektion das Bild der Diphtherie bedingen könne, gegenüber der dann ein ausgesprochen lymphatisches Blutbild differentialdiagnostische Bedeutung gewinne. Mit der Neigung zu Angina oder deren besonderer Form als Ausdruck der eigenartigen individuellen Reaktion könnte die von Wiesel angenommene konstitutionelle Disposition zur Polyarthritis acuta zusammenhängen, sofern eine besondere Schwäche oder Reaktionsweise der serösen Häute hinzutritt. Das verträgt sich sehr gut mit der Vorstellung einer allgemeineren Besonderheit der individuellen Konstitution. Allerdings lässt R. Schmitt den akuten Gelenkrheumatismus auf dem Boden der Asthenia universalis entstehen, wie auch Tommasi behauptet, dass der gonorrhoische Gelenkrheumatismus ausschliesslich bei Habitus paralyticus vorkomme, aber diese Angaben braucht man umsoweniger als unvereinbar miteinander anzusehen, je mehr man sich der unscharfen Grenzen der einzelnen pathologischen Konstitutionstypen bewusst bleibt.

Unter den Infektionskrankheiten, die als besonders verhängnisvoll für Thymikolymphatiker genannt werden, zählen Beneke, v. Hansemann, Ortner, Bauer u. a. auch den Typhus abdominalis auf, während Stein auch auf den Paratyphus hinweist. Am merkwürdigsten ist aber die Bestätigung der Angabe Hedingers durch Weichselbaum, dass man bei den Leichen an Tetanus Verstorbener fast nie den Status thymico-lymphaticus vermisse, der also den Verlauf der Krankheit ungünstig beeinflusse oder sogar, wie Pribram annimmt, eine Disposition für ihren Ausbruch schafft.

Die wohl nahezu allgemein anerkannte Hinfälligkeit der mit Status thymico-lymphaticus behafteten bzw. hypoplastischen Individuen gegenüber den Infektionskrankheiten, für die sich noch manche Angabe aus der Literatur beibringen liesse und die ihre festeste Begründung in sorgfältigen Sektionsstatistiken, wie denen Bartels und Emersons, zu finden scheint, wäre eines der Momente, aus denen sich das Zurücktreten des pathologischen Konstitutionstypus bei Individuen höheren Lebensalters erklärt. Hat doch Bartel aus der sich ergebenden, nach seiner Ansicht charakteristischen Mortalitätskurve mit ihrem Gipfel zur Zeit der Pubertätsjahre auf einen „natürlichen Filtrationsprozess" geschlossen, der eine weitgehende Ausmerzung abnorm auf akute Infektionen reagierender Individuen bedingt.

Trotz der sorgfältigen Begründung durch Bartel erheben sich aber doch schwere Bedenken gegen die Richtigkeit der herrschenden Anschauung. Nach allem früher schon Gesagten muss es bei der ständig zunehmenden, vielfach bis zu völliger Ablehnung gehenden Zurückhaltung gegenüber der Lehre vom Status thymico-lymphaticus nur verständlich erscheinen, wenn man den Befunden an akuten Infektionskrankheiten verstorbener angeblicher Thymikolymphatiker eine andere Deutung gibt. Gerade solche Beobachtungen wie die beim Tetanus legen sie nahe.

Hier ergibt sich fast zwingend aus der Änderung unserer Ansichten über das normale quantitative Verhalten des Thymus und lymphatischen Apparates die Vermutung, dass man ganz normale Befunde als pathologisch gewertet hat, und verallgemeinerud lässt sich annehmen, dass wohl nicht selten bei an akuter Infektion Verstorbenen irrtümlicherweise eine pathologische Hyperplasie des Thymus und lymphatischen Apparates angenommen worden ist. Andererseits aber muss daran erinnert werden, dass gerade bei Kindern der lymphatische Apparat sehr schnell bei Infektionen mit einer Hyperplasie reagiert und dass es gewagt, wenn nicht gar ganz unmöglich erscheint, in solchen Fällen mit Sicherheit einen primär abnormen konstitutionellen Zustand anzunehmen. Sicherlich jedenfalls erfordert unsere heutige Stellung zu der Lehre vom Status thymicolymphaticus auch hinsichtlich seiner Bedeutung für Auftreten und Verlauf der Infektionskrankheiten eine sorgfältige Nachprüfung und Begründung der bestehenden Ansicht.

Ohnehin hat man schwerlich bisher eine in jeder Hinsicht befriedigende Erklärung für die Hinfälligkeit der Thymikolymphatiker bzw. Hypoplastiker gegenüber akuten Infektionen geben können. Gundobin denkt an rein mechanische Momente und stellt sich vor, dass das Klaffen der Lymphbahnen das Eindringen der krankmachenden Keime fördere, die Verlangsamung des Flüssigkeitsstromes in den Geweben ihre Ausscheidung behindere. Ähnlicher Ansicht scheint Gatscher z. B. zu huldigen. Doch dürfte das viel zu grob gedacht sein. Ohne die Annahme feiner biologischer Vorgänge wird man nicht auskommen, die möglichst auf eine ganz allgemeine Eigenschaft des Organismus bezogen werden sollten. Aus einer starken reaktiven, sekundären Hyperplasie des lymphatischen Apparates erhellt doch die Fähigkeit zu kräftiger Antwort auf die allerverschiedensten Reize und eine gute, wenn nicht gar erhöhte Abwehrbereitschaft. Würde man aber eine primäre konstitutionelle Hyperplasie z. B. infolge endogener Reize bei abnorm eingestelltem endokrinen System annehmen, so liessen sich Kräfte gebunden denken, woraus sich eine gewisse Erchöpfung bei Inanspruchnahme für die Abwehr auch äusserer, plötzlich auftretender Reize ergeben könnte.

Die Funktion eines einzelnen Organes wie des Thymus muss ausser Betracht bleiben, so wichtig an sich die Erfahrungstatsache ist, dass bei den mannigfachsten Störungen der inneren Sekretion eine auffällige Widerstandslosigkeit gegenüber Infektionskrankheiten besteht. Eine Arbeitshypothese Hammars, die hier kurz angeführt werden soll, steht geradezu in Widerspruch zu der angenommenen Hinfälligkeit der Thymolymphatiker gegenüber den Infektionskrankheiten. Bei der äusserst schwierigen Beurteilung aber des Verhaltens der Hassallschen Körperchen lassen sich meines Erachtens bestimmte Gesetzmässigkeiten heute überhaupt noch nicht feststellen. Auch mit der neuesten eingehenden Begründung, auf die hiermit verwiesen sei, hat Hammar mich nicht von der Richtigkeit seiner Anschauung zu überzeugen vermocht. Hammar fand nämlich, dass in den Thymen an akuten Infektionskrankheiten verstorbener Kinder die Mengenvariationen der Thymuslymphozyten und die der Hassallschen Körperchen nicht in fester, unverschieblicher Weise miteinander verknüpft sind, sondern dass beide

Parenchymbestandteile mit einem gewissen Grade gegenseitiger Unabhängigkeit gleichsinnig oder ungleichsinnig variieren. Er meint, man könne infolgedessen nicht mehr von thymusexzitatorischen und -depressorischen Faktoren schlechthin reden, sondern müsse auf das Verhalten der Lymphozyten und Hassallschen Körperchen gesondert achten. So handele es sich offenbar bei der Basedowschen Krankheit um LK- und Hk-exzitatorische Kräfte, bei dem Infektionsthymus um LK-depressorische und Hk-exzitatorische, bei der Hungerinvolution des Thymus aber um LK- und HK-depressorische. Das Verhalten der Hassallschen Körperchen bei Infektionskrankheiten lege den Gedanken an ihre Vermehrung unter gewissen toxischen Einflüssen nahe, wie sie in geringem Masse ja auch während des gesunden Lebens zur Wirkung kämen. Möglicherweise sei dann die Bildung der Hassallschen Körperchen der Ausdruck einer antitoxischen Betätigung des Thymus, wofür sich anführen lasse die Erfahrung Briegers, Kitasatos und Wassermanns (223), dass Zusatz von Thymusextrakt zum Nährboden die Virulenz mancher Bakterien herabsetze oder aufhebe, und umgekehrt die Feststellung Paris (1249), dass thymektomierte Frösche manchen Mikroorganismen leichter erliegen als Kontrolltiere. Demgegenüber ist aber, wenn man in der Vermehrung der Hassallschen Körperchen lediglich den Ausdruck einer verstärkten Neubildung der spezifisch funktionierenden Markelemente erblickt, darauf hinzuweisen, dass beim Status thymico-lymphaticus an sich die Parenchymmenge reichlich und kaum oder doch in viel geringerem Masse als in anderen Thymen der Involution ausgesetzt ist. Ehe man also auf das Versagen einer antitoxischen Reaktion beim Status thymico-lymphaticus schliesst, wäre zu erwägen, ob die Vermehrung der Hassallschen Körperchen in dem Infektionsthymus nicht einen kompensatorischen Vorgang infolge gesteigerten Parenchymuntergangs darstellt.

In einem ganz offenkundigen Gegensatz steht nun, wie namentlich Bartel näher ausgeführt hat und allgemein angenommen wird, zu den akuten Infektionskrankheiten das Verhalten der Tuberkulose beim Status thymico-lymphaticus. Sie zeigt, wie Bartel sich ausdrückt, eine besondere Physiognomie nicht allein durch die höhere Resistenz der „Lymphatiker" im allgemeinen, sondern namentlich auch durch Sitz und Form des Krankheitsprozesses, der die Lymphatiker unter den Tuberkulösen eine besondere Gruppe bilden lasse. Besonders treffe dies auch auf die Tuberkulose als Nebenbefund zu, wenn dieser auch verhältnismässig selten sei. Eine gewisse Bedeutung glaubt Bartel in dieser Hinsicht der manifesten d. h. mit typischer Tuberkelbildung einhergehenden Darmtuberkulose zuschreiben zu müssen.

Indem wir hier davon absehen, auf die Betrachtungen Bartels über die Antagonismen der verschiedensten Krankheitsprozesse in ihrer Beziehung zur individuellen Konstitution und zum Status thymico-lymphaticus im besonderen im Sinne Rokitanskys näher einzugehen, wenden wir uns sogleich einer der wichtigsten Erscheinungen zu.

Es tritt uns nämlich die Resistenz der Kinder mit Status thymico-lymphaticus gegen die Tuberkulose in der Erscheinung der Skrofulose so deutlich wie möglich entgegen. Nach langen Erörterungen über das Wesen dieser ist wohl heute allgemein eine Anschauung zur Geltung gekommen, die man an den Namen Escherichs zu knüpfen pflegt und mit Pfaundler als „Zweiheitslehre" bezeichnen kann. In ihren ersten Anfängen geht sie wohl auf die Diathesis inflammatoria Thomas Whites und die entzündliche Diathese Rud. Virchows zurück, in denen jene eine von der Skrofulose sensu strictiori scharf zu trennendes Vorstadium sahen, und mit Recht bemerkt Pfaundler, dass man dieser in einem sehr lesenswerten kleinen Aufsatz Heubners näher beleuchteten, auf reiner Beobachtung beruhenden Anschauung seine Bewunderung nicht versagen könne. Nach der Entdeckung des Tuberkelbazillus hat dann Ponfick zunächst es klar ausgesprochen, dass die der Skrofulose zugrunde liegende abnorme angeborene Veranlagung eine über die Altersdisposition hinausgehende und auch qualitativ abweichende Neigung zu lebhafterer exsudativer, aber auch proliferativer Reaktion sei, und damit einen deutlichen Unterschied zwischen konstitutionellem Moment und tuberkulöser Erscheinungsform gemacht. Zu gleicher Zeit äusserte sich Czerny, der die besondere Art der Disposition zur Skrofulose auf einen Defekt in der chemischen Zusammensetzung des Körpers bezog und dessen Manifestation später mit der Bezeichnung „exsudative Diathese" einen zu weit verbreiteter Geltung gelangten glücklich gewählten Namen gab, dahin: Die Skrofulose ist als die Kombination zweier vollkommen verschiedener Krankheitszustände aufzufassen, von deren Trennbarkeit man sich leicht durch ernährungstherapeutische Massnahmen überzeugen kann, durch die es gelingt, die exsudative Diathese in das Stadium der Latenz zu drängen, so dass aus der Skrofulose im alten Sinne des Wortes eine einfache Tuberkulose sonst gesund erscheinender Kinder wird.

Voll zur Geltung ist der Standpunkt, dass das Bild der Skrofulose auf einer frühzeitigen tuberkulösen Infektion bei lymphatischer Konstitution beruht, erst durch die Arbeiten Escherichs und Moros gekommen. Letzterer insbesondere hat in bekannten Aufsätzen näher ausgeführt, dass der äussere Symptomenkomplex des Lymphatismus mit jenem der Skrofulose weitgehende Ähnlichkeit aufweise, so dass oft nur der Ausfall der Tuberkulinreaktionen die Diagnose sichere.

Der Grund dieser täuschenden Ähnlichkeit zweier ätiologisch ganz verschieden zu beurteilender Affektionen liege darin, dass die lymphatische Konstitution den Boden darstelle, auf dem gelegentlich eine tuberkulöse Infektion zur Entwicklung der Skrofulose führe. Es sei die lymphatische Konstitution geradezu als die Vorbedingung der Entwicklung der Skrofulose zu bezeichnen. Die dem Lymphatismus eigene erhöhte Reizbarkeit der Haut, Schleimhäute und des lymphatischen Apparates stelle also im Bilde der Skrofulose eine primäre, der Diathese zugehörige Erscheinung dar, die ihren Ausdruck auch in der gesteigerten Empfindlichkeit der Skrofulösen gegenüber dem Tuberkulin finde.

Ganz ähnlich äussert sich Spieler in einer unlängst erschienenen Monographie. Die exsudative Diathese, so meint er, mit ihrer Neigung zu Gefässerweiterungen und stärkerer seröser Durchtränkung der Gewebe sowie zu eigenartigen entzündlichen Gewebsalterationen stelle durch die Steigerung der schon normalerweise im Kindesalter vorhandenen erhöhten Gewebsdurchlässigkeit und stärkeren Entwicklung des lymphoiden Gewebes — also durch Steigerung des „physiologischen infantilen Lymphatismus" — den endogenen Faktor dar, der die lokale Disposition und die Eigenart des Krankheitsprozesses bedinge.

Die grosse Häufigkeit der Skrofulose ist allgemein bekannt. Aus ihr wäre demnach, da doch nicht alle Kinder mit Status thymico-lymphaticus in den frühesten Lebensjahren tuberkulös infiziert werden, auf eine noch weitere Verbreitung der abnormen Konstitution zu schliessen. Mancher wird sich dabei fragen, ob es denn in der Tat so viele Individuen geben kann mit einer dem durchschnittlichen, „physiologischen" Verhalten der Menschen widersprechenden Reaktionsart und -stärke. Solche Bedenken führen notwendigerweise zu näheren Überlegungen, ob es sich nicht um erworbene individuelle Zustände handeln könne, um Erscheinungen einer Summation und Kumulation rein sekundärer vitaler Erscheinungen. Derartige uns immer wieder begegnende Betrachtungen spielen denn auch in der Erklärung des Bildes der Skrofulose eine Rolle, wie man den Ausführungen Wolff-Eisners entnehmen kann.

Nach Wolff-Eisner stellen die Erscheinungen der exsudativen Diathese, wo und wie sie auch immer auftreten, durch die Resorption körperfremder Eiweisssubstanzen bedingte Überempfindlichkeits- oder Anaphylaxieerscheinungen dar. Ursprünglich handele es sich um die Resorption mangelhaft abgebauten Eiweisses aus dem Darm wie mit Czerny, Finkelstein auch Kuczynski anzunehmen geneigt ist. Die gleiche Überempfindlichkeit gegenüber artfremdem Eiweiss sei aber auch bei der Tuberkulose an sich nachweisbar, denn sie äussere sich nicht nur gegen das spezifische Bazilleneiweiss, auf dessen dauernde Resorption die exsudativen Vorgänge zu beziehen seien, sondern auch, wenngleich in geringerem Grade, gegenüber anderen Eiweisssubstanzen. Es stehen sich also in dieser Hinsicht gewisse tuberkulöse Erscheinungen und die Bilder der exsudativen Diathese ausserordentlich nahe und oft genug ist es vielleicht unnötig, die letztere zur Erklärung des Krankheitsbildes heranzuziehen. Eine schärfere kritische Untersuchung käme somit wohl auch unter diesem Gesichtspunkte zur Ansicht eines weniger häufigen Vorkommens der lymphatischen Konstitution bzw. exsudativen Diathese.

An besonderen Erklärungsmöglichkeiten für das Verhalten der kindlichen Thymicolymphatiker gegenüber der tuberkulösen Infektion fehlt es nicht. Es soll nur auf zwei verwiesen werden. Bei der Deutung des eigenartigen Verhaltens der Thymicolymphatiker gegenüber der tuberkulösen Infektion aus allgemeiner Reaktionsfähigkeit des Organismus sind namentlich auch die Anschauungen Bergels über die biologische Bedeutung der Lymphozyten ins Auge zu fassen. Gerade diese Elemente sind es ja, die wir in abnormer Vermehrung antreffen, von der die abnorme Konstitution ihren Namen erhalten hat. Nach Bergel liefern nun die Lymphozyten ein lipolytisches Ferment, das die Wachs- und Lipoidhülle der Tuberkelbazillen abzubauen vermag und dadurch grossen Wert im Kampfe des Organismus gegen die Tuberkelbazillen gewinnt, dass diese, wo immer sie auftreten, als Antigen auf die Lymphozyten wirken. Beim Status thymico-lymphaticus könnte man sich also mit der abnormen Wucherung der Lymphozyten wenigstens bei Kindern während des hypertrophischen Stadiums (Bartel) eine Vermehrung der bazillentötenden bzw. -schwächenden Lipase gegeben denken. Andererseits lässt sich aber auch aus Bergels Anschauungen die Annahme ableiten, es sei die Wucherung der Lymphozyten eine lediglich sekundäre, in gewissem Sinne spezifische infolge der Reizwirkung der Tuberkulotoxine, so dass sich die Annahme einer primären besonderen Abwehrbereitschaft erübrigt. Für die Erklärung des sogleich zu besprechenden Verhaltens der erwachsenen Thymiko-lymphatiker gegenüber der Tuberkulose leistet die Lehre Bergels freilich gar nichts. Denn aus der sekundären Fibrose (atrophisches Stadium nach Bartel) muss man auf eine Insuffizienz des lymphoiden Gewebes schliessen, also eine mangelhafte Fähigkeit der Lipasebildung, was in schroffem Gegensatz zu der relativen Gutartigkeit der Tuberkulose bei diesen Individuen steht. Auch dürfte die Lehre Bergels ohnehin auf weitverbreiteten Widerstand stossen und der pathologische Anatom kann, wie das unlängst Aschoff näher begründet hat, ihre Richtigkeit nicht anerkennen.

Wir glauben auch nicht, dass den Angaben Tutschs grosse Bedeutung zukommt, die im Hinblick auf die schon von Bartel und Gundobin erwähnte Tatsache, dass beim Lymphatiker sich relativ hohe Organgewichte finden, bemerkenswert erscheinen können. Tutsch glaubt nämlich, durch zahlreiche Wägungen von Organen der verschiedensten Tiere gefunden zu haben, dass Tiere, deren Herz, Milz und Leber verhältnismässig stärker entwickelt sind, auch gegen die Tuberkulose resistenter seien. Beispielsweise seien beim tuberkuloseunempfänglichen Igel diese Organe relativ gross und wesentlich schwerer als beim hochempfänglichen Meerschweinchen. Das Gewicht des Herzens sei ein Massstab für den Umfang des Stoffwechsels im Körper, die Leberzellen seien Sitz lebhaftester Oxydation und die Milz sei Bildungsstätte der Peroxydase. Je besser und ausgiebiger die Funktion dieser Organe sei, um so widerstandsfähiger verhalte sich auch der Organismus des Tieres und wohl auch des Menschen gegen das tuberkulöse Virus.

Es ist sicher, wie unlängst noch Friedrich Müller anerkannt hat, etwas Wahres an der Lehre, dass der Lymphatismus einen gewissen Schutz gegenüber der Tuberkulose verleihe, so zwar, dass oftmals eine „Rettung in die Skrofulose" gleichbedeutend mit einer Rettung des Kindes von frühem Tode sein mag. Aber gegen eine allzuweit gehende Anerkennung dieser Lehre erheben sich doch viele Zweifel. Sie kommen gerade auch bei Müller deutlich genug zum Ausdrucke. Wir fragen: Ist das wirklich immer oder wie oft eine primäre konstitutionelle Anomalie, die der tuberkulösen Infektion vorausging und ihre Erscheinungsform wie ihren ganzen Verlauf bestimmt? Ist der Schutz gegen die Tuberkulose ein so weitgehender, wie schon Marfan gemeint hat, dass eine spätere progrediente Tuberkulose der Lungen so gut wie stets ausbleibt? Ist, da wir doch so ausserordentlich häufig in den Leichen ausgeheilte tuberkulöse Herde der Lymphdrüsen finden, die wir grösstenteils in ihrer Entstehung bis in die frühe Kindheit zurückverlegen, die Mehrzahl dieser Herde in irgend eine Beziehung zur besonderen individuellen Konstitution zu bringen, eben zum Lymphatismus? Oder äussert sich in diesem Befunde nicht eine weitgehende allgemeine Widerstandskraft des menschlichen Organismus gegen den Tuberkelbazillus, die man viel mehr betonen muss als die Empfänglichkeit? Wie oft mag

es sich wohl bei dem Krankheitsbilde, wie es die praktischen Ärzte als
Skrofulose bezeichnen um andere als tuberkulöse. Infektion handeln?
Und vor allem, wie steht es mit der streng wissenschaftlichen Anforderungen genügenden Verfolgung lymphatischer Kinder durch ihr ganzes
weiteres Leben, so dass sich sichere Anhalte für das fortlaufende besondere konstitutionelle Verhalten, das Durchhalten bestimmter Reaktionsweisen oder ihr gesetzmässiger Wechsel mit dem Lebensalter erkennen lässt? Gerade in diesem Punkte zeigt die Konstitutionslehre
in ihrer empirischen Begründung weite Lücken, denn Tabellen wie die
O. Müllers können erst dann Anspruch auf vollen Wert machen, wenn
sie sich nicht auf die Beobachtung vieler verschiedener Individuen
sondern eines und desselben gründen.

So erhebt sich denn auch die Frage, wie sich die erwachsenen
„Lymphatiker“, die nach Kraus und Leschke nicht selten gleichzeitig Astheniker sein sollen, gegenüber der Tuberkulose verhalten. Nach
Bartels Angaben soll bei ihnen die Tuberkulose überhaupt viel seltener
sein und, wenn sie vorhanden ist, einen besonderen, milderen Charakter
zeigen. Was die Seltenheit der Tuberkulose bei erwachsenen Lyphatikern
anbelangt, so wäre das nicht weiter auffällig, da ja diese selbst nicht
sehr zahlreich sein können, sofern Bartels neuerdings wieder begründete Ansicht zu Recht besteht, dass die Morbiditäts- und Mortalitäts-
verhältnisse der jugendlichen Lymphatiker auf einen natürlichen Filtrationsprozess hinweisen, „indem der weitaus grösste Teil der Individuen
bereits mit 25 Jahren verstorben war, nur ein kleiner Bruchteil das
40. Jahr überlebte, so dass bei eigenartigen Morbiditätsverhältnissen diese
Individuen mit hypoplastischer Konstitution in kaum nennenswerter Weise
für die Erneuerung des Menschengeschlechtes in Betracht zu ziehen sind.“
Hinsichtlich der Form und des Verlaufes der Tuberkulose bei erwachsenen Lymphatikern finden sich die Angaben Bartels von Marfan
und ganz besonders von Kraus bestätigt und auch Leschke will
während des Krieges die Beobachtung gemacht haben, dass die Erkrankung verhältnismässig gutartig bei diesen verläuft. Kraus hat eingehend dargelegt, dass die tuberkulösen Lungenherde nicht wie sonst
in der Spitze liegen, wenig Neigung zur Progredienz zeigen und nicht
selten sich fächerförmig vom Hilus aus in das Lungengewebe hinein
ausbreiten. Das ganze Bild hat er mit dem von Neisser und Bräuning
beschriebenen „Tuberkulosoid“ verglichen. Bei solcher mehr abortiven
Lungentuberkulose oder einer latenten Drüsentuberkulose seien besondere Lokalisationen des tuberkulösen Prozesses z. B. in der Niere, in
den Nebennieren, am Auge usw. bemerkenswert, worauf schon Bartel
aufmerksam gemacht hat. Auch besteht die Neigung zu generalisierter
tumorförmiger Lymphdrüsentuberkulose und vielleicht zum Lympho-
granuloma malignum, das auch Stoerk auffallend häufig beim Status
thymico-lymphaticus gefunden haben will. Die Fibrosis als gesetzmässiges Spätstadium der Hyperplasie des lymphoiden Gewebes und
der hypoplastischen Organveranlagung bildet nach Stoerk die Ursache
des besonderen Verhaltens der erwachsenen Lymphatiker gegenüber
der Tuberkulose.

Grössere Bedeutung kann diesen Angaben, das tatsächliche Vorhandensein einer „lymphatischen“ Konstitution vorausgesetzt, nur dann

zukommen, wenn an grosser Zahlenreihe mit Sicherheit festgestellt worden ist, dass bei Individuen mit anderer Konstitution derartige Formen der Tuberkulose wesentlich seltener anzutreffen sind. Wird man nicht vielleicht mit einem ganz besonderen Hervortreten der Wirkungen einer relativen Immunität zu rechnen haben, das mit der individuellen Konstitution nichts oder nicht viel zu tun hat, und wird man sich nicht vielleicht die besondere Erscheinungsform der Erkrankten, die nach Kraus oftmals einen sogenannten kümmernden Hochwuchs zeigen, als eine Folge eben der tuberkulösen Erstinfektion vorstellen können, die auch die Immunität bedingte? Zu solchen Fragen gelangt man namentlich auch stutzig gemacht durch die Angabe Bartels, dass man auch bei Lymphatikern im Anschluss an die Pubertätsjahre eine rapid sich entwickelnde und unaufhaltsam fortschreitende Tuberkulose von ausgesprochen exsudativem Charakter beobachten könne, die oft Individuen von strotzender Gesundheit befalle und dahinraffe. Denn es liegt nahe, diese Beobachtungen ganz anders zu deuten als auf Grund abnormer Konstitution. Nach den Erfahrungen, die ich selbst während des Krieges gesammelt habe und wie sie ähnlich auch von Gruber und Aschoff mitgeteilt worden sind, muss man zu der Annahme neigen, dass es sich um eine tuberkulöse Erstinfektion der Kindheit bereits entwachsener Individuen handelt, bei denen nun die Krankheit mangels der früh erworbenen relativen Immunität jenen charakteristischen Verlauf nimmt, wie er uns bei widerstandslosen erstmalig tuberkulös infizierten kleinen Kindern entgegentritt. Das Vorkommen solcher Fälle muss uns ebenso erklärlich erscheinen wie das jener mit ausgeprägter Widerstandskraft bei Erwachsenen.

Das Konstitutions- und Dispositionsproblem in seinen Beziehungen zur Tuberkulosefrage erscheint, besonders wenn man die Arbeiten Bartels verfolgt, in so weitgehendem Masse sich in der Lehre vom Status thymico-lymphaticus bzw. hypoplasticus zu verkörpern, dass ich es mir nicht versagen kann, hier unlängst von diesem Forscher allerdings mit aller Zurückhaltung als Arbeitshypothese ausgesprochene Sätze wörtlich anzuführen. „Im Rahmen des Konstitutionsproblems", so schreibt er, „wie es so massgebend die verschiedentlichen Krankheitsprozesse und speziell die Tuberkulose zu beeinflussen pflegt, nehmen Vorgänge und Zustände einer natürlichen Immunität einen sehr breiten Raum ein. In erster Linie sind es schon intrauterin auf dem Blutwege vermittelte Infektionen und Intoxikationen mannigfacher Art, welche auf den heranreifenden Organismus „umstimmend" wirken. Das unreife Organgewebe, zu jenen Reaktionen, welche wir beim fertigen Organismus als die bekannten Krankheitsprozesse verschiedener Art kennen gelernt haben, noch nicht voll befähigt, erfährt eine Schädigung, deren Wesen im Zustande unvollendeter Gewebsreife seinen Ausdruck findet, ohne gerade immer auch morphologisch nachweisbare Störungen der Entwicklung wahrnehmen zu lassen. Besonders bedeutsam erscheinen hierbei die Hypoplasien verschiedener Organsysteme, die in erster Linie mit Hypoplasie des arteriellen Systems gleichlaufend beobachtet werden können. Eine besonders bedeutsame Rolle fällt hierbei nach ihrer Aufgabe im Haushalte des Organismus den lymphatischen Geweben zu und steht hier jene Anomalie im Mittelpunkte des Interesses, die als Status thymico-lymphaticus nach A. Paltauf zu den gesicherten Tatsachen der Pathologie gehört. Freilich scheint auch hier der Schwerpunkt weniger in der lymphatischen Hyperplasie, einem als solchen uncharakteristischen Reizzustand auf alle möglichen physiologischen Reize und Schädigungen eines auch sonst nicht abwegig konstituierten Organismus, zu beruhen als in der Kombination mit der Arteriofibrose und sonstigen Störungen der Entwicklung auch anderweitiger Organe zu liegen. Histologische Bilder sprechen dafür, dass diese Hyperplasie beim Status thymicolymphaticus vielfach bereits im Sinne pathologischer Regeneration nach ausgedehntem frühzeitigem Parenchymuntergang zu erfassen ist, was um so eher abnorme Reaktionen, Idiosynkrasien usw. derartig konstituierter Individuen zu erklären vermöchte, da zweifellos auch anderweitige Parenchyme entsprechend einer variablen Ausdehnung der Fibrosa oft sehr wesentlich mitbeteiligt sind (Nebenniere usw.). Diese Zustände, oft schon zur Zeit der Geburt manifest, sind geeignet, Organsysteme unter Umständen überhaupt nicht zur vollen Entwicklung gelangen zu lassen, der Entwicklung auch eine pathologische Richtung zu geben, so unter anderem zu Stoffwechselstörungen zu führen, den betreffenden Organismus auch einer Art vorzeitigen Seniums entgegenzuführen. Andererseits weisen gleichfalls histologische Bilder darauf hin, dass die Schädigung zunächst eine anscheinende Latenz des abnormen Entwicklungsganges gestattet, um erst in einer späten Phase, meist ist es die Zeit der Pubertät, sich zu manifestieren und dann oft deletär in Erscheinung zu treten. So wiesen im ersteren Falle schon die Lymphdrüsen von wenige Wochen alten Kindern das klassische Bild einer Fibrose entsprechend den verödeten Arterien bei ganz unentwickelter Drüse auf und sind solche Bilder mit und ohne lymphozytäre Hyperplasie gelegentlich auch im späteren Alter zu finden. Im zweiten Falle gelangt die Fibrose in einer bereits wohldifferenzierten Drüse zur Entwicklung. Ähnlich verhält es sich mit der Fibrose des Hodens. Es sind Zustände, die vielleicht mit Infantilismus bzw. Hypoplasie in Parallele zu stellen sind. Als „ererbt" ist dabei vielleicht das Mass der Regenerationskraft zu bezeichnen, das auf der einen Seite beispielsweise mächtige lymphatische Hyperplasien gestattet, ohne den Organismus zu erschöpfen, andererseits aber durch Regenerationsmangel (Funktionskraft und Funktionsschwäche mögen dabei gerade nicht immer dem makroskopischen Bilde gleichlaufend sein!) ein gleichsam vorzeitiges, ein „pathologisches Senium" zur Folge hat. Im Bilde der Infektionskrankheit pflegen dann Zustände der geschilderten Art zum Ausdruck zu gelangen als besondere Überempfindlichkeit in der Jugend mit enormen Verlusten in der Zeit der Kindheit, bei der Tuberkulose mit starker Reaktion der Drüsen unter dem Bilde der Skrofulose und stark exsudativem Verlaufe der Tuberkulose überhaupt, und im Gegensatz hierzu Formen schwieliger Abheilung in späterer Zeit. Gleicherweise kommt es unleugbar zu einer Änderung des Krankheitstypus überhaupt, indem die biologische Minderwertigkeit von Organsystemen auf der genannten Basis eine Häufung spezieller Tuberkuloselokalisationen (Genitale, Knochen usw.) im Gegensatze zum gewohnten Tuberkulosebilde zur Folge hat. Speziell hier scheint die Vererbung des Locus minoris resistentiae von grösster Bedeutung zu sein."

Besonders gestützt sieht Bartel die Ansicht einer erhöhten Resistenz erwachsener Thymikolymphatiker bzw. Hypoplastiker gegenüber der Tuberkulose durch deren auffallende Abweichungen in Form und Sitz bei gewissen „Seitengruppen" seines statistisch verarbeiteten Sektionsmateriales, die wir schon früher gekennzeichnet haben. Sie zeichnen sich durch besondere Haupt- und Nebenbefunde aus, die einerseits in enger Beziehung zur hypoplastischen Konstitution zu stehen, andererseits einen Antagonismus gegenüber der Tuberkulose aufzuweisen scheinen. Mit der scharfen Hervorhebung des letzteren und seiner Verwertung als Kennzeichen einer besonderen individuellen Konstitution geht Bartel auf bekannte Ausführungen Rokitanskys zurück. Man hat diese Ansichten über Kombination und gegenseitige Ausschliessung der verschiedensten Krankheiten des Menschen, bedingt durch besondere Verhältnisse des Körperbaues, die namentlich Beneke zum Gegenstand seiner Forschungen gemacht hat, zweifellos gerade in der neueren Zeit nicht genügend gewürdigt. Indem man die Tuberkulose, um die es sich hauptsächlich dreht, eben Tuberkulose sein liess, gleichgültig, in welcher Form sie auftritt, glaubte man die Lehre von jenen Antagonismen kurz abtun zu können. Es lehrt aber unzweifelhaft eine sorgfältige Berücksichtigung der Besonderheiten dieser Krankheit, dass in der Tat gewisse Gesetzmässigkeiten in ihren Beziehungen zu anderen Krankheiten bestehen, die durch Ausnahmen besonders sinnfällig werden. Und wie Kretz neuerdings der Lehre Rokitanskys mit den Worten versucht hat gerecht zu werden, dass er sie „als ein Vorahnen der erworbenen spezifischen Reaktionsänderung im Sinne einer Änderung des Krankheitstypus" bezeichnet hat, so kann Bartels Versuch, sie dem grossen Dispositionsproblem dienstbar zu machen, die Anerkennung und die Bedeutung sicher nicht abgesprochen werden.

Von den tatsächlichen Befunden Bartels seien folgende angeführt: Unter 41 Fällen von Glioma cerebri mit 66 % Status thymico-lymphaticus bzw. lymphaticus fanden sich nur 5 mit Tuberkulose in Form von Schwielen mit Kalk- oder Käseherd in Lungen oder bronchialen Lymphdrüsen. Zweimal konnte ein gleicher Befund unter 9 Fällen von Kleinhirnzysten nach Tumoren mit gleichzeitigem Status thymico-lymphaticus erhoben werden. Unter 122 Fällen von Selbstmord mit 82 % Status thymico-lymphaticus wiesen nur 26 (21,6 %) tuberkulöse Herde grösstenteils obsoleter oder umgrenzter und stationärer Tuberkulose auf. Unter 120 Fällen von Eklampsie und 26 Fällen von Anomalien der Gravidität war kein einziger mit aktiver Tuberkulose und selbst in ihrer abgeheilten Form war sie nicht allzu oft anzutreffen. Ebenso fand sich in 118 Fällen von offenem oder vernarbtem Ulcus ventriculi mit öfterem Vorhandensein eines Status lymphaticus oder anderweitiger zu ihm in Beziehung stehender Konstitutionsanomalien, wie sie Bartel namentlich im État mamelonné sieht, nur 37 mal Tuberkulose, die 29 mal in abgeschlossenen Herden bestand, sonst abnormen Sitz und nur ganz selten grössere Ausbreitung zeigte. Dann fand sich ferner in 161 Fällen von Cholelithiasis 43 mal Tuberkulose, die in nicht weniger als 34 Fällen ausgeheilt war, bei 92 Fällen von Hernien 20 mal (16 mal obsolet), bei 46 Fällen von Mesaortitis nur 3 mal, bei Genitalhypoplasie des Weibes 20 mal Tuberkulose, hier allerdings als Todeskrankheit. Besonders hebt Bartel in seiner letzten Mitteilung hervor, dass auch in Fällen von Hypertonie die Tuberkulose selten zu finden ist, was ihm namentlich deshalb beachtenswert erscheint, weil die periphere Gefässsklerose vielleicht in Beziehung steht zu jener Fibrose, die als ein Ausgangsstadium lokaler wie weitverbreiteter Zustände des Organismus beim Status thymico-lymphaticus gilt.

Es ist eine mühselige, viel Zeit und grösste Gewissenhaftigkeit erfordernde Forschungsmethode, die in solchen Ergebnissen zu uns spricht, aber ihr Wert für die Konstitutionslehre ist sicher gross, so dass es eigentlich verwunderlich ist, wenn man Bartels Zahlen nicht mehr genannt und gewürdigt findet.

Weitere besondere Morbiditätsverhältnisse beim Status thymico-lymphaticus.

Wenn wir von den Fällen plötzlichen Todes aus bester oder wenigstens scheinbar bester Gesundheit heraus und von der Hinfälligkeit der Thymikolymphatiker gegenüber akuten Infektionskrankheiten absehen, so fallen nun in Bartels Morbiditäts- und Mortalitätsstatistiken weiterhin besondere Befunde auf, deren gemeinsames Charakteristikum gewissermassen ein Antagonismus gegenüber der Tuberkulose ist. Doch ist zu bemerken, dass auch hierin spätere Autoren weit über Bartels Angaben hinausgegangen sind, ohne sich vielfach auch nur entfernt auf ein so sorgfältig untersuchtes Tatsachenmaterial stützen zu können. Wenn man Bauers Buch über die konstitutionelle Disposition zu inneren Krankheiten darauf hin durchsieht, so muss man sich verwundern, wie häufig der Status thymico-lymphaticus genannt und für bedeutungsvoll gehalten wird. Da kann man die Bemerkung Nägelis sehr wohl verstehen, dass viele Autoren, die so oft klinisch einen Status thymico-lymphaticus annehmen, doch wohl ihr diagnostisches Können in dieser Hinsicht etwas hoch einschätzen. Mit anderen Worten: die Konstitutionsanomalie wird viel zu oft angenommen. Auf die wichtigsten Fragen wollen wir in Kürze eingehen.

1. An erster Stelle sei, um mit dem Zentralnervensystem zu beginnen, auf die sehr auffallende Häufigkeit des Glioma cerebri beim Status thymico-lymphaticus hingewiesen. Unter 41 Fällen dieser Geschwulstbildung sah Bartel nicht weniger als in 66 % die Besonderheit der Konstitution ausgesprochen, wozu noch 9 Fälle von Kleinhirnzysten nach Tumoren mit 5 mal nachweisbarem „Lymphatismus" kommen, während beide Gruppen nur vereinzelte Befunde von obsoleten tuberkulösen Herden enthalten. Was die Gliombildung anbelangt, so könnte man sie möglicherweise in Beziehung zu der oftmals bei Status thymico-lymphaticus beobachteten Hirnhypertrophie bringen, insofern etwa neben vermehrter Gliabildung und vielleicht in gewissem Zusammenhang mit ihr die Neigung zu mehr umschriebener Gliawucherung und ihrer malignen Entartung bestände. Eine Bezugnahme auf die Fibrosis ist hier nicht angängig, da die Glia nicht bindewebiger bzw. mesenchymaler Natur ist. Somit bleibt auch die Beziehung der Gliombildung zur Hyperplasie des Thymus und lymphatischen Apparates dunkel. Seit Jahren aber schon ist mir aufgefallen, dass Individuen mit Gliomen meist einen

guten, keineswegs selten sogar einen sehr guten Ernährungszustand aufweisen. Hier liegt vielleicht die Lösung. Denn liesse sich diese Beobachtung in grösserem Umfange bestätigen, wofür mir die persönliche Mitteilung eines bedeutenden Klinikers zu sprechen scheint, so liegt es zweifellos nahe, in dem Befunde am Thymus und lymphatischen Apparat eben lediglich einen „Normalzustand" entsprechend dem guten Allgemeinzustand und oftmals wohl auch dem jugendlichen Alter der Individuen anzunehmen.

Nebenbei soll hier bemerkt werden, dass bei Bartel auch die Neigung besteht, die Geschwulstbildung (Karzinom und Sarkom) überhaupt in Beziehung zum Status thymico-lymphaticus zu bringen. So findet sich als Vertreter des Status hypoplasticus in seiner hochgradigsten Form auch ein 23 jähriger, an Karzinom verstorbener Mann aufgezählt, der trotz einer dem Urteil nach „kraftstrotzenden" Gesundheit gemäss seiner Konstitution einer frühen Ausmerzung verfallen war. Da Bartel selbst die Beziehung bösartiger Geschwulstbildung zum Status thymico-lymphaticus nur eben streift, so erübrigt sich eine nähere Erörterung der in höchstem Masse problematischen Frage.

Kommen wir auf die Frage der Beziehungen zwischen Status thymico-lymphaticus und Erkrankungen des Zentralnervensystems zurück, so bleibt noch die Bemerkung Stoerks anzuführen, nach seinen Erfahrungen zeige sich bei der Besonderheit der Konstitution eine ausgesprochene Neigung zu multipler Sklerose und zur Tabes. Dabei beruft sich Stoerk zugleich auf die Angaben Sterns, der die Konstitution der Tabiker besonders gut untersucht hat und ausser ihrer allgemeinen Übereinstimmung mit dem Status hypoplasticus bzw. thymico-lymphaticus in manchen Fällen namentlich auch eine Hypoplasie des chromaffinen Gewebes anführt. Jedoch bieten zweifellos gerade Sterns Untersuchungen für Stoerks Ansicht eine recht ungenügende Stütze, so wertvoll sie sonst auch besonders durch die Betonung der „polyglandulären Formel" geworden sind. Nicht unerwähnt bleiben soll aber, dass Bauer in dem einen der von Stern beschriebenen Konstitutionstypen das Bild des Arthritismus gezeichnet sieht, über dessen Beziehungen zum Status thymico-lymphaticus in einem früheren Abschnitt die Rede war.

2. Die Lymphozytose des Thymikolymphatikers beansprucht unser Interesse nicht allein als ein Merkmal der abnormen individuellen Konstitution von Dauer sondern auch als Hinweis auf eine besonders lymphoide Reaktionsfähigkeit gegenüber den verschiedensten zufälligen Reizen. So ist schon von v. Neusser betont worden, dass jene Individuen besonders stark bei Infektionskrankheiten mit Lymphozytose des Blutes reagieren und dass sich auch bei anderen Reizzuständen wie beispielsweise nach der Revakzination eine geradezu sublymphämische Lymphomatose entwickeln kann. Auf derartige Beobachtungen bei Erwachsenen weist neuerdings auch v. Domarus hin. Nach Türks Ansicht besteht zwischen einer derartig abnormen lymphatischen Reaktion auf akute Infektionen und der lymphatischen Leukämie kein prinzipieller Unterschied sondern im Gegenteil sehr wahrscheinlich eine nahe Verwandtschaft. Bei der lymphatischen Reaktion auf Infektionen handle es sich um eine Noxe, deren sich der Körper wieder zu entledigen vermöge, während bei der Leukämie der Organismus erliege.

Es komme also nur ein gradueller Unterschied in Betracht. Zwar liegen nur wenige Beobachtungen über Leukämie bei Status thymico-lymphaticus vor wie die von Herz und von Lenk, welch letzterer eine Komplikation der Leukämie durch Diabetes insipidus beschreibt, aber schon Paltauf dachte an die Möglichkeit engerer Beziehungen zwischen der Konstitutionsanomalie und lymphatischer Leukämie, die dann v. Neusser ernsthaft zur Diskussion gestellt hat. Ebenso hält Hedinger gewisse Übergänge vom Status thymico-lymphaticus zur Pseudoleukämie für möglich. Am eingehendsten hat sich Herz geäussert. Er nimmt an, dass in besonderen Fällen im atrophischen Stadium des Lymphatismus die von Bartel und Stein angenommene kompensatorische Wucherung des ausserhalb der Lymphdrüsen vorhandenen lymphoiden Gewebes über das Ziel hinaus schiesse und schrankenlos werde, während die Lymphdrüsen selbst sich regenerieren, oder dass überhaupt das atrophische Stadium ausbleibe und die Leukämie unmittelbar aus dem hyperplastischen Stadium hervorgehe, was besonders deshalb anzunehmen sei, weil die lymphatische Leukämie die Leukose des Kindesalters sei. Bei der myeloiden Leukämie will Herz niemals eine hypoplastische Konstitution gesehen haben. Nachdem auch Pribram und Stein die Bedeutung des konstitutionellen Momentes bei Entstehung der Leukämien betont haben, erklärt v. Domarus die Annahme für recht ansprechend, dass die lymphatische Leukämie sich dort entwickelt, wo das lymphatische Gewebe noch sehr reaktionsfähig ist, wie im Kindesalter, oder wo es infolge des Status thymicolymphaticus auch in späteren Lebensperioden in erhöhtem Masse anspruchsfähig geblieben ist.

Ist diese Annahme zunächst auch nur eine Hypothese, so kommt ihr meines Erachtens doch ein beträchtlicher Wert zu. Liesse sich sicher nachweisen, wozu obige Betrachtungen anregen sollten, dass es gewisse Menschen gibt, bei denen sich auf infektiös-toxische Reize hin aus einer Reaktion der Blutzellen bzw. ihrer Bildungszellen eine lymphatische Leukämie entwickeln kann, so wäre damit im wesentlichen das Dunkel, das bezüglich der Natur der Leukämien herrscht, gelichtet. Denn ist die lymphatische Leukämie die Folge einer Infektion, so darf man doch wohl das Gleiche für die myeloische Form annehmen.

Weiterhin hat man nun auch die Chlorose in enge Beziehung zum Status thymico-lymphaticus gebracht, ja Stoerk behauptet sogar, dass sie eine für die eigenartige individuelle Konstitution besonders charakteristische Bluterkrankung darstelle. Sucht man aber die Unterlagen für diese Anschauung festzustellen, so ergibt sich, dass hier ganz und gar eine Bezugnahme auf die alten Betrachtungen Virchows über die Aorta angusta vorliegt. Schon Paltauf hatte ja in Anbetracht des nicht seltenen Befundes einer regelwidrigen Aortenmenge bei Hyperplasie des lymphatischen Apparates von einer lymphatisch-chlorotischen Konstitution in Anlehnung an Virchow gesprochen, und als dann Bartel seinen Begriff des Status hypoplasticus prägte, in dessen Rahmen die Hypoplasie des Gefässapparates und der Genitalorgane eine besonders grosse Rolle spielt, da lag es nahe genug, zugleich auch eine Schwäche des blutbildenden Apparates anzunehmen. So ist es denn ausser Chvostek und Stoerk namentlich Bauer, der auf diese Kombination, weiter auf gleichzeitige Hypoplasie des chromaffinen Systems, die Neigung zu Schilddrüsen- und nervösen Störungen, auf die Lymphozytose, die von v. Jagič betonte und in Beziehung zum Status thymico-lymphaticus gebrachte Disposition zu Endokarditis der Mitralis, endlich auf den angeblichen, z. B. von Hayem betonten Antagonismus zwischen Chlorose und Tuberkulose hinweist und in alledem den deutlichsten Beweis dafür sieht, dass die Chlorose auf dem Boden einer allgemeinen Minderwertigkeit entsteht. Allein diese Ansicht scheint doch auf recht schwachen Füssen zu stehen. Selbst wenn man es dahingestellt sein lässt, ob sich in ihr wirklich, wie Nägeli behauptet, die ganze Hohlheit eines Schlagwortes vom „exquisit degenerativen Milieu" (Bauer) kennzeichnet, so muss man jedenfalls dem hervorragenden Kliniker und Hämatologen darin beipflichten, dass die Chlorose weder ein Degenerationszeichen im Sinne Stiedas ist noch dass sich der alte Virchowsche Begriff der chlorotischen Konstitution aufrechterhalten lässt. Vor allem ist, wie wir bereits näher ausgeführt haben, die Lehre von der Aorta angusta heute völlig ins Wanken geraten, wenn nicht gar als endgültig abgetan anzusehen. Dann aber muss der Begriff der Chlorose viel schärfer als damals gefasst werden. Bei seiner kritischen Verwertung findet man, wie Nägeli als massgebender Hämatologe ausführt, weder eine Hypoplasie des Herzens noch der Gefässe noch des Uterus, weder Lymphozytose noch Albuminurie, weder Merkmale der asthenischen noch einer nervösen Konstitution wie überhaupt keine Gesetzmässigkeiten dieser Art. Namentlich auch den Antagonismus zwischen der Chlorose und der Tuberkulose hält Naegeli noch keineswegs für bewiesen.

Wenn wir schliesslich noch erwähnen, dass Stoerk auffallend häufig bei der perniziösen Anämie einen Status thymico-lymphaticus gesehen haben will und auch die Hämophilie, wieder im Hinblick auf jene bekannte Abhandlung Virchows über die Aorta angusta, unter Anführung vereinzelten Beobachtungen Ortners und v. Neussers in enge Beziehung zu jener Besonderheit der individuellen Konstitution bringen möchte, so empfindet wohl mancher mit mir das geradezu als eine Entwertung der Lehre vom Status thymico-lymphaticus. All zu viel ist eben ungesund, auch in der Konstitutionslehre.

3. Bei der Besprechung der anatomischen Merkmale des Status thymico-lymphaticus ist von den Beobachtungen idiopathischer Herzhypertrophie, von der namentlich von Kolisko hervorgehobenen Endokardverdickung des linken zuweilen deutlich dilatierten Ventrikels, dann von der Häufigkeit des offenen Foramen ovale und endlich von der Aorta angusta ausführlich die Rede gewesen. Als Ausdruck funktioneller Besonderheiten haben sie grossenteils durchaus nicht die sichergestellte Bedeutung, wie man sie ihnen zuzuschreiben pflegt, und es muss dahin gestellt bleiben, in welchem Masse beim Status thymico-lymphaticus eine Insuffizienz der Kreislauforgane an sich zum Tode führen kann.

Es ist behauptet worden, z. B. von einem so bedeutenden Kliniker wie Kraus, dass der Status thymico-lymphaticus die Entstehung von Endokarditis und rheumatischen Gelenkaffektionen begünstige. Das kann verständlich erscheinen im Hinblick auf die Häufigkeit von Anginosen. Dagegen müssen wir wohl heute entsprechend unserer

Stellung zur Lehre von der Aorta angusta Virchows Behauptung ablehnen, dass „Mangelhaftigkeit der Aorta" eine besonders wesentliche Rolle bei der Entstehung von Endokarditis spielt. Ebensowenig lässt sich das offene Foramen ovale in dieser Hinsicht etwa hoch bewerten. Bartels Statistik weist bei den ausgesprochenen „Lymphatikern" nur in 2,55 %, bei Individuen mit mittelstark entwickeltem lymphatischen Apparat nur in 5,82 % ein Vitium cordis nach Endokarditis auf und ebenso spricht die Statistik Zellwegers für Bartels Folgerung, dass im allgemeinen bei den Lymphatikern eine schwächere Neigung an Endokarditis zu erkranken bestehe.

Dagegen ist Hirsch zu einer etwas abweichenden Ansicht gekommen. Er untersuchte 121 Individuen mit Endokarditis nach den von Brugsch für die Einteilung der Konstitutionen aufgestellten Gesichtspunkten und stellte dabei fest, dass' prozentual am häufigsten mittelgrosse engbrüstige Individuen befallen waren, bei denen er aber ausserdem 14 mal die Halslymphdrüsen, 4 mal die Nackenlymphdrüsen, 4 mal die Achsellymphdrüsen und 10 mal die Leistenlymphdrüsen geschwollen fand, wobei namentlich der verhältnismässig hohe Prozentsatz der geschwollenen Halslymphdrüsen bei den fast ausschliesslich erwachsenen Kranken auffiel. Hirsch folgert, dass fast in keinem Falle von Endokarditis eine Konstitutionsanomalie fehle und sich besonders häufig ein eng gebauter Thorax oder Lymphatismus finde, auf deren häufige Kombination ja Kraus hingewiesen hat. Ich kann nicht anerkennen, dass Hirsch der Nachweis eines Lymphatismus als einer echten Konstitutionsanomalie im Sinne einer ursprünglichen Anlage auch nur in einem Falle gelungen ist. Das Bestehen eines mehr oder weniger chronischen bzw. rekurrierenden infektiösen Zustandes hätte ihn vorsichtig in seiner Folgerung machen sollen, abgesehen davon, dass die Schwellung einzelner Lymphdrüsengruppen, wie das auch Hammer, Lubarsch u. a. betont haben, nicht ohne weiteres zur Annahme eines Lymphatismus berechtigt. Selbst was die Engbrüstigkeit anbelangt, hätte die Frage eines gewissen Kümmertums bei früh erworbenem Herzleiden ernstlich erörtert werden müssen.

Will man nun an Stelle des Status thymico-lymphaticus in engstem Sinne die Prädisposition zur Endokarditis weiter fassen im Status hypoplasticus, so kommt neben der von uns wenig hoch bewerteten Virchowschen Ansicht die neuere von Julius Bauer in Betracht, der den Locus minoris resistentiae gegeben sieht durch eine „Organschwäche" des Herzens im Sinne von Martius oder einer „Organminderwertigkeit" im Sinne von Adler. Man wird aber bezweifeln dürfen, ob die doch im Verhältnis zur Häufigkeit der Endokarditis ganz ausserordentlich seltenen Fälle von familiärer Endokarditis oder von einem Alternieren der Endokarditis mit anderen Herzleiden eine derartig verallgemeinerte Annahme gestatten. Im Hinblick auf v. Neussers Angabe über das Vorkommen der in ihrer Genese stark umstrittenen sogen. Durozierschen reinen Mitralstenose beim Status thymico-lymphaticus könnte man der Bedeutung des mechanischen Momentes den Vorzug geben, indem man sich vorstellt, dass diese Form der Mitralstenose etwa den extremsten Grad einer auf Hypoplasie des Herzens bzw. auch des Aortensystems [Pawlinow, v. Neusser] beruhenden Unterweite oder Enge des Mitralostiums darstellt, das ja am häufigsten von der Endokarditis befallen wird, es fehlt aber bisher an einem schlüssigen Beweise für auch nur einigermassen gesetzmässige Beziehungen zwischen primärer Mitralenge bzw. Kleinheit des Herzens und Endokarditis.

4. Was die Befunde am Gefässsystem anbelangt, so können wir über die regelwidrige Enge der Aorta wie über die angeblich durch sie besonders begünstigte Intimaverfettung hinweggehen. Selbst wenn man in der sogenannten fettigen Usur der Aorta das Anfangsstadium der Atherosklerose erblicken will, wird niemand behaupten wollen, in Fällen von frühzeitiger oder starker Atherosklerose sei Aortenenge besonders häufig zu finden. Die Atheromatose bildet in Bartels und auch in Zellwegers Statistik zusammen mit der Cholelithiasis und Fettsucht eine schon von Beneke gewürdigte Trias mit ausgesprochenem Antagonismus zur Tuberkulose, die uns nach Bartels eigenen Worten ein vorzüglicher Indikator für ihre Beurteilung in konstitutioneller Hinsicht ist. Die Cholesterindiathese, von der wir noch weiter hören werden, spielt hier eine Rolle, wobei an die schon von Virchow aufgeworfene Frage erinnert wird, ob nicht zwischen den fettigen Prozessen im Körper und der Anhäufung von Cholesterin ein engerer Zusammenhang bestehe. Die Beziehung zur Gallensteinbildung bzw. zur Cholesterindiathese bringt also in Bartels Betrachtungen auch die Atheromatose in engere Verbindung zum Status thymico-lymphaticus.

Neuerdings hat Bartel sein Augenmerk besonders auf die Fälle von Hypertonie bei peripherer Gefässsklerose gelenkt, bei denen er gleichfalls einen ausgesprochenen Antagonismus zur Tuberkulose findet. Er denkt daran, die Sklerose der Gefässe könne als Fibrosis Teilerscheinung jenes atrophischen Endstadiums des Lymphatismus bzw. einer allgemeinen Bindegewebsdiathese sein und die primäre Veränderung mit sekundärem Parenchymuntergang in den verschiedensten Organen darstellen. Doch ist selbstverständlich die Frage noch keineswegs spruchreif, inwiefern die Gefässsklerose und Hypertonie auf dem Boden eines Status thymico-lymphaticus entsteht.

Wir erwähnten schon früher, dass Wiesel in den sogenannten rigiden Arterien den deutlichen Ausdruck einer konstitutionellen Fibrosis erblickt. Indessen ist diese Ansicht durch den histologischen Befund keineswegs genügend gestützt. Hingegen muss man aus den Untersuchungen Schlayers und Fischers, Otfrid Müllers, Pols, Hamburger und Hirschs den Schluss ziehen, dass als wesentliches Moment ein nervöser Spasmus der Gefässwand in Betracht kommt, der mit der Zeit entsprechend Ausführungen Oppenheims über funktionelle Gefässstörungen und unter wesentlichem Einfluss des Milieus (Müller, Hamberger) bei neuropathischen Individuen zu früh- und vorzeitiger Atherosklerose führen kann. Nicht die Fibrosis also, letzten Endes der Status thymico-lymphaticus, sondern die allerdings oft mit ihm vergesellschaftete neuropathische Konstitution ist von ausschlaggebender Bedeutung.

5. In enger Beziehung zur „lymphatischen" Konstitution steht nach Bartels statistischen Erhebungen, wie soeben schon angeführt wurde, die Cholelithiasis, im besonderen die Bildung des nicht entzündlichen Cholesterinsteines. Die Besonderheit der individuellen Konstitution ist

nach Bartel in solchen Fällen recht ausgesprochen und auch Zellweger ist zu dem Schluss gekommen, dass ganz entschieden bei der Cholelithiasis der Lymphatismus im Sinne Bartels, also erweitert zum Status hypoplasticus, eine Rolle spiele. Bei der Bedeutung von Missbildungen bei diesem könnte man geneigt sein, in einer von Bartel oft gefundenen Abknickung der Gallenblasenspitze nach Art einer phrygischen Mütze mehr als nur ein örtliches Stigma des Status hypoplasticus zu erblicken. Doch verweist Bartel selbst auf die Bedeutung einer ja besonders auch von Aschoff und Bacmeister gewürdigten Cholesterindiathese, in der auch nach Bartel der Cholesterinstein seine erste und notwendige Grundlage haben soll. Die häufig vorhandene schwerere Atherqmatosis wird von Bartel und Zellweger gleichfalls unter Bezugnahme auf Benekes Anschauungen für die Bedeutung einer Cholesterindiathese ins Feld geführt. Und in der Tat spricht für sie z. B. die von Bauer und Stutetzki beim Status thymico-lymphaticus nachgewiesene Erhöhung des Lipoidgehaltes im Blute. Hingegen finden wir bei Stoerk auch das andere von Aschoff und Bacmeister betonte Moment der Cholesterinsteinbildung, nämlich die Gallenstauung gewürdigt, die aus der Neigung der Lymphatiker zu Duodenalkatarrhen erklärt wird. Natürlich lässt sich auch hier ein deutlicher Antagonismus zur Tuberkulose feststellen.

v. Neusser hat weiterhin versucht, wie die Polyserositis so auch die Zirrhose der Leber als Teilerscheinung der Fibrosis bzw. Bindegewebsdiathese in enge Beziehung zum Status thymico-lymphaticus zu bringen. Allein das unlängst von Goldzieher näher gezeichnete Bild der angeblich den meisten Fällen von Leberzirrhose zugrundeliegenden Konstitution hat mit beiden nichts gemein, wobei freilich mit der Ansicht nicht zurückgehalten werden soll, dass die Annahme einer auf primärer mangelhafter Schilddrüsenentwicklung beruhenden ungenügenden Regenerationskraft der Leberzellen uns auf höchst schwachen Füssen zu stehen scheint. Als funktionell hypoplastische Erscheinung könnte sie im Sinne Bartels gedeutet werden.

6. Wenn man die Zirrhose der Leber mit lymphatischer Konstitution in Verbindung bringt, so liessen sich — entsprechend der Lehre von der fibrösen Diathese — auch gewisse Veränderungen des Pankreas so deuten und damit Anhalte für die konstitutionelle Bedingtheit der Zuckerharnruhr finden. In der Tat berichtet auch Stoerk unter Mitteilung eines besonders typischen Falles, dass nach seiner Erfahrung alle jugendlichen Diabetiker hochgradige Lymphatiker seien. Jedoch spielt dabei eine Sklerose des Pankreas keine Rolle und es bleibt nach wie vor nur die Annahme einer individuellen bestimmten Funktionsschwäche, wie das auch zu der Angabe Kahlers über eine geringe Toleranz der Lymphatiker für Kohlehydrate passt.

7. Es ist weiterhin nicht verwunderlich, dass Stoerk wenigstens die Möglichkeit andeutet, es könnten manche Fälle von sog. genuiner Schrumpfniere aus der Neigung der „Lymphatiker" zur Bindegewebsproliferation selbst auf geringfügige Reize hin zu erklären sein. Diese Vermutung lässt sich ebensowenig beweisen wie ein engerer Zusammenhang der orthotischen Albuminurie wie auch akuter Nephritiden (Pollitzer) mit dem Status thymico-lymphaticus. In manchen Fällen wird es sich

um die Frage handeln, ob etwa primär hypoplastische Nieren besonders anfällig sind, wobei auf die schon früher erwähnte Ansicht v. Hanse manns zurückzugreifen ist, nach dem Unterentwicklung der Organarterie zur Hypoplasie führt und damit einen Locus minoris resistentiae schafft. An der Hand zahlreicher von mir gesammelter Präparate möchte ich das Auftreten sekundärer Gefässsklerosen in hochgradig hypoplastischen Nieren hervorheben. Besonders Heubner hat auf das Vorkommen einer chronischen Nephrose im Kindesalter aufmerksam gemacht, die er auf das Zusammenwirken einer konstitutionellen Anlage („Lymphatismus") und infektiösen Noxe zurückführt. Ich halte es nicht für ausgeschlossen, dass eine Verwandtschaft, wenn nicht gar Identität mit der zuletzt von Jianu und Meller beschriebenen hypogenetischen Nephritis besteht, bei der anatomisch abnorme Kleinheit des Organs, abnorme Gefässversorgung, auch Dystopie, mikroskopisch eine besonders von Babes hervorgehobene geringe Zahl der Glomeruli nachweisbar sein soll, bei gleichzeitigem Vorhandensein verschiedenster Entwicklungs· anomalien im Organismus, namentlich im Bereich des Genitalapparates. Eingehendere Untersuchungen über diese „hypogenetische" Nephritis wären erwünscht.

8. Als eine wichtige und oftmals erörterte Frage tritt uns ferner hier die nach der konstitutionellen Bedingtheit des Ulcus ventriculi und duodeni entgegen. Aus Bartels Statistiken ergibt sich als ein fast regelmässiger Befund bei den hohen Graden des Status thymico-lymphaticus ein État mamelonné des Magens, den Bartel aber nicht als Ausdruck einer chronischen Gastritis, sondern als ein Anzeichen der abnormen individuellen Konstitution aufgefasst wissen will. Da sich nun mit diesem Befunde häufig zugleich ein typisches Ulcus rotundum oder auch die Narbe eines solchen finde, so dürfe man, meint Bartel, hieraus auch auf die gleiche konstitutionelle Bedingtheit letzterer schliessen, was namentlich auch aus dem ausgesprochenen Antagonismus zwischen Magengeschwür und Tuberkulose hervorgehe, wie ihn auch R. Schmidt hervorhebt.

Unter denen, die, wie z. B. Heyrovsky, die Ansicht Bartels teilen, ist in erster Linie Stoerk zu nennen. Er behauptet das vorwiegende Vorkommen peptischer Geschwüre bei lymphatischer Konstitution, die er sogar bei ulcuskranken Männern nie vermisst haben will. Den État mamelonné spricht er als eine durch abnorm starke Wucherung der Lymphknötchen — daher „Follikelmagen" nach Bauer — bedingte Erscheinung an, auf deren Boden das Ulcus zustande komme, begünstigt durch mangelhafte Vaskularisation der Magenschleimhaut bei Enge des Gefässsystems, gleichzeitige Vagotonie und die allgemeine Minderwertigkeit der Abwehrvorrichtungen gegen bakterielle Invasionen beim Lymphatismus. Ein einmal entstandenes Geschwür aber stehe unter dem heilungswidrigen Einfluss der allgemeinen wie lokalen Verhältnisse, einer Insuffizienz, die an der Chronizität der peptischen Geschwüre eine wesentliche Schuld trage.

Ich selbst habe mich bei meinen jahrelangen sorgfältigen Untersuchungen über die peptischen Affektionen des Magens und Zwölffingerdarmes nicht von der Richtigkeit dieser Anschauungen überzeugen können. Das Bild eines völlig eindeutigen Status thymico-lymphaticus ist mir überhaupt nicht aufgestossen, und die allerdings sehr häufige und zuweilen ganz hochgradige Vermehrung und Vergrösserung der Lymphknötchen in der Schleimhaut des Geschwürsmagens bin ich nach wie vor geneigt, als einen der Geschwürsbildung teils vorausgehenden teils folgenden Reizzustand anzusprechen. In einem anderen Punkte aber stimme ich Bartel durchaus bei, nämlich in der Feststellung, dass man nur selten bei progredienter Tuberkulose ein Ulcus ventriculi findet, was neuerdings auch mein Schüler Holzweissig bestätigt hat. Hierzu sind einige Worte nötig. Im Gegensatz nämlich zu dieser Feststellung eines gewissen Antagonismus zwischen Magengeschwür und Tuberkulose hat Kodon gerade behauptet, in tuberkulösen Familien sei das Ulcus ventriculi häufig, das er mit Arloing eben deshalb als ein spezifisch tuberkulöses, in seinem Charakter manchen Tuberkuliden der Haut nahestehendes, auffasst. Ganz richtig haben demgegenüber Bartel und Schmidt bereits betont, abgesehen von der endgültig sichergestellten Unhaltbarkeit der Anschauung Arloings, es könne der Zusammenhang zwischen Tuberkulose und Magengeschwür höchstens der sein, dass die Mitglieder tuberkulöser Familien minderwertige, ausser zur Tuberkulose auch zu anderen Krankheiten, wie z. B. zum Magengeschwür prädisponierte Individuen sind. Diese Auffassung vermittelt zugleich mit jener anderen, besonders von Stiller vertretenen, dass enge Beziehungen zwischen dem Ulcus ventriculi und der Asthenia universalis bestehen, wie beispielsweise auch H. Strauss, Mathes, Westphal angeben und Czernecki, der sogar über gleichzeitiges familiäres Vorkommen des Habitus asthenicus und des Ulcus berichtet. Gewiss ist es sehr beachtenswert, dass namentlich ein so erfahrener Kliniker wie Strauss einen engeren Zusammenhang zwischen dem Habitus asthenicus und auch der lymphatischen Konstitution einerseits und der Entstehung peptischer Geschwüre andererseits annimmt, wie er übrigens auch eine ähnliche gemeinsame konstitutionelle Grundlage für die Koinzidenz des Ulcus duodeni und der Appendizitis in Betracht zieht, aber ich kann nur betonen, dass meine Erhebungen nicht für derartige Gesetzmässigkeiten sprechen. So sind denn auch Grote und v. Löbbecke zu dem Schluss gekommen, dass nach klinischer Erfahrung Tuberkulose und peptisches Geschwür nicht auf der gleichen konstitutionellen Grundlage entstehen, und ebenso haben Bauer und Aschner unlängst mitgeteilt, dass derartige Beziehungen nicht bestehen und dass es überhaupt keinen speziell für das Ulcus charakteristischen oder bei Ulcusträgern besonders häufig vorkommenden Habitustypus gibt. Dann kann aber auch die Bedeutung der Asthenia universalis keine allzu erhebliche für die Entstehung peptischer Affektionen sein. Die scheinbar unüberbrückbaren Gegensätze finden vielleicht einmal ihre Klärung, wenn festgestellt sein wird, ob wirklich peptische Geschwüre bei jugendlichen Individuen so häufig vorkommen, als sie diagnostiziert werden. Nach dem Ergebnis der Sektionsstatistik muss man daran zweifeln, vielmehr peptische Affektionen mehr als Erkrankung mittleren und höheren Lebensalters ansprechen.

9. Klarer scheinen die Verhältnisse hinsichtlich einer anderen häufigen Abdominalerkrankung zu liegen, nämlich der Entzündung des Wurmfortsatzes, die nach der Angabe Weichselbaums besonders oft

beim Status thymico-lymphaticus vorkommt und für deren wenigstens manchmal konstitutionelle Bedingtheit sich ihr z. B. von Kraus be-obachtetes familiäres Auftreten besonders aber neueste Angaben von Backman anführen lassen. Es ergeben sich auch in der Tat anatomische Anhalte für eine lokale Disposition in diesen Fällen. Denn seitdem Bartel erstmalig auf eine besondere Länge und Form der Appendix beim Status thymico-lymphaticus aufmerksam gemacht hat, ist diese Angabe oftmals bestätigt und namentlich von Miloslavich an Hand eines grösseren Sektionsmateriales erhärtet worden. Während Shiota bei systematischen Messungen nur einen Mittelwert der Appendixlänge von 7,3 cm beim Lymphatiker gegenüber 6 cm bei Nichtlymphatikern fand, ermittelte Miloslavich bei militärischen Selbstmördern mit Lymphatismus eine durchschnittliche Appendixlänge von 9,9 cm, die etwa dem von Bartel mit 9,7 cm angegebenen Werte entspricht, wobei sich vereinzelt Masse von 13, 14 bis 21 cm fanden. Nach umfangreichen Messungen in meinem Institut, über die noch genauer berichtet werden wird, scheinen die mittleren Normalwerte entschieden zu niedrig an-genommen zu sein. Abgesehen von einer anscheinend selteneren Ob-literation des peripheren Appendixteils bei älteren Lymphatikern sah Miloslavich ausserdem wie Bartel häufig eine Trichterform des Appendixansatzes. Nach der Ansicht Miloslavichs liegt in der abnormen Länge des Wurmfortsatzes die Gefahr einer Abknickung mit sekundärer Kotstauung oder Sekretretention begründet, ferner aber führe die mächtige Entwicklung der Lymphknötchen zur Buchtenbildung der Schleimhaut mit entsprechender Begünstigung der Infektion oder aber sie dränge nach aussen gegen die Muskulatur und schädige diese. In manchen Fällen komme vielleicht schon eine primär mangelhafte Entwicklung der Muskularis in Betracht. So sei also der Lymphatiker in vielfacher Hinsicht zur Erkrankung an „lymphatischer Appendizitis" disponiert. Es könne wahrscheinlich aber schon allein die Hyperplasie der Lymph-knötchen in der Appendix zu klinischen Erscheinungen führen, ohne dass eine Spur entzündlicher Vorgänge nachweisbar sei, und in solchen Fällen könne man dann von einer „Pseudoappendizitis" sprechen. Lieb-lein hat auf Grund klinischer Erfahrungen letzterer Ansicht sich an-geschlossen. Unstimmigkeiten ergeben sich auch hier. Wie man aus vorstehenden Angaben ersieht, ist die konstitutionelle Abnormität des Wurmfortsatzes nicht einheitlicher Natur. Zum Status thymico-lymphaticus im engeren Sinne gehört nur die Hyperplasie des lymphatischen Apparates als Teilerscheinung allgemeiner lymphoider Hyperplasie (sofern sie nicht Ausdruck eines rein sekundären Reizzustandes ist). Die abnorme Länge der Appendix hingegen würde auf eine mangelhafte Rückbildung hin-weisen und nach der herrschenden Vorstellung einem früheren phylo-genetischen Stadium näherstehen. Der lange Wurmfortsatz ist im Sinne Bartels hypoplastisch, was wohl besonders gut zeigt, wie wenig glück-lich dieser Ausdruck ist. Indem nur ganz im Vorbeigehen darauf hin-gewiesen sei, dass neuerdings wieder Peter die Deutung des Wurm-fortsatzes als eines rudimentären Organes sehr nachdrücklich bestritten hat, möchte ich eine erneute systematische Messung und Ermittelung der Durchschnittwerte der Appendixlänge unter genauer Berücksichtigung der Länge der einzelnen Darmabschnitte anregen, die nach den Untersuchungen an dem Material meines Institutes zu einer Korrektur der Angaben Shiotas über die normalen Mittelwerte führen dürfte. Nun passt zwar weiterhin zu der abnormen Länge als einem Zeichen phylogenetischer Rückständigkeit der oftmals von Bartel und Miloslavich gefundene trichterförmige Ansatz der Appendix, aber gerade über ihn liegen ältere Mitteilungen mit gerade entgegengesetztem Urteil über seine Bedeutung vor. Nach v. Hansemann Angaben nämlich muss man in der eigenartigen, zuerst von W. A. Freund nach einem Sektionsbefunde v. Recklinghausens beschriebenen und als Infantilismus bezeichneten Form der Appendix geradezu einen Schutz gegen Entzündung erblicken. Genau wie bei den bei Tieren dem Wurmfortsatz des Menschen entsprechenden Darmabschnitten könne der Kot zwar leicht in den trichterförmigen Wurmfortsatz hinein-, aber ebenso leicht auch wieder herausgelangen, so dass also das schädigende Moment der Kotstauung wegfalle. Dementsprechend will v. Hansemann auch niemals eine Entzündung eines infantilistischen trichterförmigen Wurmfortsatzes gesehen haben. So bestehen also noch Zweifel über die pathogenetische Bedeutung anatomischer. Anomalien des Wurmfortsatzes, die zu einer schärferen Unterscheidung der Einzelmomente auffordern, während an sich die Kombination verschiedener abnormer konstitutioneller Zustände nicht auffällig erscheint. Die lokale Disposition zur Entzündung sollte nicht zu ausschliesslich betrachtet werden. Denn wie es eine besondere Empfänglichkeit zur Anginose beim Status thymico-lymphaticus gibt, so sollte auch die „Tonsille des Darmes" häufiger aus tieferer biologischer Bedingtheit erkranken.

10. Bemerkenswert ist auch das Vorkommen von Hernien beim Lymphatismus, zugleich ihre seltene Vergesellschaftung mit Tuberkulose, die Bartel unter 92 Fällen nur 22 mal (29 %) in chronischen oder obsoleten Formen nachweisen konnte. Da der Hernienbildung wenigstens grösstenteils eine Bildungsstörung zugrunde liegt, erklärt sich ihre Häufigkeit bei hypoplastischen Individuen mit ihren mehr oder weniger zahlreichen Entwicklungsfehlern leicht. Doch ist auch die Lehre von den orthogenetischen Krankheiten (Klapp) und der primären konstitutionellen Schwäche des Binde- und Stützgewebes zu berücksichtigen. Bezüglich der Hyperplasie des Thymus und lymphatischen Apparates sollte einmal eine sorgfältige Aufstellung im Hinblick auf das Alter der Individuen und auf schnellen Tod infolge Inkarzeration bzw. die Hernie als Nebenbefund gemacht werden, um dadurch etwa Anhalte für die Beurteilung jener zu gewinnen.

11. Bei der Häufigkeit, mit der nach Bartels Angaben beim Status thymico-lymphaticus die Genitalhypoplasie des Weibes ist, kann es nicht wundernehmen, dass dabei nicht selten Anomalien der Gravidität (Tubargravidität), Geburt und des Wochenbettes gefunden werden. Besonders die Placenta praevia spielt hier eine wichtige Rolle. Die meisten Angaben dieser Art finden sich aber in der Literatur unter dem Begriffe des Infantilismus verzeichnet. Ich verweise auf den entsprechenden Abschnitt meines grossen Referates und erwähne hier nur die Angabe Schäffers, nach dem bei mangelhaft entwickeltem Uterus nicht nur die fehlerhafte Einnistung des Eies, sondern auch Störungen im Bau der Dezidua, die zu vorzeitiger Plazentalösung führen, begünstigt werden.

Könnte hiermit etwa auch die Neigung zu Eklampsie in Zusammenhang stehen? Seitdem Hedinger zuerst auf den Befund eines Status thymico-lymphaticus bei Eklampsie aufmerksam gemacht hat, lassen die Beobachtungen Bartels, Schriddes, Veits kaum einen Zweifel daran aufkommen, dass es sich um mehr als einen Zufallsbefund handelt. Auch hier wieder betont Bartel die Seltenheit gleichzeitiger Tuberkulose im Gegensatz zu dem Vorkommen von État mamelonné, kolloider Entartung der Schilddrüse, Enge des Aortensystems, Adipositas. Unter den die Häufigkeit der Eklampsie beim Status thymico-lymphaticus bestätigenden Angaben Schriddes und Meinholds verdient die des ersteren, wie an anderer Stelle erwähnt wird, besonderen Hinweis, weil das neugeborene Kind der eklamptischen Mutter die angeborene, vielleicht vererbte Konstitutionsanomalie zeigte, man müsste denn zu der meines Erachtens sehr wichtigen Annahme neigen, dass es sich lediglich um die Reaktion auf Einflüsse des mütterlichen toxisch wirkenden Blutes gehandelt habe. Die Wahrscheinlichkeit der Vererbung der Konstitutionsanomalie scheint jedoch eine beachtenswerte Stütze in den Beobachtungen Bartels zu finden, der bei den Früchten eklamptischer Mütter zwar keinen ausgesprochenen Status thymico-lymphaticus fand, wohl aber die von Schirmer so hoch bewertete Hyperplasie der Milzfollikel und eine ganze Anzahl von Missbildungen wie abnorme Lappung der Lungen, Hypoplasie der Lunge, Atresie des Ösophagus und des Afters, intraperitoneal gelagerte Hoden. In einem früheren Abschnitte haben wir diese Frage kritisch erörtert. Worauf im besonderen das Zustandekommen der Eklampsie bei den abnorm konstituierten Frauen beruht, ist noch eine ungelöste Frage. Veit nimmt einfach ein konstitutionelles Unvermögen an, die während der Geburt verschleppten Chorionelemente und Eiweissstoffe zu entgiften, was möglicherweise mit der Mangelhaftigkeit irgend eines endokrinen Organes zusammenhänge. So gut wie nie hat Veit bei eklamptischen Frauen äussere Zeichen mangelhafter Anlage wie auch innere Organisationsschäden, z. B. allgemein verengtes Becken, Hypoplasie der Aorta usw., vermisst.

12. Von besonderer Bedeutung scheint mir die vielfach bestätigte Angabe zu sein, dass sich beim Status thymico-lymphaticus häufig eine kolloide Entartung der Schilddrüse finde, worunter ich eben so wie Zellweger jede diffuse oder knotige Struma verstehen will. In der Tat geht aus der Literatur deutlich hervor, dass bei gewöhnlicher Struma oft genug ein abnorm grosser Thymus gefunden wird, wie ganz besonders aus v. Haberers Beobachtungen an der Tiroler Bevölkerung hervorgeht. Andererseits ist mehrfach, so z. B. von Zellweger, darauf hingewiesen worden, dass zwischen Schilddrüse und lymphatischem Apparat sicher Beziehungen bestehen, die uns freilich im wesentlichen noch ganz unklar sind. Unter dem Gesichtspunkte, dass Schilddrüse und Thymus beide dem endokrinen System angehören, also innerhalb der funktionellen Schwankungen dieses Systems namentlich krankhafter Natur sich notwendigerweise gewisse Abhängigkeiten zwischen beiden Organen ergeben, während der lymphatische Apparat sekundär beteiligt wird, wie das bei Besprechung der Blutlymphozytose auseinandergesetzt worden ist, werden jene Beobachtungen unserem Verständnis näher ge-

bracht. Bei der Erörterung der Beziehungen zwischen Morbus Basedowi und Status thymico-lymphaticus wird darauf noch näher eingegangen werden.

Hier soll uns hingegen allein die Frage beschäftigen, ob etwa das Verhalten der Schilddrüse einen Fingerzeig zu geben vermag für das wohl zuerst von Hedinger vermutete, von den verschiedensten Forschern gleichfalls angenommene regionär verschieden häufige Vorkommen des Status thymico-lymphaticus. Nun ist es freilich, wie auch Zellweger nicht verkannt hat, gerade in Ländern mit stark kropfdurchseuchter Bevölkerung geradezu unmöglich, irgendwelche sicheren Schlüsse auf die Beziehungen zwischen Struma und Hyperplasie des Thymus und lymphatischen Apparates zu ziehen, aber es ist doch eine recht auffallende Tatsache, dass die Tiroler Kropfträger so oft einen abnorm grossen Thymus aufweisen und dass neuerdings wieder Yamanoi in einer aus dem Hedingerschen Institute hervorgegangenen Arbeit in Übereinstimmung mit den Erfahrungen Scagliosis in Piemont unter dem Eindrucke steht, es müsse wohl ein Zusammenhang zwischen Kropf der Schilddrüse und grossem Thymus bestehen. Zwar ergibt sich aus Zellwegers gleichfalls im Baseler Institut entstandener Statistik auf den ersten Blick umgekehrt ein gewisser Antagonismus zwischen Struma und Status thymico-lymphaticus, der aber entfällt, wenn man berücksichtigt, dass ja der Zunahme der Häufigkeit strumöser Schilddrüsenentartung mit dem Alter der Individuen auch der Rückgang der lymphoiden Hyperplasie, der Übergang des primären hyperplastischen Stadiums in das atrophische der Fibrosis entspricht. Unter diesen Umständen gewinnt dann die Feststellung einer Vergesellschaftung der Struma mit anderen krankhaften Veränderungen wie État mamelonné des Magens, Cholelithiasis usw. in ihrem Antagonismus zur Tuberkulose im Sinne von Bartels Ausführungen über die krankhaften Veränderungen auf dem Boden hypoplastischer Konstitution erhöhte Bedeutung. Hier gerade besteht weitgehende Übereinstimmung Zellwegers mit Bartel, um so bemerkenswerter ist ihre Folgerung aus den Befunden am Thymus und lympathischen Apparate allein, dass „Lymphatismus" in Basel eine weit geringere Rolle als in Wien spielt: Und da sie dies aus den Wirkungen einer Struma nicht befriedigend erklären kann, so folgert sie, dass nicht nur konstitutionelle Momente allein, sondern wohl auch Ernährungs-, Wohnungs- und Rassendifferenzen die regionären Unterschiede im Vorkommen des Status thymico-lymphaticus erklären müssen.

Indem wir hier nur kurz auch auf den Einfluss des Geschlechtes hinweisen, der, übereinstimmend mit Untersuchungen Barbanos und Fulcis über die Bedeutung der Gravidität neuerdings aus den statistischen Erhebungen Yamamois hervorgeht, wollen wir uns nachdrücklich zu jener Annahme Zellwegers, wie sie ja auch schon anderweitig ausgesprochen ist, bekennen. Und zwar möchten wir uns doch fragen, ob dabei nicht die Schilddrüse eine gewisse Rolle wenigstens spielt. Was deren funktionelle Veränderungen, insbesondere auch in rein anatomischer Hinsicht die strumöse Entartung anbelangt, so steht wohl heute fest, dass nicht ein ursächliches Moment allein ins Auge zu fassen ist, sondern, dass abgesehen von endogenen Wirkungen, die letzten Endes aber doch auch wieder durch äussere Einflüsse bedingt sind, letztere in mannigfachster Hinsicht von Bedeutung sind. Das Klima, geologische und hydrologische Verhältnisse, die Jahreszeit, die Ernährungsweise üben einzeln und miteinander den grössten Einfluss. Ich selbst habe dafür beachtenswerte Beweise erbracht und mich über die besondere und allgemeine Bedeutung der Befunde ausgesprochen. An der Schilddrüse können wir diese am besten erkennen. Aber gleichgültig nun, ob jene mannigfachen äusseren Einflüsse allein oder in erster Linie auf die Schilddrüse wirken oder ob zugleich in demselben Masse andere endokrine Drüsen betroffen werden oder ob von Fall zu Fall je nach der Einwirkung bald an diesem bald an jenem endokrinen Organ die äussere Bewirkung zur Geltung kommt, immer wird das ganze System in seiner Einstellung betroffen. So kann also mittel- oder unmittelbar auch der Thymus beteiligt werden und einen entsprechenden anatomischen Befund zeigen, der Ausdruck einer bestimmten äusseren Beeinflussung und durch sie bedingten besonders eingestellten Funktion des Organes selbst wie des ganzen endokrinen Systemes ist. Das Verhalten des lymphoiden Gewebes müsste dem entsprechend ein wechselndes in gewisser gesetzmässiger Abhängigkeit nach meiner Vorstellung sein.

Diesen Gedanken sollte bei zukünftigen Untersuchungen besondere Aufmerksamkeit geschenkt werden. Wie ich es für wünschenswert halte, dass einmal sorgfältige Untersuchungen auch über die Beeinflussung des lymphoiden Gewebes durch die Gravidität angestellt werden, so sollte einmal eine grosszügige Sammelforschung über das Verhalten des Thymus und möglichst auch anderer endokriner Organe im Hinblick auf klimatische, jahreszeitliche, Ernährungseinflüsse usw. durchgeführt werden. Eine meines Erachtens dankenswerte Aufgabe für die deutsche pathologische Gesellschaft.

Zwei auf Störungen der inneren Sekretion beruhende Krankheiten verdienen eine eingehendere Besprechung, die Addisonsche und Basedowsche.

Im Hinblick auf den nicht seltenen, nach Wiesels freilich zu weitgehender Ansicht sogar regelmässigen Befund von Hypoplasie des chromaffinen Systems beim Status thymico-lymphaticus muss dessen Vorkommen beim Morbus Addisoni besonders bemerkenswert erscheinen. Seit der ersten Mitteilung Hedingers und besonders der Zusammenstellung und kritischen Würdigung einschlägiger Beobachtungen durch Wiesel hat man die Vergesellschaftung der Konstitutionsanomalie mit der Addisonschen Krankheit so häufig gesehen, dass es begreiflich ist, wenn sie Biedl im Anschluss an Wiesels Ansicht namentlich bei den primären, nicht durch Tuberkulose der Nebennieren bedingten Fällen geradezu als eine gesetzmässige erklärt. Ich selbst bin dem Status thymico-lymphaticus beim Morbus Addisonii wiederholt begegnet. Neumann, Pulawski, Langmead, Loewy, Brietz, Kaiserling, Höfer, Lubarsch, um nur die wichtigsten Autoren zu nennen, haben neuerdings einschlägige Beobachtungen mitgeteilt, die auch sonst zum Teil bemerkenswert sind. So sah Langmead noch eine Hypoplasie des Herzens, die er aus dem dauernd niedrigen Blutdruck zu erklären versucht, so erwähnt Kaiserling eine Hypoplasie der Aorta mit Herzhypertrophie, so beschreibt ferner Brietz neben einer Hypoplasie der Hoden zugleich eine mässige Bindegewebsvermehrung in Zirbeldrüse,

Hypophyse, Pankreas und Hoden, die er geneigt ist als Ausdruck einer Bindegewebsdiathese oder Fibrosis im Sinne Bartels zu deuten. Derartige Beobachtungen lehren, dass nicht eine einzelne Organanomalie sondern eine abnorme Beschaffenheit mehrerer Organe und Organsysteme dem an Addisonscher Krankheit leidenden Individuum eigen ist, ein allgemein „degeneratives Morbiditätsterrain", wie Bauer sich ausdrückt, besteht, in dem die Unterwertigkeit der Nebennieren bzw. des chromaffinen Systems nur eine Teilerscheinung ist, von ihr hängt aber die besondere Lokalisation des Krankheitsprozesses ab. Die Bestimmung der letzteren durch die Mangelhaftigkeit der Nebennieren, wie sie als dispositionelle Grundlage des Morbus Addisonii von v. Hansemann und anderen Forschern vorausgesetzt wird, zeigt der Fall Kaiserlings aufs deutlichste, in dem die linke Nebenniere vollständig fehlte, während die rechte hypoplastische ebenso wie die linke Beizwischenniere tuberkulös erkrankt war. Selbstverständlich kann man sich auch vorstellen, dass die zur tuberkulösen Erkrankung prädisponierende Schädigung der Nebennieren erst während des Lebens erworben werden kann, wobei man im Hinblick auf die verschiedenen Ansichten über das Wesen der Addisonschen Krankheit neben dem Nebennierenmark auch der Rinde seine Aufmerksamkeit wird zuwenden müssen. Die bestehenden schroffen Gegensätze der Meinungen müssen sich vereinbaren lassen. Denn so wenig man an dem Vorkommen der zuerst von v. Hansemann beschriebenen, zuletzt von Fehr und Reiche gewürdigten, wohl stets entzündlichen primären und ausschliesslichen Atrophie der Nebennierenrinde und nur durch sie überhaupt begünstigten Ansiedlung von Tuberkelbazillen zweifeln kann, so steht doch andererseits fest, dass sicher auch eine ganz ausschliessliche Vernichtung des Nebennierenmarkes und chromaffinen Systems überhaupt, wie sie Bannwart durch Tumorbildung bedingt beschreibt, das typische Bild des Morbus Addisoni erzeugt. Vielleicht entwickelt sich also die eigenartige Atrophie der Nebennierenrinde bereits auf dem Boden einer primären Minderwertigkeit des Organs.

Wenn man sich auf den Standpunkt stellt, dass der Vereinigung von Adrenal- und Interrenalsystem zu den Nebennieren auch ein enges funktionelles Zusammengehen entspricht, wie ich schon früher angenommen habe, so wird die alte Streitfrage, ob die Addisonsche Krankheit durch Insuffizienz des chromaffinen Markgewebes oder durch Zerstörung der Rindensubstanz zustande komme, nahezu gegenstandslos. Man wird die Frage dann mit Bittorf dahin beantworten, dass Rinde und Mark der Nebennieren sich ergänzen und ein einheitliches Organ darstellen, so dass Funktionsstörung eines Teiles die des anderen mitbedingt. Wenn kein funktionstüchtiges Mark da ist, nützt die bestausgebildete Rindensubstanz nichts und das Mark wiederum kann kein Adrenalin produzieren, wenn ihm bei Zerstörung der Rinde kein Material zur Aufarbeitung angeboten wird. Ich erinnere dabei auch an die auf die Zusammenarbeit von Rinde und Mark bezugnehmende Theorie Erwin Bauers, nach der der Morbus Addisoni durch eine Störung der Nebennierensysteme bedingt ist, die darin besteht, dass die Harnsäure in der Rinde nicht in ausreichendem Masse gebunden oder im Mark nicht in genügender Weise umgearbeitet werden kann, wodurch es zur Störung der Adrenalinproduktion und dadurch zur Anhäufung der

Harnsäure im Organismus komme. Auch Bauer hat das Zusammentreffen der Addisonschen Krankheit mit einem Status thymico-lymphaticus beobachtet und dabei einen hochgradigen Gehalt der Nebennierenrindenzellen an Harnsäure festgestellt, woraus er schliesst, dass eine Thymushypertrophie die Umarbeitung der Harnsäure zu Adrenalin hemme. Selbstverständlich muss man sich aber bei der Annahme eines Zusammenhanges von Konstitution und Morbus Addisoni in den Grenzen halten, die der tatsächliche anatomische Befund vorzeichnet.

Bei der allgemein angenommenen Vererbbarkeit der hypoplastischen Konstitution wäre das hereditäre Vorkommen einer mangelhaften Nebennierenentwicklung und eines auf ihrem Boden entstehenden Morbus Addisoni nicht wunderbar, und es ist fast merkwürdig, dass über solche für die konstitutionelle Bedingtheit des Morbus Addisoni besonders beweisende Beobachtungen recht wenig Zuverlässiges bekannt ist. Die spärlichen in der Literatur beschriebenen Fälle sind nach Bittorf und Schur nicht einwandfrei. Erst Neumann hat jetzt über ein familiäres Vorkommen der Addisonschen Krankheit berichtet, das sich auch auf die von Reiche beobachteten Fälle bezieht. Sein 23 jähriger Addisoniker war das zehnte Kind gesunder Eltern unter 23 Geschwistern, von denen zwei Brüder an Morbus Addisoni verstorben waren, und zwar im Alter von 14 bzw. 23 Jahren. Bei dem älteren war die Sektion gemacht worden und hatte eine reine Atrophie der Nebennieren aufgedeckt. Besonders interessant ist weiterhin an Neumanns Beobachtung, dass sein Patient von Geburt an imbezil ist und einen mässigen Grad von Mikrozephalie zeigt. Man kann in diesen Anomalien die Teilerscheinung der hypoplastischen Konstitution erblicken, aber auch mit Neumann auf den häufigen Befund mangelhafter Entwicklung der Nebennieren bei Störungen der Gehirnentwicklung (Anenzephalie, Hemizephalie, Zyklopie, Enzephalozele) hinweisen und eine Abhängigkeit der Imbezillität und Mikrozephalie von der Hypoplasie der Nebennieren annehmen. Auch Miloslavich erörtert ja kurz die Beziehungen der Nebennierenanomalien zu Störungen der Gehirnentwicklung. Ich selbst habe kürzlich erst in einem Falle von Zyklopie mit vollständigem Mangel der Nebennieren und Hufeisenniere einen abnorm grossen Thymus gefunden, will aber hier wieder erwähnen, dass eine abnorme Thymusgrösse überhaupt nach meinen Erfahrungen ein sehr häufiger, fast regelmässiger Befund bei Missgeburten ist, ohne dass sich bestimmte Zusammenhänge zwischen der Thymushyperplasie und den einzelnen Verbildungen mit Sicherheit annehmen und erkennen lassen.

Wie vorsichtig man jedoch mit der Annahme bestimmter Abhängigkeiten sein muss, habe ich gerade unter Hinweis auf die Kombination der Nebennierenhypoplasie mit der abnormen Enge des Aortensystems betont. Wenn Langmead annimmt, dass die Hypoplasie des Herzens eine Folge des bei der Insuffizienz der Nebennieren dauernd niedrigen Blutdruckes sei, so ist dem eine zweite Möglichkeit entgegen zu halten, nämlich die, dass durch mangelhafte Entwicklung des kardiovaskulären Apparates die Unterentwicklung der Nebennieren bedingt sei. Bei derartigen Konstruktionen ist noch nie viel herausgekommen und es kann nur immer wieder betont werden, dass die gleichsinnige Deutung in einem und demselben Organismus vorhandener Entwicklungsstörungen und funktioneller Anomalien meist am befriedigendsten erscheint und wahrscheinlich, wenngleich natürlich sekundäre wechselseitige Beeinflussungen der Organe nicht ausgeschlossen werden dürfen, auch am richtigsten ist.

Das muss man sich auch vor Augen halten, wenn man eine Erklärung für die häufige Vergesellschaftung des Status thymico-lymphaticus mit dem Morbus Addisoni sucht, die sich aber nicht auf deren Gesetzmässigkeit stützen darf. Denn wie zum Status thymico-lymphaticus nicht notwendigerweise eine Hypoplasie des chromaffinen Systems gehört, so findet man umgekehrt auch beim Morbus Addisoni nicht stets jene Konstitutionsanomalie. So vermisste sie beispielsweise auch Neumann in den beiden von ihm beobachteten Fällen, während die Blutlymphozytose deutlich ausgesprochen war, von deren Wesen bereits die Rede gewesen ist. Es ist also keineswegs die Wieselsche Vorstellung mit allen Beobachtungen vereinbar, durch die starke Verminderung des thymusdepressorischen Adrenalins könne es leicht zu einem Ausbleiben der physiologischen Thymusinvolution kommen, falls die Erkrankung noch vor dieser einsetze, oder aber das Organ könne, wie Schur es als die Regel ansieht, später zu neuer Tätigkeit erwachen bei Wegfall des hemmenden Adrenalins.

Über letztere Möglichkeit könnten uns am besten Tierversuche Aufschluss geben, wie sie Crowe und Wislocki angestellt haben. Diese erzeugten durch vorsichtige Entfernung des grössten Teiles der Nebennieren eine chronische Nebenniereninsuffizienz, mit der die Tiere bis 8 Monate leben gelassen wurden. Als Sektionsbefund ergab sich regelmässig eine Vergrösserung besonders der retroperitonealen und mesenterialen Lymphdrüsen und der Lymphknötchen des Darmes sowie der Milzfollikel, ferner nicht selten eine Hyperplasie des Thymus. Unter dem Mikroskop zeigte sich aber die Schwellung der Lymphdrüsen grossenteils bedingt durch eine hochgradige Wucherung der Sinusendothelien, hinter der die Bildung grosser mononukleärer Zellen in den Keimzentren zurücktrat, während in den Lymphknötchen in der Milz und auch im Thymus eine Vermehrung der Lymphozyten das Bild beherrschte. Aus diesen Befunden, die mit den älteren Aulds und Schaefers, von denen ersterer die Vergrösserung des Thymus und der Milz, letzterer die der Lymphdrüsen betont, übereinstimmen, ziehen Crowe und Wislocki den Schluss, dass zwischen den Nebennieren und dem Lymphdrüsensystem ein bestimmter Zusammenhang zu bestehen scheine, ohne dass man sich zunächst eine klare Vorstellung über ihn bilden kann. Alles weist auf eine nach meiner Überzeugung sekundäre Veränderung des letzteren hin.

Die Ansicht Wiesels stützt sich besonders auch auf einen angeblichen Parallelismus der physiologischen Involution des Thymus und der Nebennierensysteme und die Erwägung, es könne der im Kindesalter physiologisch gut entwickelte Thymus der Ausbalancierung der hohen Adrenalinwerte dienen, die das bei jugendlichen Individuen wesentlich stärker als bei Erwachsenen ausgebildete Adrenalsystem liefere. Dem gegenüber lässt sich zunächst auf die neuerdings in meinem Institut durch Peiser bestätigten Angaben Schmorls und

Ingiers verweisen, nach deren Untersuchungen der Adrenalingehalt gerade bei Kindern ein niedriger ist und allmählich bis zum neunten Lebensjahre zunimmt, um sich dann dauernd auf annähernd gleichmässiger Höhe zu halten. Dieser Durchschnittswert schwankt zwischen 4,59 und 4,71 mg. Lässt man nicht ein anderes endokrines Organ die Ausbalancierung des Adrenalins in den späteren Lebensjahren übernehmen, so wäre der Thymus im Umfange seiner kindlichen Höchstentwicklung zeitlebens notwendig. Und noch ein zweiter Punkt ist hervorzuheben. Bei allen Infektionskrankheiten verfällt der Thymus einer Involution, die um so hochgradiger wird, je länger der infektiös-toxische Zustand im Organismus herrscht. Dagegen konnten Schmorl und Ingier bei keiner einzigen infektiösen Krankheit eine gesetzmässige wesentliche Abnahme der Adrenalinproduktion in den Nebennieren und anderen Bildungsstätten nachweisen und auch histologisch keine schwere Schädigung des chromaffinen Gewebes feststellen, woraus sich eine höchst auffällige Inkongruenz im Verhalten des Thymus und des Adrenalsystems ergibt. Während man aber wiederholt den ungünstigen Ausgang von Infektionskrankheiten auf das Versiegen der Adrenalinproduktion zurückgeführt hat, ist noch niemals die Behauptung aufgestellt worden, das Überwiegen des Adrenalins sei Ursache des Todes. Es ist aber auch noch eine weitere Einwendung gegen die Ansicht Wiesels geltend zu machen. Letztere stützt sich darauf, dass tatsächlich beim Morbus Addisoni, falls es sich um einen frühzeitig erworbenen handelt, der grosse Thymus wie ein Kinderthymus gebaut sei, während bei später einsetzender Krankheit es sich eher um eine Neubildung von Thymusgewebe zu handeln scheine. Aber auch hier begegnen wir keiner Gesetzmässigkeit, im Gegenteil darf man nachdrücklich hervorheben, dass histologisch der grosse Thymus beim Morbus Addisoni ein sehr wechselndes Verhalten zeigt, bald den Bau des normalen kindlichen Thymus, bald eine sog. Markhyperplasie, bald eine Hyperplasie der lymphoiden Rindenzone. Fast unüberwindliche Schwierigkeiten bieten sich selbst im sorgfältig analysierten Einzelfalle der Erklärung der besonderen Thymusstruktur, weil wir viel zu wenig Einblick in die vielfach verschlungenen Korrelationen des endokrinen Systems haben. Mir scheint es auch hier das Beste und Zutreffendste zu sein, zunächst in dem abnorm grossen Thymus die Teilerscheinung einer im Körper verbreiteten Entwicklungsstörung, besonders im endokrinen System zu sehen, und eine gewisse Koordination der Anomalien zu betonen, dagegen das wechselvolle Bild des Thymus aus sekundären, im einzelnen schwer zu übersehenden Einflüssen abzuleiten.

So lässt sich am besten auch das überaus seltene gleichzeitige Vorkommen der Addisonschen und Basedowschen Krankheit verstehen, wie es nach Lucien und Parisot von Montard-Martin und Malloizel, von mir selbst, von Rössle und Höfer (Benda) beschrieben worden ist. Der Morbus Addisoni ist auch hier nicht immer durch Tuberkulose der Nebennieren bedingt, sondern auch durch entzündliche Atrophie und Lipoidverarmung der Rindensubstanz, wie Rössles Beobachtung lehrt. In diesem Fall bestand ebenso wie in dem von mir beobachteten ein ausgesprochener Status thymico-lymphaticus mit klinisch festgestellter Lymphozytose und die nur spärliche Entwicklung der Scham- und Achselhaare lehrt zur Genüge, dass allen diesen Befunden eine umfassendere Konstitutionsanomalie zugrunde liegt. In diesen Fällen mit positivem und sehr eindeutigem anatomischen Befunde kann man mit voller Berechtigung von einer pluriglandulären Blutdrüsenerkrankung sprechen und kann sich aller Betrachtungen über ein Abhängigkeitsverhältnis der krankhaften Prozesse von einander enthalten. Es würde nicht nur, wie Rössle mit Recht betont, bei unseren heutigen Kenntnissen eine unmöglich zu entscheidende Frage sein, welches das primär, welches das sekundär erkrankte Organ ist, sondern eine solche Fragestellung würde überhaupt von einer Verkennung der konstitutionellen Krankheitsanlage ausgehen.

Aus alledem geht somit hervor, dass die dem Morbus Addisoni zugrunde liegende abnorme individuelle Konstitution mit einer Störung des endokrinen Systems verbunden und teilweise in ihr verkörpert gedacht wird. Als Ausdruck und Teilerscheinung dieser Besonderheit bzw. Störung, die aber nicht nur primär, sondern auch sekundär entstanden sein kann, ist ein abnorm grosser Thymus anzusprechen, der damit eine durchaus befriedigende Erklärung findet. Anders aber steht es mit der Hyperplasie des lymphatischen Apparates. Sie kann nicht mit Sicherheit als wahrhaft primäres konstitutionelles Merkmal gedeutet werden, sofern man sich zu den strengen Richtlinien des Urteils bekennt, wie sie namentlich Lubarsch aufgestellt hat. Wie das schon in dem Abschnitt über die Lymphozytose ausgeführt worden ist, dürfen, ja müssen wir in der abnormen Einstellung des endokrinen Systems eine dem Erklärungsbedürfnis voll gerecht werdende Ursache für eine rein sekundäre, durch endogene Reize bedingte, reaktive Schwellung des lymphoiden Gewebes, wo immer es im Organismus vorkommt, erblicken. So folgt, dass zwar die zumeist konstitutionelle Grundlage des Morbus Addisoni nicht bezweifelt oder bestritten, wohl aber in der mit ihm vergesellschafteten Hyperplasie des lymphatischen Apparates nicht notwendigerweise ein primäres Merkmal, eine ursprüngliche Teilerscheinung besonderer individueller Konstitution erblickt wird.

Diesen Standpunkt muss man auch einnehmen bei der Beurteilung des beim Morbus Basedowi anzutreffenden Status thymico-lymphaticus, über dessen Häufigkeit übereinstimmend, um nur die wichtigsten Autoren zu nennen, v. Haberer, Halsted, Hammar, Hart, Capelle und Bayer, Klose, Chvostek, Crotti, Matti, Melchior, A. Kocher, Pettavel, Rautmann, Simmonds u. a. berichtet haben. Eine Dissertation Thorbeckes hat die Erörterungen hierüber eingeleitet. Es sind insbesondere die schweren und spontan oder postoperativ zum Tode führenden Basedowfälle, bei denen ein abnorm grosser Thymus zusammen mit mehr oder minder ausgesprochener Hyperplasie des lymphatischen Apparates angetroffen wird. Die Erklärung für diesen Erscheinungskomplex hat man fast ausschliesslich in dem Verhalten des Thymus als eines endokrinen Organes gesucht. Wenn aber die vor Jahren von Lubarsch noch angenommene Wahrscheinlichkeit, dass der häufige Befund eines abnorm grossen Thymus bei der Basedowschen Krankheit mehr als ein rein zufälliges Zusammentreffen darstelle, inzwischen, wie man wohl behaupten darf, zur Gewissheit geworden ist, so sind wir doch bisher nicht aus der Ungewissheit über die Rolle des Thymus bei dieser Krankheit herausgekommen. Auch hier wieder macht sich der Mangel der unbedingt zuverlässigen Kenntnis des spezifischen Thymussekretes und seiner Wirkungen auf den Organismus in erster Linie geltend.

Schon über das makro- und mehr noch über das mikroskopische Verhalten des Thymus bei der Basedowschen Krankheit gehen die Angaben weit auseinander. Zweifellos kann der Befund ein sehr verschiedener sein. Die Grösse des Thymus, wie sie bei der Operation und Sektion gefunden wird, unterliegt beträchtlichen Schwankungen und es ist Klose gegenüber nachdrücklich darauf hinzuweisen, dass ein abnorm grosser Thymus beim Morbus Basedowi kein absolut gesetzmässiger Befund ist, vielmehr manchmal auch ein typisch zurückgebildetes Organ gefunden wird (Hart, Melchior, Matti, v. Haberer). Doch ist grosse Vorsicht des Urteils geboten. Entscheidend für die Beurteilung des Thymus muss immer der mikroskopische Befund und namentlich die Berechnung des Parenchymwertes nach Hammar sein, denn ein überwertiges Gewicht braucht nicht gleichbedeutend mit abnorm grosser Parenchymmenge zu sein, wie Hammar mit Recht immer wieder betont, und nur das mikroskopische Strukturbild vermag zur Entscheidung beizutragen, ob eine „Persistenz“, eine primäre oder sekundäre Hyperplasie des Organes vorliegt. Es geht aber aus den vorliegenden Mitteilungen hervor, dass offenbar der Thymusbefund beim Morbus Basedowi auch mikroskopisch kein einheitlicher ist. Bald hat man die sog. Markhyperplasie gefunden, bald eine gleichmässige Hyperplasie von Rinde und Mark, wie sie namentlich Wiesel als charakteristisch für die Basedowsche Krankheit ansieht, bald reine Rindenhyperplasie, bald auch eine Mischung, „Superposition“ zweier Typen (Bayer), bald endlich auch Merkmale der Involution. Auch das Verhalten der Hassallschen Körperchen wird sehr verschieden beschrieben. Auf den ersten Blick sieht man zwischen all diesen Angaben kein einigendes, zusammenhaltendes Band und man gewinnt, insbesondere wenn man die eingehenden Untersuchungen Hammars über den Basedowthymus sich vor Augen hält, den Eindruck, als müsste das völlige Auseinandergehen der Befunde notwendigerweise auf teilweise falschen oder willkürlichen Urteilen beruhen. Die Annahme einer Markhyperplasie beruht ja auch hier nach Hammar auf zwei Fehlern, nämlich auf der Berücksichtigung nur der relativen, nicht der absoluten Markmenge und dann auf der Beurteilung der Markmenge nicht im Vergleich mit gleichaltrigen normalen sondern mit dem kindlichen Thymus. In dem jeweils vorhandenen Zustande des Thymus sieht Hammar die Resultante antagonistischer, thymusexzitatorischer und thymusdepressorischer Kräfte.

Indessen haben meine eigenen umfangreichen Untersuchungen über den histologischen Bau des Basedowthymus ergeben, dass in der Tat ganz verschiedene Typen in den einzelnen Fällen sich finden: 1. Typus des normalen Kinderthymus mit deutlicher, etwas an Menge überwiegender Rindenzone und Markschicht; 2. Typus der sog. Markhyperplasie; 3. Typus der Mark- und Rindenhyperplasie; 4. Typus der reinen Rindenhyperplasie, bei der das Organ geradezu als ein lymphoides erscheinen kann; 5. Thymen mit den Merkmalen der physiologischen oder pathologischen Involution.

Die Vielfältigkeit des makro- und mikroskopischen Thymusbefundes bei der Basedowschen Krankheit ist nach meiner Auffassung nur scheinbar eine verwirrende, in Wahrheit durchaus einer Erklärung zugänglich, insofern sich in ihr lediglich verschiedene Grade konstitutioneller Abnormität und sekundäre Beeinflussungen kundgeben. So richtig es also ist, dass sich die Ansichten über den Bau des in den letzten Jahren besonders eingehend studierten Basedowthymus diametral gegenüber stehen, so erklärt sich das meiner Meinung nach doch einfach daraus, dass die sehr verschiedenen Typen tatsächlich vorkommen, das Urteil über sie aber viel zu sehr verallgemeinert worden ist. Wenn z. B. Wiesel, Schuhmacher und Roth, Rautmann, Pettavel entsprechend dem an das Verhalten des kindlichen Thymus erinnernden mikroskopischen Strukturbild eine Persistenz des Thymus annehmen, wenn Simmonds Persistenz und Hyperplasie zulässt, Schridde, Klose, Matti eine primäre oder sekundäre, vielleicht aus einer Persistenz hervorgegangene Hyperplasie annehmen, zu welch letzterer Ansicht auch der die besondere Vermehrung der Rindenelemente betonende Melchior neigt, wenn Klose und Pettavel an eine Reviveszenz glauben, deren Möglichkeit auch ich mit Hammar zugestehe, wenn endlich Bayer annimmt, dass im Strukturbilde des Thymus sich die Markhyperplasie eines Thymus von ursprünglich infantilen Typ erkennen lasse, und andererseits von v. Haberer, Matti, mir selbst die gelegentliche Involution eines vorher abnorm grossen Thymus angenommen wird, so bedarf vielleicht unsere Ansicht über die Markhyperplasie einer Korrektur, im übrigen aber wird an allen diesen Angaben und Auffassungen etwas Richtiges sein. Auch das Ergebnis der Untersuchungen Hammars, der schliesslich in dem jeweils vorhandenen Zustande des Thymus die Resultante schwer zu bestimmender antagonistischer, thymus-depressorischer und thymusexzitatorischer Kräfte sieht, steht der von mir betonten Auffassung nicht entgegen, dass das abnorme Verhalten des Thymus bei der Basedowschen Krankheit begründet ist in einer primären Abwegigkeit im Rahmen einer Störung des endokrinen Systems überhaupt und von der besonderen Konstellation der dysharmonisch arbeitenden endokrinen Drüsen im einzelnen.

Im Hinblick auf die vielen Anomalien des Habitus, der Organisation und Funktion, die man bei Basedowkranken gefunden hat, darf man sich für berechtigt halten, die Störung im endokrinen System und also auch das abnorme Verhalten des Thymus als eine primäre, konstitutionelle Erscheinung anzusprechen, wenngleich nach früheren Betrachtungen das Urteil sehr vorsichtig sein muss. Andererseits ergibt sich zwar, dass die Störung im endokrinen System das klinische Bild beherrscht, dass sie aber doch nur die Teilerscheinung einer mehr oder weniger ausgebreiteten und ausgesprochenen Abwegigkeit der Gesamtkonstitution des Organismus ist. Man muss also, wie ich das vor Jahren schon ausgeführt habe, zu der Ansicht kommen, dass der Morbus Basedowi unter dem Einfluss mannigfacher äusserer Schädigungen auf dem Boden einer allgemein abnormen Konstitution entsteht, in deren Rahmen der Dysharmonie im endokrinen System eine besondere Bedeutung zukommt.

Für die Richtigkeit dieser Annahme ist ganz besonders lebhaft Chvostek eingetreten. Er stützt sich dabei auf die Feststellung in der Aszendenz Basedowkranker häufiger Konstitutionsanomalien wie Gicht, Diabetes, Fettleibigkeit, Bronchialasthma, Chlorose, degenerativer Erkrankungen des Nervensystems, auf die abnormen Entwicklungen und Konstitutionsstörungen vieler Basedowkranker selbst, endlich auf die bei ihnen nahezu regelmässig nachweisbaren sog. Degenerationszeichen der verschiedensten Art. Als eine Teilerscheinung dieser abnormen Körperkonstitution sieht Chvostek auch den grossen Thymus und den hyperplastischen lymphatischen Apparat an, ohne sekundäre Beeinflussungen dieser Organe zu leugnen. In dem umfassenden Werke Chvosteks' über Basedowsche Krankheit sind alle Angaben über das Vorkommen von anatomischen und funktionellen Anomalien zusammengestellt, so dass es jedem leicht werden dürfte, sich von der Richtigkeit der Ansicht zu überzeugen, dass in der Mehrzahl der Fälle der Morbus Basedowi auf dem Boden einer allgemeinen Abwegigkeit der Konstitution entsteht. Erst jetzt haben wir gelernt, hierauf zu achten.

Der abnorm grosse Thymus ist ein sichtbarer und schon vor Ausbruch der Krankheit vorhandener Ausdruck dieser abnormen individuellen Konstitution, in deren Rahmen die abnorme Funktion des Thymus so wenig wie die der Schilddrüse etwas Isoliertes sondern nur die Teilerscheinung einer pluriglandulären Funktionsstörung des endokrinen Systems darstellt, bei der eine Hypoplasie des chromaffinen Gewebes zuweilen noch eine besonders verhängnisvolle Bedeutung haben dürfte.

Es kann sich nur darum handeln, ob man berechtigt ist, einen besonderen und einigermassen spezifischen Charakter dieser abnormen Konstitution anzunehmen. Sicherlich nicht in dem Sinne, dass auf ihrem Boden allein der Morbus Basedowi entstehen könne. Dieselbe Konstitution ist es vielmehr, wie insbesondere Chvostek ausführt, auf deren Grundlage sich eine Reihe früher den Konstitutionskrankheiten zugezählter Erkrankungen entwickelt wie Hochwuchs, Riesen- und Zwergwuchs, Fettleibigkeit, Diabetes, Akromegalie, Morbus Addisoni, Myasthenie usw. Neben den Hypoplasien einzelner Organe und Organsysteme ist als Teilerscheinung für diese Konstitution der Status thymico-lymphaticus besonders bemerkenswert. In allem Wesentlichen handelt es sich um Bartels Status hypoplasticus und bei dessen wenig scharfer Abgrenzung gegen andere konstitutionelle Abwegigkeiten ist es nicht verwunderlich, wenn Asthenie, neuropathische Konstitution und Infantilismus auch hier hineinspielen, dass nach Weygandt beispielsweise der Status thymico-lymphaticus neben dem „Dysthyreoidismus", dem „Dysgenitalismus", dem „Dyspituitarismus", dem „Dysadrenalismus" und dem „pluriglandulären Infantilismus" gleichsam nur als besondere Untergruppe des glandulären Infantilismus anzusehen sei. Demgegenüber mag aber daran erinnert werden, dass der Begriff des Infantilismus unter einer geradezu heillosen Verwirrung leidet. Die Berechtigung, die allerverschiedensten Organhypoplasien als Infantilismus zu bezeichnen, darf zugleich bezweifelt werden. Und ein grosser Thymus bei einem Erwachsenen stellt noch lange keinen infantilistischen Zustand dar, nur weil das Organ im Kindesalter gross und parenchymreich ist.

So meint auch Rautmann auf Grund seiner Untersuchungen an allen endokrinen Organen seien beim Morbus Basedowi Veränderungen zu finden, die fast alle den infantilen Typ nachahmen, und zwar um so mehr, um eine je schwerere Erkrankung es sich handelt, dass also in der anatomischen Grundlage des Morbus Basedowi ganz allgemein eine charakteristische infantile Struktur enthalten sei. In seiner infantilen Grundlage unterscheide sich der Morbus Basedowi vom Status thymico-lymphaticus oder etwa vom Morbus Addisoni nur durch die stärkere Beteiligung der Schilddrüse, die den infantilen Charakter der in sich geschlossenen, in ihrer Gesamtheit zu beurteilenden innersekretorischen Störung nach der thyreotoxischen Seite hin verschiebe.

Schon früher haben v. Hansemann und Pende neuerdings wieder Brugsch einen abnorm grossen Thymus bei Erwachsenen als partiellen Infantilismus angesprochen. Es ist das in solcher Allgemeinheit aber zweifellos nicht zutreffend und mit Recht sieht Wiesel in einem grossen Thymus nur dann einen topischen Infantilismus, wenn er sich den Bau des normalen Kinderthymus bewahrt hat und keine wesentliche Hyperplasie über das kindliche Höchstgewicht hinaus aufweist. Wenn man aber auch zugeben muss, dass echte Infantilismen, wie sie einer strengen Definition entsprechen, im Rahmen der abnormen Konstitution der an Morbus Basedowi Erkrankenden vorkommen können, so ist nach meiner Meinung dennoch die Auffassung der Gesamtkonstitution als einer infantilistischen abzulehnen. Ein Streit um die Definition der besonderen Konstitution Basedowkranker bleibt aber fruchtlos. Dem grossen Gesichtspunkt der individuellen Eigenart ist mit obigen Feststellungen hinreichend Rechnung getragen. Jetzt gilt es, die Abwegigkeiten des Habitus, der Organisation und der Funktion einzeln zu würdigen, und aus der Summe koordinierter Erscheinungen ist ihre Bedeutung herauszuschälen.

Welche vor allem kommt dem Thymus zu? Die Annahme v. Hansemanns, dass der Thymus zu der Schilddrüse etwa im Verhältnis einer regionären Lymphdrüse stehe, ist selbstverständlich endgültig abgetan. Aber auch der Ansicht, dass der Thymus als endokrines und in Korrelation zur Schilddrüse stehendes Organ sekundär unter dem krankhaften Einfluss der letzteren hyperplastisch werde, huldigen nur wenige. So nimmt Basch an, dass die regere Tätigkeit der Schilddrüse auch eine erhöhte Arbeitsleistung des verbündeten Thymus auslöse, indem er seine Ansicht über die primäre Schilddrüsenveränderung als Ursache des Morbus Basedowi besonders auf die A. Kochers stützt, dass eine Basedowstruma häufig auf dem Boden bereits bestehender Veränderungen, insbesondere einer kolloiden Hyperplasie, entstehe und somit in ihrem Ursprung in eine frühe Zeit zurückreiche. Es sei also die abnorme Thymusgrösse eine sekundäre und der Basedowstruma ätiologisch nicht gleichwertige Erscheinung. Dem gegenüber ist an das häufige Vorkommen eines grossen Thymus bzw. eines Status thymico-lymphaticus auch bei einfachem Kropf, auf das neuerdings besonders v. Haberer wieder aufmerksam gemacht hat, hinzuweisen, das zeigt, dass jedenfalls nicht erst eine spezifische Entartung der Schilddrüse zur Thymusvergrösserung führt. In ein je früheres Lebensalter man aber die Entstehung des Kropfes verlegt, um so sicherer kann man mit dem Vorhandensein eines parenchymreichen und reaktionsfähigen Thymus rechnen und selbst beim angeborenen Kropf ist der Beweis einer sekundären Thymusschwellung nicht zu erbringen. Auch die Folgerung Wiesels, dass der Status thymicolymphaticus beim Morbus Basedowi die Folge der Ausgleichsbestrebungen gegenüber dem thyreogen erhöhten Sympathikustonus sei, der besonders bei mangelhafter Zerstörung des Adrenalins gesteigert sei, entbehrt der sicheren Begründung.

Wenn man sich auf den Standpunkt stellt, dass der abnorm grosse Thymus mit der von ihm bzw. der endokrinen Störung abhängigen Hyperplasie des lymphatischen Apparates nur die Teilerscheinung einer abwegigen Konstitution ist, so ist es eigentlich selbstverständlich, dass man mit der Annahme eines primär abnormen anatomischen Verhaltens des endokrinen Organes auch eine primäre Funktionsstörung in quantitativer oder auch qualitativer Hinsicht annimmt, sicherlich aber ist es gedankenlos und grundfalsch, die Thymusfunktion überhaupt ausser jedem Betracht zu lassen. Somit kann man auch nicht Chvostek beipflichten, wenn er lediglich aus der Deutung des abnorm grossen Thymus als eines konstitutionellen Stigmas wie der Hypoplasie der Gefässe und der Genitalien zu einer Erklärung des wechselvollen Verhaltens der Thymussgrösse, der Mannigfaltigkeit des histologischen Strukturbildes und der verschiedenen Ausprägung eines Status thymico-lymphaticus bei der Basedowschen Krankheit kommt. Hauptsache ist das funktionelle Moment, das vielfach bedingte fehlerhafte Ineinandergreifen der Teilfunktionen der endokrinen Organe.

Die Mehrzahl derer, die Betrachtungen über die Beziehungen des Thymus zum Morbus Basedowi angestellt haben, schreibt denn auch diesem endokrinen Organ wichtige Erscheinungen im Krankheitsbilde zu. So wird zunächst die oftmals nachweisbare Veränderung des Blutbildes, die Lymphozytose (Kochersches Blutbild), in Abhängigkeit von der Thymuswirkung gebracht. Indem ich auf die früheren Ausführungen verweise, erwähne ich hier besonders, dass Klose, Lampé und Liesegang, Bircher, Bayer experimentell eine Blutlymphozytose durch Einverleibung von Thymus erzeugen konnten, dass andererseits Klose, Lampé, Capelle und Bayer, Schuhmacher und Roth eine bestehende Lymphozytose nach Resektion des Thymus zurückgehen sahen. Allerdings lassen Klose, Lampé und Liesegang wenigstens beim Morbus Basedowi diese Thymuswirkung abhängig sein von den durch Schilddrüsentoxine beeinflussten Keimdrüsen, auf deren nachgewiesenen Antagonismus (Calzolari, Henderson, Tandler, Heimann) zum Thymus sie sich beziehen. Auch Mohr und Stoerk führen mit Garrè die Lymphozytose auf Thymuswirkung zurück. Ich selbst habe diese Ansicht immer mit grossem Nachdrucke vertreten. Die Inkonstanz des Kocherschen Blutbildes ist kein Beweis gegen ihre Richtigkeit, wenn man den Grad und die Eigenart der endokrinen Störung, worüber wir freilich im Einzelfalle nur sehr mangelhaft unterrichtet sind, berücksichtigt und ihr entsprechend sich die Wirkung des Thymus und auch seiner Antagonisten denkt.

Dass ich auch die Hyperplasie des lymphatischen Apparates abhängig sein lasse von der abnormen Thymuswirkung, habe ich auseinandergesetzt. Es scheint mir kein Grund vorzuliegen, sie beim Morbus Basedowi anders zu deuten als bei dem reinen Status thymico-lymphaticus. Dass sie ebensowenig wie die Thymushyperplasie bei diesem Leiden von der Schilddrüsenwirkung abhängt, betont auch Chvostek. Doch fasst er die Schwellung des lymphatischen Apparates als eine ganz selbständige, primäre Anomalie auf, also als einen Status lymphaticus, den er ebenso wie einen Status thymicus vom Status thymico-lymphaticus trennt.

Entsprechend meinen Anschauungen über die Wirkung des Thymushormons im Organismus nehme ich eine weitgehende toxische Beeinflussung des Krankheitsbildes durch den abnorm grossen Thymus an, die freilich Chvostek mit Melchior nicht für bewiesen hält. Dagegen ist Matti mit Capelle und Bayer der Überzeugung, dass der Thymus gleichsinnig mit der Schilddrüse wirkt und dadurch die Basedowsymptome steigert, das Krankheitsbild schwerer gestaltet und besonders durch Blutdrucksenkung den postoperativen Tod begünstigt. Gleicher Auffassung huldigen Klose und Nordmann, neuerdings namentlich auch v. Haberer auf Grund reicher chirurgischer Erfahrung und einzelner besonders bemerkenswerter Fälle. Alle diese Autoren weisen auf die Erfahrungstatsache hin, dass besonders bei den schweren Fällen und solchen postoperativen Todes (Strumektomie) ein grosser Thymus gefunden wird, nach dessen Resektion die Erscheinungen sich bessern. Allerdings machen Melchior und Chvostek mit Recht darauf aufmerksam, dass nicht in jedem schweren Basedowfalle ein abnorm grosser Thymus vorhanden ist, man kann darin aber keinen Beweis gegen die Richtigkeit jener Auffassung sehen. Denn einmal kann ein ursprünglich hyperplastischer Thymus vielleicht mit zunehmender Inanition des Individuums der Involution verfallen, wie ich es mit Matti, v. Haberer für möglich halte, und zweitens ist, wie ich stets aufs neue betont habe, massgebend die Besonderheit der Blutdrüsenkonstellation. Je nach ihr kann der Thymus nach Grösse und Funktion mehr zurück oder in den Vordergrund treten und demnach eine verschiedene Bedeutung für die Basedowsche Krankheit besitzen. Ich unterscheide demnach auch drei grosse Formengruppen, nämlich: 1. den rein thyreogenen Morbus Basedowi, bei dem ein grosser Thymus fehlt und das Organ nicht die geringste Bedeutung besitzt; solche Fälle nimmt auch v. Haberer an und es ist wahrscheinlich, dass bei ihnen die abwegige Konstitution keine sehr grosse Rolle spielt; 2. den thymo-thyreogenen Morbus Basedowi, bei dem beide Organe in wechselndem Verhältnis das Krankheitsbild bestimmen; 3. endlich den rein thymogenen Morbus Basedowi, bei dem dem Thymus allein alle schweren Erscheinungen und besonders das katastrophale Ende zur Last zu legen sind. Für das Vorkommen eines solchen thymogenen Morbus Basedowi haben sich auch Klose, Nordmann, v. Haberer ausgesprochen und auch Halsted hält in manchen Fällen den Thymus für das primär quantitativ und qualitativ abwegige Organ, von dem eine verhängnisvolle Giftwirkung ausgehe.

In der Frage, ob es sich dabei um eine Hyperthymisation oder um eine Dysthymisation des Organismus handelt, neigen mit mir Klose, Lampé, Nordmann, Kolb zu der Ansicht, dass eine Dysthymisation wahrscheinlich ist[1]). Man kann das einmal daraus schliessen, dass namentlich mit Basedowthymus experimentell sich bei Versuchstieren schwere toxische Erscheinungen auslösen lassen und zweitens aus Betrachtungen über die Abderhaldensche Abwehrfermentreaktion. Mit ihr haben Lampé und Papazolu, Lampé und Fuchs, Kolb und Bauer einen Abbau des Thymus im Serum der Basedowkranken nachweisen können. Nun kann nach Kolb der normale und der persistierende Thymus durch die Abderhaldensche Reaktion nicht nachgewiesen werden, wohl aber bei der Basedowschen Krankheit und in manchen Fällen von Kropf der hyperplastische Thymus. Da sich nach Lampés und Papazolus Ergebnissen im Serum organgesunder Menschen auf irgendein Organ eingestellte Fermente nicht nachweisen lassen, so ist also aus dem Abbau von Thymus nur der Schluss zu ziehen, dass dieser eine Dysfunktion ausübt. Diese von Lampé, Papazolu, Fuchs, Kolb vertretene Anschauung hat sich auch Klose zu eigen gemacht, der betont, dass der hyperplastische Thymus gewissermassen körperfremd geworden sei.

In manchen Fällen kommt wahrscheinlich auch dem Verhalten der Nebennieren bzw. des chromaffinen Systems eine besondere Bedeutung zu. Nachdem wir gesehen haben, dass die Hypoplasie des chromaffinen Systems eine häufige und in funktioneller Hinsicht wahrscheinlich sehr wichtige Teilerscheinung des Status thymico-lymphaticus oder in weiterem Sinne des Status hypoplasticus ist, kann es uns nicht wundernehmen, dass sie bei dem auf seinem Boden entstehenden Morbus Basedowi wiederholt beobachtet worden ist. So wird ihr Vorkommen von Simmonds und Hedinger erwähnt, beschreibt Chrustalew und auch Pettavel eine mangelhafte Entwicklung des Nebennierenmarkes, gibt A. Kocher an, dass bei Basedowfällen mit abnorm grossem Thymus die Hypoplasie der Nebennieren nie fehle. Namentlich aber hat Matti in einigen Fällen eine hochgradige Unterentwicklung des Nebennierenmarkes und eine mangelhafte Chromierbarkeit seiner Zellen gefunden. Mit solchen Befunden stimmt gut überein, dass Peiser wiederholt nicht nur bei unmittelbar nach der Strumektomie verstorbenen Basedowkranken mit ausgesprochenem Status hypoplasticus und schwerem parenchymreichen Thymus, sondern auch in einem Fall von einfacher Struma ganz hochgradig herabgesetzten Adrenalingehalt der Nebennieren fand. Schmorl und Ingier haben dagegen eine nennenswerte Verminderung des Adrenalins nicht festgestellt. Demgemäss weisen sie darauf hin, dass der von ihnen als annähernd normal befundene Adrenalingehalt der Nebennieren bei Basedowscher Krankheit mit abnorm grossem Thymus nicht erlaube, einen raschen Tod nach Strumektomie auf ein Versagen der Adrenalinproduktion zu beziehen. Matti hält dennoch an

---

[1]) Es sei hier darauf verwiesen, dass Gley weder das Vorkommen einer Hypersekretion noch das einer Hyposekretion endokriner Organe für erwiesen hält, wohl aber mit der Bedeutung einer Dysfunktion als wichtigster und vielleicht stets massgebender Störung rechnet. (Gley, Die Lehre von der inneren Sekretion. Übersetzt von A. Lipschütz. Abhandlungen und Monographien aus dem Gebiete der Biologie und Medizin. Heft I. Bern, Bircher 1920.) Aber auch für die Annahme, dass „in den endokrinen Drüsen toxische Substanzen gebildet werden, durch deren mehr oder weniger weitgehende Resorption krankhafte Symptomenkomplexe hervorgerufen werden können", fehlt noch der exakte Beweis, so sehr sie auch unseren Vorstellungen entspricht.

dieser Annahme fest, weil er glaubt, dem anatomischen Befunde mehr Wert als dem Ergebnis des kolorimetrischen Adrenalinnachweises beimessen zu dürfen. Es mag dahin gestellt bleiben, ob diese Annahme nach unseren früheren Bemerkungen über die Schwierigkeit der Beurteilung des chromaffinen Gewebes berechtigt ist. Aber es gibt eben durchaus kein gleichmässiges Verhalten der Adrenalinbildung in allen Fällen von Morbus Basedowi. Sicherlich kann die Annahme der deletären Wirkung der Hypoplasie dieses Systems nicht allgemeine Gültigkeit beanspruchen, denn wie für den reinen Status thymico-lymphaticus gilt auch für den bei Basedowscher Krankheit vorhandenen die Feststellung, dass eine Gesetzmässigkeit im Verhalten des chromaffinen Gewebes nicht gegeben ist, ja dass sogar Hypertrophien wenigstens des Nebennierenmarkes vorzukommen scheinen. Wenigstens berichtet Mattirolo von Nebennieren mit breiter Rinde und stark entwickeltem Mark und beschreiben Parodi und Pettavel im Nebennierenmark eigentümlich grosse Zellen mit dunklen Kernen und Kernteilungsfiguren, die sie im Sinne einer Hypertrophie deuten. Aus alledem kann man wohl nur den Schluss ziehen, dass auch hier die Störung im endokrinen System, so wie es für den reinen Status thymico-lymphaticus angenommen worden ist, nicht stets die gleiche ist, woraus sich die mannigfachsten anatomischen und funktionellen Zustände der einzelnen innersekretorischen Organe ergeben. So lassen sich auch die beim Morbus Basedowi wechselnden Befunde an dem Genitalapparat und Veränderungen an der Hypophyse erklären, auf die nicht näher eingegangen werden kann. Es sei auf die Monographie Chvosteks verwiesen, die nicht nur genaue Angaben sondern auch eine vorzügliche kritische Würdigung der einzelnen Befunde enthält.

Auch zu einem besseren Verständnis endlich der Beziehungen des Status thymico-lymphaticus zur Myasthenia gravis pseudoparalytica dürften wir heute gekommen sein. Bis in die allerjüngste Zeit hat man den bei dieser Krankheit fast regelmässig anzutreffenden abnorm grossen Thymus als eine Geschwulst aufgefasst, die Metastasen in der Skelettmuskulatur mache. Das war die massgebende Ansicht Weigerts. Nun haben Schuhmacher und Roth von einem mit Basedowscher Krankheit kombinierten Fall von Myasthenie berichtet, bei dem die partielle Resektion des abnorm grossen Thymus eine wesentliche Besserung des Krankheitsbildes und insbesondere ein Zurückgehen der vermehrten Zahl der Blutlymphozyten bewirkte. Sie sind infolgedessen der Ansicht, dass ähnlich wie beim Morbus Basedowi auch bei der Myasthenie der Thymusfunktion eine ungünstige Wirkung zukomme. Ich selbst habe nachweisen können, dass dem hyperplastischen Thymus bei der Myasthenie eine eigenartige Wucherung der epithelialen Thymuszellen entspricht und dass die Lymphozytenherde in der quergestreiften Muskulatur nicht metastatische Geschwulstherde sondern unter dem Reiz des Thymussekretes proliferierte Lymphozyten sind, die der allgemeinen Vermehrung dieser Elemente im Körper entsprechen. In diesem Falle war der junge Mann schnell unter Erscheinungen verstorben, die an eine toxische Wirkung des Thymus, an eine Dysthymisation denken lassen. Aus der Literatur kann man sich bis in die allerjüngste Zeit hinein davon überzeugen, wie häufig die allerverschiedensten Bildungsanomalien bei myasthenischen Individuen sind, die also im Sinne Bartels als Hypoplastiker anzusprechen sind.

Schlussbetrachtung.

Die Lehre vom Status thymico-lymphaticus, die bisher als eine der sichersten Stützen der Konstitutionslehre galt und für die neuere Konstitutionsforschung äusserst anregend und befruchtend, ja in vieler Hinsicht geradezu Ausgangspunkt war, ist ernstlich ins Schwanken geraten. Sie macht zur Zeit eine Krise durch, die hie und da bis zu völliger Leugnung eines Vorkommens des pathologischen Konstitutionstypus geführt hat. Wir haben in den vorliegenden kritischen Betrachtungen gesehen, dass in der Tat die Grundpfeiler der Lehre keineswegs so fest gefügt und tragfähig dastehen, wie es angenommen zu werden pflegt. Zweifellos sind neue umfassende und eingehende Untersuchungen namentlich auf Grund der während der Kriegsjahre gesammelten Erfahrungen notwendig, aus denen sich ein klares Bild und eine der Wahrheit nahekommende Abgrenzung des Begriffes des Status thymico-lymphaticus ergeben muss. Sein Wesen und seine Bedeutung wird uns dann in einem richtigeren Lichte als jetzt erscheinen.

Grosse Gesichtspunkte gewinnen Bedeutung und Wert nur dann, wenn die von ihnen umfassten Einzelheiten richtig erkannt und beurteilt sind. Gewisse Wahrheiten müssen die Grundlage jeder vorwärts treibenden Theorie und Arbeitshypothese sein. Wie sich ein Gebäude auf sichere Grundmauern stützen muss, wenn es nicht eines Tages ins Wanken geraten soll, so wird in der Wissenschaft nur all zu leicht ein ungenügend gestützter weiter Begriff zum Sammelbecken für mannigfachste Unklarheit und vieles Unrichtige, womit er nicht gefestigt und wahrhaft inhaltsreich sondern im Gegenteil haltlos und verschwommen wird. Was Bartel mit der Aufstellung des Status hypoplasticus gewollt hat, war grosszügig geschaut und hat der Forschung wertvolle Anregungen gegeben. Aber in diesem Begriff verkörpert sich kein in einer bestimmten Hinsicht, es sei denn in der einer Abwegigkeit von Organisation und Funktion ganz allgemein, einheitlicher Konstitutionstypus, sondern Begriffe wie Infantilismus, Eunuchoidismus, Asthenia universalis, neuropathische Konstitution fliessen in ihm mit hypoplastischen Erscheinungen und allerhand individuellen Besonderheiten, die „man nicht rubrizieren kann“, zusammen. Was spätere Autoren dann aus dem Begriff des Status hypoplasticus gemacht haben, das gleicht einer Pandiathese in des Wortes wahrster und übelster Bedeutung.

Die Forschung muss nach meiner Überzeugung notwendigerweise wieder auf die Grund- und Kernmerkmale der in Frage stehenden individuellen Konstitution zurückgehen, um die sich die des Status hypoplasticus gruppiert haben. Es gilt die Grundpfeiler der Lehre des Status thymico-lymphaticus, so wie er in ursprünglicher Einfachheit dastand, neu zu untersuchen, auf ihre Haltbarkeit zu prüfen und die Lehre wieder fest zu verankern, wobei dann auch der Begriff des Status hypoplasticus aufs neue wertvoll werden kann. Es haben also mit anderen

Worten Thymus und lymphatischer Apparat ganz und gar in den Brennpunkt der Forschung und Betrachtung zu treten.

Das physiologische Verhalten des ersteren in morphologischer Hinsicht, seine Zugehörigkeit zum wichtigen endokrinen System darf als geklärt gelten. Die Unmöglichkeit, seine spezifische Funktion mangels unserer Kenntnis des reinen Hormons genau zu ermitteln und zu überschauen, bedeutet zwar einen erheblichen Mangel unseres Wissens und ein grosses Hindernis für das volle Verständnis der Organbedeutung unter physiologischen wie pathologischen Verhältnissen, aber die heute herrschende, sicher richtige Vorstellung, dass das einzelne endokrine Organ ganz im Rahmen des Systems in bestimmter Einstellung aller seiner Teile tätig ist, vermag uns wenigstens teilweise darüber hinweg zu helfen. Auch soll man den Wert einer mit Vorstellungen über die Funktion verbundenen rein morphologischen Betrachtungsweise nicht unterschätzen. Je sicherer wir in der Lage sein werden, das Verhalten des Thymus in funktioneller Hinsicht nicht nur aus seiner eigenen Morphologie zu beurteilen sondern auch aus bestimmten Befunden an anderen endokrinen Organen auf es zu schliessen, um so berechtigter werden wir auch sein, bestimmte von ihm ausgehende Wirkungen, namentlich in pathologischer Hinsicht, anzunehmen. Doch ist nicht notwendigerweise das einzelne endokrine Organ in den Vordergrund der Betrachtung zu stellen, vielmehr das wesentliche Gewicht auf die Störung des endokrinen Systems als des Ganzen mit jeweils verschiedener Einstellung seiner Teile zu legen. Teil und Ganzes sind eben auch hier untrennbar.

Was andererseits den lymphatischen Apparat anbelangt, so muss die wohl viele überraschende Tatsache festgestellt werden, dass wir keineswegs genau über sein physiologisches Verhalten in den einzelnen Lebensaltersstufen und an den verschiedenen Stellen des Körpers unterrichtet sind. Zweifellos ist das lymphoide Gewebe genau wie der Thymus abhängig vom allgemeinen Ernährungszustande und vielleicht von der Art der Ernährung. Und wie es eine physiologische Altersinvolution durchmacht, so kommt auch eine pathologische Involution des lymphatischen Apparates vor, die bisher unsere Aufmerksamkeit so gut wie gar nicht gefunden hat. Wie in der Thymusforschung ist auch hier Hammar wegweisend gewesen. Die weitgehende Übereinstimmung im biologischen Verhalten des Thymus und des lymphatischen Apparates darf aber, wie wohl kaum noch näher ausgeführt zu werden braucht, um himmelswillen nicht zu einer Identifizierung beider führen, so enge Beziehungen auch zwischen ihnen gegeben sein mögen, die ich ja beleuchtet habe.

Es ist kaum zweifelhaft, dass Befunde am lymphatischen Apparate falsch gedeutet worden sind als pathologische, die in Wahrheit durchaus der Norm entsprechen, so in sehr vielen Fällen die gute Entwicklung des lymphoiden Gewebes, so in anderen einfache Altersveränderungen. Selbst die pathologische Involution dürfte in ihrer Bedingtheit nach einem ganz allgemeinen Gesetz nicht richtig gewürdigt worden sein, womit aber keineswegs das Vorkommen besonderer und besonders bedingter Involutionsbilder geleugnet werden soll. Sehr wichtig ist der Hinweis darauf, dass das Sektionsmaterial der pathologischen Institute

in der Hauptsache nicht besonders geeignet zum Studium des normalen
Verhaltens sehr reizempfindlicher und Reizen stark ausgesetzter Gewebe
und Organe ist. Das ist ein Mangel, der auch durch die Erfahrungen
der Kriegsjahre noch nicht als ausgeglichen gelten darf. Zwar sind
wohl die aus ihnen gewonnenen Vorstellungen im wesentlichen richtige,
doch sei nicht vergessen, dass die jungen Soldaten vom Beginne des
Krieges an unter besonderen Bedingungen verschiedenster Art gestanden
haben. Jene Erfahrungen bedeuten erst einen Anfang gesicherten
Wissens.

Die ausgeprägte Reaktionsfähigkeit des lymphoiden Gewebes auf
toxische Reize mannigfachster Natur ist ein charakteristisches Merkmal
seiner physiologischen wie pathologischen Funktion. Lokale Hyperplasien weisen auf örtlich begrenzte Reize, allgemeine Hyperplasien auf
allgemeine Reize hin, wie sie nur durch die Körpersäfte vermittelt
werden können. Doch scheint es, als sei die Reizbarkeit des lymphatischen Apparates nicht überall im Organismus und vor allem nicht in
jedem Lebensalter gleich stark ausgesprochen. Die stärkere Ausbildung
des lymphoiden Gewebes im Kindesalter gibt eine gewisse Berechtigung,
von einem physiologischen infantilen Lymphatismus (Spieler) oder
Lymphozytismus (Hammar) zu sprechen, der aber oft für einen pathologischen gehalten worden ist. Um einen derartigen schwerwiegenden
Irrtum zu vermeiden, wird es darauf vor allem ankommen, streng die
Grenzen festzulegen zwischen physiologischen Zuständen und pathologischen Hyperplasien des lymphatischen Apparates.

Seine pathologische Involution bedeutet genau wie beim Thymus
der physiologischen gegenüber eine zeitliche und graduelle Steigerung,
die von Fall zu Fall recht verschieden sein kann. Oft genug wird es
sich um die Erschöpfung eines hyperplastischen, in einem abnormen
Reizzustand befindlichen Organes bzw. Systems handeln, die ihrerseits
wieder zeitlich und graduell nicht allein von Art und Stärke des Reizes
sondern auch der Reizbarkeit bzw. reizbaren Schwäche des lymphoiden
Gewebes abhängt. So geht sicher wie im Thymus die pathologische
Involution oft unmittelbar aus dem physiologischen Zustande hervor,
nicht nur weil der Reiz eine stärkere reaktive Wucherung der Lymphozyten anzuregen zu gering sein kann, sondern auch weil das lymphoide
Gewebe — abgesehen von unmittelbarer Schädigung — nicht die Kraft
zu einer solchen aufbringt, wobei freilich ein völliges Versagen der Reizbarkeit wohl ausgeschlossen ist. Das von Bier neuerdings wieder zu
Ehren gebrachte Arndt-Schulzsche Gesetz gilt auch hier, die Reize
unterliegen aber nicht nur absoluten Änderungen, die ihre Wirkung
jeweils erklären, sondern auch relativen durch die Reizempfänglichkeit
bedingten, wie es dem Dispositionsgedanken entspricht. Deshalb hat
Borchardt sehr recht, wenn er das Arndt-Schulzsche Gesetz bei
abnormer Reaktionsfähigkeit des Körpers oder seiner Teile für erweite-
rungsbedürftig erklärt.

Nun sind zwar gewiss alle Reaktionen des Organismus schon bei
einer bestimmten, stets gleichen Reizung individuell variabel und abnorme Reizbarkeit wie reizbare Schwäche sind keineswegs leere Worte,
aber wirklichen Wert gewinnen diese Begriffe erst, wenn der Reiz nach
Art und Stärke genau bestimmt werden kann und sich damit ein klarer

Einblick in das Wechselverhältnis zwischen Reiz und reizbarer Substanz eröffnet. Die pathologischen Reize aber, wie sie für eine Hyperplasie des lymphoiden Gewebes verantwortlich zu machen sind, lassen sich wohl zumeist — durchaus nicht immer — ihrer Art nach, nicht aber dem Grade nach genau bestimmen. Eine solche Bestimmung lässt sich wenigstens bei infektiöstoxischen Krankheiten nicht ohne weiteres geben. Es fehlt nicht minder an einer genauen Bestimmbarkeit der individuellen Reizbarkeit wie der Virulenz der Mikroorganismen bzw. der Stärke ihrer Giftwirkung. Exakte Zahlen wären allein beweiskräftig. So lässt sich das Vorkommen einer primären, selbständigen und wahrhaft konstitutionellen Hyperplasie des lymphatischen Apparates eben so wenig beweisen wie die konstitutionell bedingte abnorme Reizbarkeit, etwa schon unter physiologischen Bewirkungen, und erhöhte Erschöpfbarkeit. Wir leugnen die letztere nicht, aber alle Hyperplasien und alle pathologischen Involutionszustände des lymphatischen Apparates, als solche zunächst einmal festgestellt, lassen sich immer hinreichend aus der Wirkung von Reizen erklären.

So ist es denn unsere Überzeugung, dass das Vorkommen eines konstitutionellen Lymphatismus oder Status lymphaticus bisher nicht einwandfrei bewiesen ist, wie mit mir auch Lubarsch, Fahr, Ceelen, Stahr u. a. annehmen. Die mehr oder weniger beträchtliche Hyperplasie des lymphoiden Gewebes, aus der man jene Begriffe abgeleitet hat, ist sehr wahrscheinlich immer und zu jeder Zeit des Individuallebens eine sekundäre Reaktionserscheinung auf die allerverschiedensten exogenen und endogenen schädigenden Einflüsse. Erst wenn solche mit unbedingter Sicherheit ausgeschlossen werden können, was aber nach meinem Dafürhalten nicht möglich ist, darf man an eine konstitutionelle Bedingtheit denken.

Es wäre aber falsch, wollte man diese ausschliesslich im lymphoiden Gewebe selbst suchen. Will man eine Abnormität der individuellen Konstitution annehmen, so sieht man sie nach meiner Meinung am besten in einer besonderen Einstellung des endokrinen Systems, die einen entsprechenden Einfluss auf die Entwicklung und Leistungsfähigkeit des Organismus ausübt. An Anhaltspunkten für eine solche Annahme fehlt es nicht, wie wir im Laufe unserer Betrachtungen gesehen haben. Es ist aber schwer, ein sicheres Urteil darüber abzugeben, ob das Ursprüngliche eine Anomalie der gesamten Organisation des Körpers ist, wie z. B. Biedl annimmt, so dass also alle wesentlichen Abweichungen von der Norm der Störung des endokrinen Systems koordiniert wären, oder ob die letztere allein ursprünglich und gewissermassen richtunggebend für die Gesamtkonstitution ist. Die Stellung, die das endokrine System im Organismus einnimmt, spricht sehr für die letztere Ansicht, schliesst aber natürlich die erstere keineswegs aus. Welche aber auch richtig sein mag, in jedem Falle werden diese oder jene neben Veränderungen des lymphatischen Apparates vorhandenen Anomalien der Organisation und Funktion der Annahme einer wahrhaft konstitutionellen Besonderheit allgemeinerer Natur, eines pathologischen Konstitutionstypus, eine Stütze sein können. Hierin liegt der Wert des von Bartel aufgestellten Begriffes der hypoplastischen Konstitution, sofern er streng kritisch gehandhabt wird. Die Möglichkeit, dass das lymphoide System an der ursprünglichen Desorganisation teilnimmt, besteht, man wird aber mit um so grösserem Rechte seine sekundäre Beteiligung an dem Bilde des pathologischen Konstitutionstypus annehmen, je sicherer sich die Beeinflussung der lymphoiden Elemente durch Störungen der inneren Sekretion im allgemeinen und solche des Thymus im besonderen nachweisen lässt. Hier findet die Frage nach den Beziehungen zwischen Thymus und lymphoidem Gewebe ihre Antwort. Es darf als erwiesen gelten, dass alle Störungen der inneren Sekretion einen mehr oder weniger starken Einfluss auf die Lymphozyten ausüben, der von der besonderen Einstellung der endokrinen Organe abhängig ist. Es bestehen also keine starren Gesetzmässigkeiten. Vieles spricht für die Richtigkeit der Auffassung, dass bei einer besonderen Einstellung oder Gleichgewichtsstörung des endokrinen Systems bald dieses bald jenes Teilorgan die führende Rolle übernehmen, morphologisch und funktionell in den Vordergrund treten und die Besonderheit des Einzelfalles bestimmen kann. So kann also auch die spezifische Wirkung des Thymus sich gelegentlich in mehr oder weniger hohem Grade zur Geltung bringen unbeschadet des Gesamteinflusses und des vielfach verschlungenen Ineinanderarbeitens (Synergismus und Antagonismus) aller anderen endokrinen Organe. Das sind dann die Fälle, wo mit Recht von einem Status thymico-lymphaticus gesprochen werden kann. Das Vorkommen eines solchen wahrhaften Status thymico-lymphaticus ist nach meiner Überzeugung selten.

So komme ich also am Schlusse zu der Feststellung, dass man unter dem Status thymico-lymphaticus eine primäre Störung im endokrinen System zu verstehen hat, bei der die anatomisch-funktionelle Anomalie des Thymus das mehr oder minder beherrschende konstitutionelle Moment je nach der Natur der Störung und der Konstellation der endokrinen Organe darstellt. Die Beibehaltung der zu weiter Verbreitung gelangten Bezeichnung für den pathologischen Konstitutionstypus ist unbedenklich, so lange man sich darüber klar bleibt, dass sie auch eine sekundäre, allerdings für die Stellung der Diagnose sehr wertvolle Erscheinung umschliesst, die sich aber nur dann wird richtig einschätzen lassen, wenn wie für den Thymus so auch für das lymphoide System eine zuverlässige Norm aufgestellt sein wird.

Literatur.

1. **Adler, A.**, Studie über Minderwertigkeit von Organen. Urban und Schwarzenberg, Berlin-Wien 1907.
2. **Adler, L.**, Thymus und Adrenalsystem. Virchows Archiv. 1913. Bd. 214.
3. **Derselbe**, Experimentelle Untersuchungen über die sexuelle Differenzierung bei Rana temporaria. I. Der Wirkungsmechanismus überreifer Eier. Pflügers Arch. f. d. ges. Phys. 1920. Bd. 182, S. 23.
4. **Ahl und Schittenhelm**, Über experimentelle Eosinophilie nach parenteraler Zufuhr verschiedener Eiweißstoffe. Zeitschr. f. d. ges. exp. Med. 1913. Bd. 1, S. 111.
5. **Anton**, Wahre Hypertrophie des Gehirns mit Befunden von Thymusdrüse und Nebenniere. Wien. klin. Wochenschr. 1902. Nr. 50.
6. **Derselbe**, Die Formen und Ursachen des Infantilismus. Allgem. Zeitschr. f. Psych. 1906. Bd. 63, S. 578.
7. **Derselbe**, Über den Thymustod. Wien. klin. Wochenschr. 1912. Nr. 27, S. 1056.
8. **Derselbe**, Diskussion zu **Lampe**: Die Blutveränderungen bei Morbus Basedowii im Lichte neuerer Forschung. Ver. d. Ärzte zu Halle. 5. V. 1912.

9. Apelt, Über die allgemeine Enge des Aortensystems. Deutsch. med. Wochenschrift 1905. Nr. 30 u. 31, S. 1186 u. 1233.
10. Aravandinos, A., Ref. Kongresszbl. 1913. Bd. 9, S. 259.
11. Arloing, Des ulcérations tuberculeuses de l'estomac. Paris 1903.
12. Aschenheim, Eosinophilie und exsudative Diathese. 84. Vers. d. Naturf. u. Ärzte. Münster Sept. 1912. Monatsschr. f. Kinderheilk. 1912. Orig. XI, S. 269.
13. Derselbe, Über Störungen der Herztätigkeit. Münch. med. Wochenschr. 1915. Nr. 20, S. 692.
14. Aschoff, Diskussionsbemerkungen zum Vortrage Kochs. Deutsch. med. Wochenschrift 1911. 37. Jg. S. 1004.
15. Derselbe, Diskussion zu Bartel: „Über die Bedeutung konstitutioneller Momente." 85. Vers. d. Naturf. u. Ärzte. Wien 1913.
16. Derselbe, Diskussion zu R. Beneke: „Über Status thymicus und Nebennierenatrophie bei Kriegsteilnehmern. Kriegspathol. Tagung. Berlin 1916. Fischer, Jena.
17. Derselbe, Die plötzlichen Todesfälle vom Standpunkt der Dienstbeschädigung. Sonderdruck aus: Die militärärztliche Sachverständigentätigkeit auf dem Gebiete des Ersatzwesens und der militärischen Versorgung. Fischer, Jena 1917.
18. Aschoff und Bacmeister, Die Cholelithiasis. Fischer, Jena 1909.
19. Aschoff (und Cohn), Bemerkungen zu der Schur-Wieselschen Lehre von der Hypertrophie des Nebennierenmarkes bei chronischen Erkrankungen der Nieren und des Gefässapparates. 12. Verh. d. deutsch. path. Gesellsch. Kiel 1908.
20. Aschoff und Kamiya, Über die „lipoidspaltende" Funktion der Lymphozyten Deutsch. med. Wochenschr. 1922. Nr. 24, S. 794.
21. Askanazy, Diskussion zu Bartel: „Über die Bedeutung konstitutioneller Momente." 85. Vers. der Naturf. u. Ärzte. Wien 1913.
22. Derselbe, Über die Lymphfollikel im menschlichen Knochenmark. Virch. Arch. 1915. Bd. 220.
23. Audebert, Rôle de la persistance du thymus dans la génèse de la syncope chloroformique. Thèse de Paris 1909.
24. Auld, Additional observations on the function of the suprarenal gland. Brit. med. journ. 1899. I, S. 1317.
25. Avellis, Epikrise eines Falles von nicht ganz plötzlichem Thymustod verursacht durch (vikariierende) Thymusvergrösserung bei rudimentär kleiner Milzanlage. Zeitschrift f. prakt. Ärzte. 1898. Bd. 7, S. 501 und Arch. f. Laryngol. u. Rhinol. 1898. Bd. 8, S. 159.
26. Backman, W., Von der Bedeutung des konstitutionellen Momentes in der Ätiologie der Appendizitis. Zeitschr. f. klin. Med. 1922. H. 4/6, Bd. 93.
27. Baginsky, Diskussionsbemerkungen zum Vortrage Richters. Verh. d. 74. Vers. deutsch. Naturf. u. Ärzte. Karlsbad 1902. II. Teil, II. Hälfte, S. 295.
28. Derselbe, Über den plötzlichen Tod im Kindesalter. Zentralztg. f. Kinderheilk. 1879 S. 413.
29. Baginsky, Ad., Zur Kenntnis der Lymphadenopathien des kindlichen Alters und ihrer Behandlung. Ther. d. Gegenw. Jan. 1916.
30. Bannwart, A., Zur Pathogenese des Morbus Addisoni. Zerstörung des Nebennierenmarkes und des Grenzstranges durch ein Lymphangio endothelioma peritonei metastaticum. Frankfurt. Zeitschr. f. Path. 1922. Bd. 26, H. 2.
31. Barbàra, M., La fisiopatologia della tiroide e del timo nei rapporti colle infezioni. Milano 1918.
32. Barrack, Plötzlicher Tod durch Thymushypertrophie in gerichtlich-medizinischer Bedeutung. Inaug.-Diss. Berlin 1894.
33. Bartel, Jul., Über die hypoplastische Konstitution und ihre Bedeutung. Wien. klin. Wochenschr. 1908. Nr. 22.
34. Derselbe, Zur Pathologie des lymphatischen Systems. Verh. d. 81. Vers. d. Naturf. u. Ärzte. Salzburg 1909.
35. Derselbe, Probleme der Tuberkulosefrage. Deuticke, Wien-Leipzig 1909.
36. Derselbe, Über Konstitution und Krankheit. 14. Verh. d. deutsch. path. Gesellsch. Erlangen 1910.
37. Derselbe, Zur pathologischen Anatomie des Selbstmordes. Wien. klin. Wochenschrift 1910. Nr. 14.
38. Derselbe, Über Tuberkulose und über Kombination von Tuberkulose mit anderweitigen pathologischen Prozessen. Tuberculosis 1910. Nr. 6.

99. Brooks, A case of acromegaly with autopsy. New York med. journ. 1897. 65. p. 418.
100. Brosch, Die Selbstmörder. Wien 1909.
101. Brouardel, Death and sudden death. 1902.
102. Bruberger, Ein Fall von Zerreissung der Aorta ohne Veränderungen der Gefässwand. Berl. klin. Wochenschr. 1870. Nr. 30, S. 360.
103. Brugsch, Masse und Proportionen zur Charakterisierung des Individuums in seinem Habitus. Zeitschr. f. exp. Path. u. Ther. 1917. Bd. 19.
104. Derselbe, Konstitution und Infektion. Berl. klin. Wochenschr. 1918. Nr. 22.
105. Derselbe, Allgemeine Prognostik oder die Lehre von der ärztlichen Beurteilung des gesunden und kranken Menschen. Urban und Schwarzenberg, Berlin 1918.
106. Brunner, Über die Bedeutung der Konstitution in der Pathogenese der Meningitis cerebrospinalis epidemica. Zeitschr. f. angew. Anat. u. Konst.-Lehre. 1919. Bd. 5, H. 1.
107. Burger, H., Tonsillektomie und Thymustod. Neederl-Tijdschr. voor Geneesk. 31. Mai 1919.
108. Burgl, Ein Fall von Thymustod, vermutlich durch Herzlähmung. Friedreichs Blätter f. gerichtl. Med. 1902. Bd. 53, S. 431.
.09. Burke, Über angeborene Enge des Aortensystems. Deutsch. Arch. f. klin. Med. 1901. Bd. 71.
.10. Burt, Case of lymphatism. The Lancet. 1910. Jg. 88, Vol. 1, p. 1347.
.11. Burwinkel, L., Plötzlicher Todesfall bei Thymushypertrophie. Deutsche Medizinal-Ztg. 1897. Bd. 18, S. 591.
.12. Busch, Karl, Plötzliche Todesfälle bei Soldaten. Inaug.-Diss. Leipzig 1917.
.13. Cabot, The lymphocytosis of infection. Amer. journ. of med. science 1913. Vol. 145.
.14. Calzolari, A., Recherches expérimentales sur un rapport probable entre la fonction du thymus et celle des testicules. Arch. ital. de biol. 1898. Vol. 30, S. 71.
15. Cameron, Status lymphaticus vom klinischen Standpunkt. Brit. med. Journ. 1917. Nr. 2945.
16. Del Campo, E., Beiträge zur Physiologie der Drüsen. XXXIV. Fortgesetzte Untersuchungen über eine neue Funktion des inneren Sekretes der Thymusdrüse. Zeitschr. f. Biol. 1918. Bd. 68, S. 285.
.17. Capelle, Beziehungen des Thymus zum Morbus Basedowii. Niederrhein. Ges. f. Natur- u. Heilk. in Bonn. 13. 3. 1911.
18. Derselbe, Ein neuer Beitrag zur Basedowthymus. Münch. med. Wochenschr. 1908. Jg. 55, S. 1826.
19. Derselbe, Über die Beziehungen der Thymus zum Morbus Basedowii. Beitr. z. klin. Chir. 1908. Bd. 58, S. 353.
20. Capelle und Bayer, Thymektomie bei Morbus Basedowii. Beitr. z. klin. Chir. 1911. Bd. 72.
21. Dieselben, Thymus und Schilddrüse in ihren wechselseitigen Beziehungen zum Morbus Basedowii. Beitr. z. klin. Chir. 1913. Bd. 58.
22. Capitan und Pokrychkine, Über die Änderungen der Herzform unter dem Einfluss des Laufens, nachgewiesen durch Phonendoskopie. Soc. de Biol. de Paris. 3. VII. 1897.
23. Cardie, Mc., Status lymphaticus in relation to general anaesthetic. Brit. med. Journ. Jg. 1908. Vol. 1, p. 196, 447.
24. Carlyll, The Thymus gland and the status lymphaticus. Suys. hosp. rep. 1910. Vol. 64, p. 311.
25. Caro, Blutbefunde bei Diabetes mellitus. Berl. klin. Wochenschr. 1912. Nr. 32.
26. Derselbe, Blutbefunde bei Adipositas. Berl. klin. Wochenschr. 1912. Nr. 40.
27. Cautley, Lymphatism in a boy. Proceed. Roy. soc. med. 1912. Bd. 5, Nr. 4.
28. Ceelen, Status thymico-lymphaticus (Demonstration). Berl. klin. Wochenschr. 1916. Nr. 27.
29. Ceelen, W., Über Herzvergrösserungen im frühen Kindesalter. Berl. klin. Wochenschrift. 1920. Nr. 9, S. 197.
30. Chalochet, Un cas de thymectomie chez un enfant de deux mois. Bull. et mém. de Soc. de chir. de Paris. 1912. Bd. 38.
31. Chiari, Diskussion zu Bartel: „Über die Bedeutung konstitutioneller Momente." 85. Vers. d. Naturf. u. Ärzte. Wien 1913.

70. **Beitzke**, Die Infektionskrankheiten im Kindesalter. 4. Disposition und Resistenz. Brüning und Schwalbe. Handb. d. allg. Path. u. path. Anat. d. Kindesalters. Bd. I, 1. Bergmann, Wiesbaden 1912.

71. **Derselbe**, Diskussion zu R. **Beneke**: „Über Status thymicus und Nebennierenatrophie bei Kriegsteilnehmern." Kriegspathol. Tagung, Berlin 1916. Fischer, Jena.

72. **Benda**, Diskussion zu **Rössle**: „Über gleichzeitige Addisonsche und Basedowsche Erkrankung. 17. Verh. d. deutsch. path. Gesellsch. München 1917.

73. **Benda, C.**, Diskussion zu Lubarsch. Berl. med. Ges. 5. 7. 1922. ref. Med. Klin. 1922. Nr. 31, S. 1009.

74. **Beneke**, Zur Frage nach der Bedeutung der Thymushypertrophie für plötzliche Todesfälle im Kindesalter. Berl. klin. Wochenschr. 1894. Jg. 31. S. 216.

75. **Derselbe**, Über Trachealabplattung bei Neugeborenen und Kindern des ersten Lebensalters im Zusammenhang mit dem sogen. Thymustod. Sitzg. d. ärztl. Vereins z. Marburg v. 19. Juli 1907. Münch. med. Wochenschr. Jg. 54. 1907. p. 1754.

76. **Beneke, R.**, Diskussion zu **Bartel**: Über Konstitution und Krankheit. 14. Verh. d. deutsch. path. Gesellsch. Erlangen 1910.

77. **Derselbe**, Über Status thymicus und Nebennierenatrophie bei Kriegsteilnehmern. Kriegspathol. Tagung. Berlin 1916. Fischer, Jena.

78. **Benfey**, Eosinophilie und exsudative Diathese. Monatsschr. f. Kinderheilk. 1913. Bd. 11.

79. **Benfey und Bahrdt**, Beitrag zur Beurteilung der Drüsenschwellungen bei Kindern jenseits des Säuglingsalters und ihrer Beziehungen zum Lymphatismus. Zeitschr. f. Kinderheilk. 1913. Bd. 7, S. 481.

80. **Benjamin, E.**, Das Blut bei den Ernährungsstörungen des Säuglings. Vers. d. Naturf. u. Ärzte. Cöln 1908.

81. **Derselbe**, Konstitutionelle Kreislaufschwäche und Cardiopathia adolescentium. Klin. Wochenschr. 1922. Jg. I, Nr. 25, S. 1255. Zur Pathogenese der Wachstumsblässe. Jahrb. f. Kinderheilk.

82. **v. Bialy**, Über Morbus Basedowii mit Thymuspersistenz. Inaug.-Diss. Greifswald 1911.

83. **Biedl**, Innere Sekretion. 3. Aufl. Urban und Schwarzenberg, Berlin-Wien 1916.

84. **Bittorf**, Über die Beziehungen der ektodermalen Keimblattschwäche zur Entstehung der Tabes. Deutsche Zeitschr. für Nervenheilk. 1905. S. 404.

85. **Derselbe**, Die Pathologie der Nebennieren und der Morbus Addisonii. G. Fischer, Jena 1908.

86. **Bloch, Rich.**, Entwicklungsstörung und Entwicklungshemmung der Nebennieren bei Addisonscher Erkrankung. Zieglers Beitr. 1920. Bd. 67, S. 71.

87. **Blumer**, The relation of the Status lymphaticus to sudden death under Anaesthesia and infection. John Hopk. hosp. Bull. 1903. Bd. 14, p. 270.

88. **Bockelmann und Nassau**, Blutbildveränderungen bei Gesunden. Berl. klin. Wochenschr. 1918. Nr. 15.

89. **Bodensteiner**, Ein Beitrag zur Kenntnis des Morbus Basedow. Inaug.-Diss. München 1901.

90. **Boit**, Über die Komplikation des Morbus Basedowii durch Status lymphaticus. Frankf. Zeitschr f. Path. 1905. Bd. 1, S. 187.

91. **Bompiani, G.**, Der Einfluss des Säugens auf die Restitutionsfähigkeit des Thymus nach der Schwangerschaft. Zentralbl. f. Path. 1914. Bd. 25, S. 931.

92. **Bonnet**, Thymus et mort subite. Province méd. Jg. 1899. Nr. 36—38.

93. **Derselbe**, Mort presque subite. Hypertrophie du thymus. Soc. méd. des hôp. d. Lyon v. 26. I. 1909 u. Pédiatrie practique, v. 15. März 1909.

94. **Borchardt, L.**, Das Konstitutionsproblem in der klinischen Medizin. Med. Klinik. 1922. Nr. 27, S. 856.

95. **Brandt, H.**, Zur pathologischen Anatomie der Thymusdrüse. Inaug.-Diss. Kiel, 1911.

96. **Brieger, Kitasato und Wassermann**, Über Immunität und Giftfestigkeit. Zeitschr. f. Hyg. u. Infekt.-Krankh. 1892. Bd. 12, S. 137.

97. **Brietz, Erich**, Addisonsche Krankheit und Status thymico-lymphaticus. Inaug.-Diss. Greifswald 1915.

98. **Brigidi und Piccoli**, Über die Adenia simplex und deren Beziehungen zur Thymushyperplasie. Ziegl. Beitr. 1894. Bd. 16, S. 388.

39. Bartel, Jul., Diskussion zu Tutsch: Neue Ausblicke auf die natürliche Heilung der Tuberkulose. Gesellsch. d. Ärzte Wiens. 8. 4. 1910.

40. Derselbe, Über Morbidität und Mortalität des Menschen. Zugleich ein Beitrag zur Frage der Konstitution. Deuticke, Wien 1911.

41. Derselbe, Status thymicolymphaticus und Status hypoplasticus. Ein Beitrag zur Konstitutionslehre. Deuticke, Wien 1912.

42. Derselbe, Zur Frage des Konstitutionsproblems. Mediz. Klinik 1913. Nr. 6.

43. Derselbe, Über die Bedeutung konstitutioneller Momente. 85. Vers. d. Naturf. u. Ärzte. Wien 1913.

44. Derselbe, Über die Bedeutung konstitutioneller Momente. Wien. klin. Wochenschrift 1913. Nr. 44.

45. Derselbe, Zur Frage des Konstitutionsproblems, speziell über den sog. Status thymico-lymphaticus. Tuberkulosis 1913. Nr. 11.

46. Derselbe, Cholelithiasis und Körperkonstitution. Frankf. Zeitschr. f. Path. 1916. Bd. 19.

47. Derselbe, Das Konstitutionsproblem in der Tuberkulosefrage. Zeitschr. f. Tuberk. 1917. Bd. 27, H. 1—4.

48. Derselbe, Über eine Formanomalie der Gallenblase und ihre biologischen Beziehungen. Wien. klin. Wochenschr. 1918. Nr. 22.

49. Derselbe, Über Mesaortitis und Körperkonstitution. Zeitschr. f. angew. Anat. u. Konstit.-Lehre 1920. Bd. 6, S. 168.

50. Derselbe, Zur Frage der Cholestearindiathese. Zeitschr. f. angew. Anat. u. Konstit.-Lehre 1918. Bd. 4.

51. Derselbe, Das Konstitutionsproblem in seiner Beziehung zur Tuberkulosefrage. Zentralbl. f. d. ges. Tuberkuloseforsch. 1922. Bd. 17, S. 389.

52. Derselbe, Über Obduktionsbefunde bei Selbstmordfällen. Deutsch. Zeitschr. f. d. ges. gerichtl. Med. 1922. Bd. I, S. 389.

53. Bartel und Stein, Über abnormale Lymphdrüsenbefunde und deren Beziehung zu Status thymico-lymphaticus. Arch. f. Anat. u. Physiol. 1906.

54. Bartel, Einäugler und Kollert, Über Bildungsfehler und Geschwülste. Ein Beitrag zur Frage der „pathologischen Rasse". Wien. klin. Wochenschr. 1910. Nr. 48.

55. Bartel und Landau, Über Kleinhirnzysten. Frankf. Zeitschr. f. Path. 1910. Bd. 4.

56. Basch, Beiträge zur Physiologie und Pathologie der Thymus. II. Die Beziehung der Thymus zum Nervensystem. Ibidem. 1908. Bd. 68, S. 668.

57. Derselbe, Beiträge zur Physiologie und Pathologie der Thymus. III. Beziehungen von Thymus zur Schilddrüse. Zeitschr. f. exp. Path. 1913. Bd. 12.

58. Derselbe, Über die Thymusdrüse. Deutsch. med. Wochenschr. 1913. Nr. 30.

59. Bauer, Erwin, Untersuchungen über die Funktion der Nebenniere, Pigmentbildung und Morbus Addisonii. Virch. Arch. 1918. Bd. 225, S. 1.

60. Bauer, Jul., Die konstitutionelle Disposition zu inneren Krankheiten. Springer, Berlin 1917.

61. Derselbe, Degeneration und ihre Zeichen. Wien. klin. Wochenschr. 1920. Nr. 7.

62. Derselbe, Vorlesungen über allgemeine Konstitutions- und Vererbungslehre. Springer, Berlin 1921.

63. Bauer, S. u. Skotezky, Zur Pathologie der Blutlipoide mit besonderer Berücksichtigung der Syphilis. Wien. klin. Wochenschr. 1913. Nr. 21.

64. Bauer, Jul. und Aschner, Berta, Konstitution und Vererbung bei Ulcus pepticum ventriculi und Duodeni. Klin. Wochenschr. 1922. Jg. I, Nr. 26, S. 1298.

65. Baur, Persistance du Thymus dans un cas de mort subite. Bull. et. mém. de la soc. d'anat. de Paris. 82. sér. 11. 1909. p. 58.

66. Bayer, Zur Histologie der Basedowthymus. Beitr. z. klin. Chir. 1912. Bd. 82.

67. Bayer, G., Die normale und pathologische Physiologie des chromaffinen Gewebes der Nebennieren. Erg. d. allgem. Path. u. path. Anat. d. Mensch. u. d. Tiere. 1910. 14. Jg. II. Teil. S. 1.

68. Derselbe, Thymus volumineux chez un enfant, mort dix minutes après le fin de la chloroformisation. Méd. scient. Mai 1895.

69. Bazin, Leçon théoretiques et cliniques sur les affections cutanées de nature arthritique et dartreuse. Paris 1860.

132. Chotzen, Über Vorkommen und Bedeutung der Scapula scaphoidea. Berl. klin. Wochenschr. 1918. Nr. 40.
133. Christeller, Entspricht dem sogenannten Thymustode ein einheitliches Krankheitsbild? Ber. d. Vereins f. wissensch. Heilk. Königsberg, 11. 3. 1918.
134. Derselbe, Entspricht dem sogenannten Thymustode ein einheitliches Krankheitsbild? Virch. Arch. 1919. Bd. 226, H. 3, S. 277.
135. Chrustalew, Über pathologisch-anatomische Veränderungen an einigen inneren Organen bei Morbus Basedowii. Russki Wratsch. 1913. S. 9.
136. Chvostek, Das konstitutionelle Moment in der Pathogenese des Morbus Basedowii. Zeitschr. f. angew. Anat. u. Konstit.-Lehre. 1913. Bd. 1.
137. Derselbe, Zur Pathogenese des Morbus Basedowii. Wien. klin. Wochenschr. 1914. Nr. 7.
138. Derselbe, Morbus Basedowii und die Hyperthyreosen. Enzyklop. d. klin. Med. Springer, Berlin 1917.
139. Ciaccio, Sopra alů cni riperti riscontrati in casi di morte improvvisa per thymicus lymphaticus. Riv. path. 1913.
140. Clark and Richardson, Case of foreign body in the trachea. Status lymphaticus. Death Autopsy. Boston med. et surg. journ. 1911. Vol. 164, Nr. 4, p. 115.
141. Codd, Graves disease with hypertrophied thymus. Brit. med. journ. Jg. 1896. Vol. 1. p. 19.
142. Consentiono, Iperleucocitosi e potere battericida negli animali timectomizzati. Gazz. d. Osp. e. d. Clin. 1900.
143. Cozzolino, Sui rapporti tra lo „Status lymphaticus" e la morte improvisa nei bambini. Bol. R. Accad. Med. Genova. Anno 21. 1906.
144. Derselbe, Sulle morte improvise cosidette timiche. VII. Congr. ped. ital., Pathologica. Anno 3. 1911. p. 268.
145. Grosshield, Status lymphaticus. Boston med. and surg journ. 1912. Vol. 166, Nr. 3.
146. Crotti, Thymus tracheostenosis and thymus death, with report of cases. Journ. of amer. med. assoc. 1913. Vol. 60. S. 117.
147. Crowe und Wislocki, Experimentelle Untersuchungen an Nebennieren mit besonderer Berücksichtigung der Funktion des interrenalen Teiles. Beitr. z. klin. Chir. 1915. Bd. 95, S. 8.
148. Crowell, Status thymico-lymphaticus among Filipinos. Philippine journ. of sciences. 1914. Bd. 8, S. 77.
149. Culp, W., Status thymico-lymphaticus, Missverhältnis zwischen Gehirn und Schädelgrösse und Unfall. Monatsschr. f. Unfallk. 1920. Nr. 7.
150. Czerny, Ad., Die exsudative Diathese. Jahrb. f. Kinderheilk. 1905. Bd. 61, S. 199.
151. Derselbe, Zur Kenntnis der exsudativen Diathese (2. Mitt.). Monatsschr. f. Kinderheilk. 1907. Bd. 6.
152. Derselbe, Der unerwartete Tod bei Infektionskrankheiten der Kinder. Die Heilkunde. 1907. H. 4.
153. Derselbe, Zur Kenntnis der exsudativen Diathese (3. Mitt.). Monatsschr. f. Kinderheilk. 1908. Bd. 7.
154. Derselbe, Exsudative Diathese, Skrofulose und Tuberkulose. 81. Vers. d. Naturf. u. Ärzte. Salzburg 1909. Jahrb. f. Kinderheilk. 1913. Bd. 70, S. 5.
155. Derselbe, Über normale und abnorm veranlagte Kinder. Verhandl. d. Waffenbrüderl. Verein., red v. Adam. Fischer, Jena 1918.
156. Derselbe, Diskussion zu Lubarsch. Berl. med. Ges. 5. 7. 1922; ref. Med. Klin. 1922. Nr. 31, S. 1009.
157. Daut, Über die Beziehungen des Status lymphaticus zur Diphtherie. Jahrb. f. Kinderheilk. 1898. Bd. 47, S. 141.
158. Davis, E. P., Thymus death in the newborn, with report of a case. Americ. journ. of obstetrics. 1913. Bd. 67.
159. Delius, Ein Fall von Morbus Basedowii. Inaug.-Diss. Kiel 1901.
160. Deussing, Konstitutionell beeinflusste Anginen. Jahrb. f. Kinderheilk. 1919. Bd. 88, H. 6.
161. Deutsch, Hel., Erfahrungen mit dem Abderhaldenschen Dialysierverfahren. I. Abbau von Thymusgewebe durch normales Serum. Wien. klin. Wochenschr. 1913. Nr. 26, S. 1492.
162. Dietlen, H., Zur Frage des kleinen Herzens. Münch. med. Wochenschr. 1919. Nr. 1/2.

163. Dietrich, Entwicklungsstörungen des postfötalen Lebens. Schwalbes Morphol. d. Missbild. d. Mensch. u. d. Tiere, III. Lief. 6. Fischer, Jena 1911.

164. Dietrich, A., Über Thymustod. Münch. med. Wochenschr. 1914. S. 565.

165. Dinkler, Zur Pathologie und Therapie der Basedowschen Krankheit. Münch. med. Wochenschr. 47. 1900. S. 724.

166. v. Domarus, Die Leukämien. Kraus-Brugsch, Spez. Path. u. Ther. inn. Krankh. Bd. 8. Urban und Schwarzenberg, Berlin-Wien 1919.

167. Döring, Magenfüllung und plötzlicher Tod. Vierteljahrsschr. f. gerichtl. Med. 1919. Bd. 58, S. 1.

168. Dräseke, Zur Kenntnis der Scapula scaphoidea (Graves). Zeitschr. f. jugendl. Schwachsinn. Bd. 6.

169. Dubois, M., Über das Vorkommen lymphatischer Herde in der Schilddrüse bei Morbus Addisonii. Berl. klin. Wochenschr. 1919. Nr. 50, S. 1178.

170. Dürck, Thymustod; abnormer Sitz der Thymus. Sitz. d. naturw. med. Gesellsch. zu Jena v. 8. Dez. 1910. Münch. med. Wochenschr. 1911. Jg. 58. S. 484.

171. Durlacher, Über plötzliche, durch Obduktionsbefund nicht mit Sicherheit erklär-liche Todesfälle bei Kindern und ihre forensische Bedeutung. Wien. klin. Rundschau. 1908. Jg. 22. S. 724, 740, 757.

172. Dutoit, Neue Ergebnisse der Thymusforschung. Med. Klinik. 1912. Nr. 7.

173. Derselbe, Kasuistik und Indikationen der Thymusresektion. Deutsche med. Wochenschr. 1912. Nr. 47, S. 2224.

174. Derselbe, Die Beziehungen des Morbus Basedowii zur Thymushyperplasie. Deutsche med. Wochenschr. 1913. Nr. 6, S. 272.

174. Dwornitschenko, Über die Thymus des Erwachsenen in gerichtlich medizinischer Hinsicht. Vierteljahrsschr. f. gerichtl. Med. 1897. 3. Folge, Bd. 14, S. 51.

175. Eckert, Ursachen und Wesen angeborener Diathesen. Karger, Berlin 1913.

176. Ehrenrooth, Über plötzlichen Tod durch Herzlähmung. Berlin 1904.

177. Ehret, Zur Kenntnis der Herzschädigungen bei Kriegsteilnehmern. Münch. med. Wochenschr. 1915. Nr. 20.

178. Eliasberg, Helene, Die Konstitution der Säuglinge in ihrer Bedeutung für das Problem der Sommersterblichkeit. Inaug. Diss. Berlin 1917.

179. Emerson, Status thymo-lymphaticus bei Erwachsenen. 18. internat. med. Kongr. London 1913.

180. Derselbe, Status lymphaticus in adults, its clinical diagnosis and importance. Arch. of internat. Med. 1914. Bd. 13, S. 169.

181. Emrys-Roberts, Status lymphaticus. Journ. of Path. and Bakt. 1914. Bd. 18, S. 513.

182. Eppinger, H., Die Basedowsche Krankheit. Lewandowsky, Handb. d. Neurol. Bd. IV. Springer, Berlin 1913.

183. Ernst, P., Über eine funktionelle Struktur der Aortenwand. Ziegl. Beitr. 1917. Bd. 63, H. 1.

184. Escherich, Bemerkungen über den Status lymphaticus der Kinder. Berl. klin. Wochenschr. 1896. Nr. 29.

185. Derselbe, Studien über die Morbidität der Kinder in verschiedenen Altersklassen. Jahrb. f. Kinderheilk. 1900. Bd. 51.

186. Derselbe, Diskussionsbemerkung zu den Vorträgen Ganghofners und Richters. 74. Vers. deutsch. Naturf. u. Ärzte. Karlsbad 1902. Verhandl. II. Teil, II. Hälfte, S. 293.

187. Derselbe, Diskussion zu Bartel: „Über hypoplastische Konstitution und ihre Bedeutung. Sitzungsber. d. Gesellsch. d. inn. Med. u. Kinderheilk. in Wien. 1908. Nr. 10.

188. Derselbe, Was nennen wir Skrofulose. Wien. klin. Wochenschr. 1909. Nr. 7.

189. Evoli, G., Contributo sperimentale alla fisiopatologia del timo, specialmente in rapporto alla patogenesi della morte istantanea di origine timica. Il Tommasi. 1913. 8. p. 642; 31. p. 657.

190. Fahr, Zur Frage des Status thymico-lymphaticus. Zentralbl. f. Path. 1922. Bd. 32. Nr. 19, S. 505.

191. Derselbe, Zwei Fälle ungewöhnlicher Gefässveränderungen im Gehirn. Ärztl. Ver. Hamburg, 25. 10. 1921; ref. Münch. med. Wochenschr. 1921. Nr. 44, S. 1436.

192. Derselbe, Zur Frage des Kropfherzens und der Herzveränderungen beim Status thymico-lymphaticus. 18. Verh. d. deutsch. path. Ges. Jena 1921. S. 163.

193. **F a h r**, Basedow und Struma mit Herzstörungen. Ärztl. Verein in Hamburg, 29. 6. 1920; ref. Münch. med. Wochenschr. 1920. Nr. 30, S. 884.

194. **F a h r** und **R e i c h e**, Zur Frage des Morbus Addison. Frankf. Zeitschr. f. Path. 1920. Bd. 22, H. 2.

195. **F a h r** und **R u h l e**, Zur Frage des Kropfherzens und der Herzveränderungen bei Status thymico-lymphaticus. Virch. Arch. 1921. Bd. 233, S. 286.

196. **F a l t a**, Bemerkungen zu der Arbeit von L. **B o r c h a r d t**: Über das Blutbild bei Erkrankungen der Drüsen mit innerer Sekretion und seine Beziehungen zum Status thymico-lymphaticus. Deutsch. Arch. f. klin. Med. 1912. Bd. 107.

197. **D e r s e l b e**, Die Erkrankungen der Blutdrüsen. Springer, Berlin 1913.

198. **D e r s e l b e**, Erkrankungen der Drüsen mit innerer Sekretion. Handb. d. inn. Med. 1912. Bd. 4. Mohr u. Stähelin.

199. **F a n k h a u s e r**, Histologische Befunde bei Dementia praecox. Zeitschr. f. d. ges. Neurol. u. Psych. 1912. Bd. 8.

200. **F a y e t et B o n n e l**, Persistance du thymus chez un cheval de sept ans mort subitement. Bull. et mém. de la soc. anat. de Paris. 88. 1913.

201. **F e e r**, Über Altersdisposition und Infektionsgelegenheit der ersten Lebenszeiten für Diphtherie und andere Infektionskrankheiten. Korresp.-Bl. f. Schweizer Ärzte. 1894.

202. **D e r s e l b e**, Über plötzliche Todesfälle im Kindesalter, insbesondere über den Ekzemtod. Korresp.-Bl. f. Schweizer Ärzte. 1904. Bd. 34, S. 2, 45.

203. **F e e r, E.**, Lehrbuch der Kinderheilkunde. 6. Aufl. Fischer, Jena 1920.

204. **F i s c h e l, A.**, Die Bedeutung der entwicklungsgeschichtlichen Forschung für die Embryologie und Pathologie des Menschen. **R o u x**: Vortr. u. Aufs. über Entwicklungsmechanik. 1912. H. 16.

205. **F i s c h e r, B.**, Demonstration eines 38 g wiegenden Thymus bei einhalbjährigem Kinde. Ärztl. Verein zu Frankfurt a. M. 16. 12. 1912.

206. **v. F i s c h e r, O l g a**, Über die Lymphknötchen im menschlichen Humerus-, Wirbel- und Rippenmarke. Frankf. Zeitschr. f. Path. 1917. Bd. 20, H. 3.

207. **F i s c h l, R.**, Zur Analyse der Thymusextraktwirkung. Monatsschr. f. Kinderheilk. Abt. Orig. 1913. Bd. 12.

208. **D e r s e l b e**, Experimentelle Untersuchungen zur Analyse der Thymusextraktwirkung. Jahrb. f. Kinderheilk. 1914. Bd. 79.

209. **F l ü g g e**, Über die Bedeutung der Thymusdrüse für die Erklärung plötzlicher Todesfälle. Vierteljahrsschr. f. gerichtl. Med. 17. 3. Folge. 1899. S. 20.

210. **F l u s s e r, E m i l**, Zur Pathologie und Klinik der Grippe. Wien. klin. Wochenschr. 1918. Nr. 42.

211. **F o e r s t e r, A u g.**, Handbuch der speziellen pathologischen Anatomie. Leipzig 1854.

212. **F r a e n t z e l**, Über angeborene Enge im Aortensystem. Deutsche med. Wochenschr. 1888. Nr. 29, S. 589.

213. **F r i e d j u n g**, Der Status lymphaticus. Zentralbl. f. d. Grenzgeb. d. Med. u. Chir. 1900. Bd. 3.

214. **D e r s e l b e**, Der gegenwärtige Stand der Frage vom Asthma thymicum im Kindesalter und sein Verhältnis zum sog. Status lymphaticus. Arch. f. Kinderheilk. 1900. Bd. 29, S. 344.

215. **D e r s e l b e**, Erkrankungen der Thymus, Status lymphaticus und plötzliche Todesfälle im Kindesalter. Handb. d. Kinderheilk. v. **P f a u n d l e r - S c h l o s s m a n n**. 1910. 2. Aufl. Bd. 3, S. 448.

216. **F r i e d l ä n d e r**, Status lymphaticus and enlargement of the thymus with report of a case successfully treated by the X rays. Arch. f. ped. 1907. Bd. 24, S. 490.

217. **F r i e d l e b e n**, Die Physiologie der Thymusdrüse in Gesundheit und Krankheit, vom Standpunkte experimenteller Forschung und klinischer Erfahrung. Frankfurt a. M. 1858.

218. **F r ü h w a l d**, Beitrag zur Kenntnis der postoperativen Todesfälle bei abnormer Enge der Aorta. Deutsche med. Wochenschr. 1913. Nr. 19.

219. **F u c h s**, Zur Physiologie und Wachstumsmechanik des Blutgefässsystemes. Hab. Schrift. Jena 1902.

220. **F u l c i, Fr.**, Die Restitutionsfähigkeit des Thymus der Säugetiere nach der Schwangerschaft. Zentralbl. f. Path. 1913. Bd. 24, S. 968.

221. **G a l a m b o s**, Über das normale qualitative Blutbild. Fol. haematol. 1912. Bd. 13, I. S. 153.

222. Galatti, Zur prognostischen Bedeutung des Status lymphaticus der Kinder. Wien. med. Blätter. 1896. 4. Jg. p. 786.

223. Galewsky, Über Diathesen. Gesellsch. f. Natur- u. Heilk. zu Dresden. 1. 2. 1913.

224. Galup, J., Le lymphatisme diathèse d'anaphylaxie-immunité, une conception générale des diathèses. Presse méd. 1913. Nr. 32.

225. Ganghofner, Über plötzliche Todesfälle im Kindesalter. Verh. d. 74. Vers. deutsch. Naturf. u. Ärzte. Karlsbad 1902. II. Teil, II. Hälfte, S. 288.

226. Garrè, Über Thymektomie bei Basedow. 40. Verh. d. deutsch. Gesellsch. f. Chir. 1911.

227. Gatscher, Status thymico-lymphaticus und otitische intrakranielle Prozesse. Wien. med. Wochenschr. 1919. Nr. 17.

228. Gebele, Über die Thymus persistens beim Morbus Basedowii. Beitr. z. klin. Chir. 1910. Bd. 70, S. 20.

229. Géronne, Zur Klinik der Encephalitis epidemica, unter besonderer Berücksichtigung der Prognose und des Blutbildes. Berl. klin. Wochenschr. 1920. Nr. 49.

230. Ghon, Diskussion zu Rössle: Über gleichzeitige Addisonsche und Basedowsche Erkrankung. 17. Verh. d. deutsch. path. Gesellsch. München 1914.

231. Gierke, Die Persistenz und Hypertrophie der Thymus bei Basedowscher Krankheit. Münch. med. Wochenschr. 1907. Bd. 54, S. 775.

232. Gieslich, Neuere Untersuchungen über die objektiven Krankheitszeichen der Neurotiker. Med. Klinik 1918. Nr. 40.

233. Gley, E., Die Lehre von der inneren Sekretion. Übers. v. A. Lipschütz. Abhandl. u. Monogr. a. d. Geb. d. Biol. u. Med. H. 1. Bircher, Berlin-Leipzig 1920.

234. Gluck, Thymuspersistenz bei Struma hyperplastica. Berl. klin. Wochenschr. 1894. Jg. 31. S. 670.

235. Goldscheider, Über die krankhafte Überempfindlichkeit. Berl. klin. Wochenschr. 1918. Nr. 22.

236. Derselbe, Über die krankhafte Überempfindlichkeit und ihre Behandlung. Zeitschrift f. phys. u. diät. Ther. 1918. Bd. 22. Sonderdruck, Thieme, Leipzig 1919.

237. Goldzieher, Die Krankheiten der Nebennieren. Bergmann, Wiesbaden 1911.

238. Goldzieher, M., Konstitution und Pathogenese der Leberzirrhose. Wien. med. Wochenschr. 1921. Nr. 5, S. 226.

239. Goodall, The post-natal changes of the thymus of gnincapigs and the effect of castration in thymus structure. Journ. of phys. 1905. Vol. 32, S. 191.

240. Graves, The scaphoid scapula. A frequent anomaly in developpement of hereditary. Med. record. Mai 1910.

241. Derselbe, Einige Bemerkungen über die Skaphoidskapula und ihre Begleiterscheinungen. Wien. klin. Wochenschr. 1912. Nr. 19. (Deutsch von Kollert.)

242. Grawitz, Über plötzliche Todesfälle im Kindesalter. Deutsche med. Wochenschr. 1888. Jg. 14. S. 429.

243. Grenacher, Ein Beitrag zur Thymusstenose. Inaug.-Diss. Halle 1912. Wien. klin. Rundschau. 1912. Nr. 43—46.

244. Griffith, The so called thymus death. With an account of seven cases of sudden death in one family. New York. med. journ. 1909. Vol. 90, p. 444.

245. Groll, Die „Hyperplasie" des lymphatischen Apparates bei Kriegsteilnehmern. Münch. med. Wochenschr. 1919. Nr. 30, S. 833.

246. Derselbe, Involution des lymphatischen Apparates. Ges. f. Morph. u. Phys. zu München, 20. 1. 1920; ref. Berl. klin. Wochenschr. 1920. Nr. 40, S. 958.

247. Grote, Über Beziehungen zwischen Magengeschwür und Lungentuberkulose. Ver. d. Ärzte in Halle a. S. 11. 2. 1920. Münch. med. Wochenschr. 1920. S. 1246.

248. Gruber, Gg. B., Über Variationen der Thymusform und -lage. Zeitschr. f. angew. Anat. u. Konstit.-Lehre. 1920. Bd. 6, S. 320.

249. Gudernatsch, Feeding experiments on tadpoles. I. The influence of specific organs given as food on growth and differentiation. Arch. f. exp. Entwickl.-Mech. 1912. Bd. 35, H. 3.

250. Gudzent, Über Veränderungen des Blutbildes beim chronischen Gelenkrheumatismus. Deutsche med. Wochenschr. 1913. Nr. 19.

251. Guggenheimer, Über Eunuchoide. Zugleich ein Beitrag zur Beeinflussung des Blutbildes durch Störungen der Drüsen mit innerer Sekretion. Deutsch. Arch. f. klin. Med. 1912. Bd. 107.

252. Guibé et Ramadier, Un cas de mort postopérative rapide coincidant avec un thymus hypertophié. Bull. soc. de péd. Paris 1912. Nr. 4.
253. Guillebeau, Die pathologische Anatomie des Morbus Basedowii. Virch. Arch. 1919. Bd. 226, H. 3, S. 271.
254. Gundobin, Die Besonderheiten des Kindesalters. Deutsch von S. Rubinstein. Allg. med. Verlagsanstalt. Berlin 1912.
255. Güttich, Beitrag zur Erklärung des plötzlichen Todes im Wasser. Med. Klinik. 1913. Nr. 13.
256. v. Haberer, Thymusreduktion bei Morbus Basedowii. Wien. med. Wochenschr. 1913. Nr. 44.
257. Derselbe, Thymusreduktion und ihre Erfolge. Mitt. a. d. Grenzgeb. d. Med. u. Chir. 1913. Bd. 27.
258. Derselbe, Weitere Erfahrungen über Thymusreduktion bei Basedow und Struma. Arch. f. klin. Chir. 1914. Bd. 105.
259. Derselbe, Über die klinische Bedeutung der Thymusdrüse. Med. Klinik. 1914. Nr. 26.
260. Derselbe, Therapeutische Misserfolge bei Basedow. Wien. klin. Wochenschr. 1915. Nr. 1.
261. Haerttel, G., Zur Frage vom Thymustode. Inaug.-Diss. Greifswald 1911.
262. Halberstadt, Exsudative Diathese. Ärztl. Ver. in Hamburg 7. 5. 1912; ref. Münch. med. Wochenschr. 1912. S. 1192.
263. Hall, A. R., Status lymphaticus. The St. Paul med. journ. 1912. Vol. 14, Nr. 4.
264. Halsted, Significance of the thymus gland in Graves' disease. New York. med. journ. 1914. Vol. 99, S. 638.
265. Hammar, Über Thymusgewicht und Thymuspersistenz beim Menschen. Verh. d. anat. Gesellsch. auf der 19. Vers. in Genf 1905. Anat. Anz. (Ergänzungsheft zu Bd. 27) S. 121.
266. Derselbe, Über Gewicht, Involution und Persistenz der Thymus im Postfötalleben. Arch. f. Anat. u. (Physiol.) 1906. Suppl. S. 91.
267. Derselbe, Über die normalen Durchschnittsgewichte der menschlichen Thymusdrüse. Zur Richtigstellung. Vierteljahresschr. f. gerichtl. Med. 1909. 3. Folge, Bd. 37, S. 23.
268. Derselbe, Fünfzig Jahre Thymusforschung. Kritische Übersicht der normalen Morphologie. Ergebn. d. Anat. u. Entwicklungsgesch. 1910. Bd. 19, S. 1.
269. Derselbe, Die Thymusliteratur im Referatenjahr 1912. Zentralbl. d. exper. Med. 1913. Bd. 3.
270. Derselbe, Die Thymusliteratur im Referatenjahre 1913. Zentralbl. d. exper. Med. 1914. Bd. 5.
271. Derselbe, Methode, die Menge der Rinde und des Marks der Thymus, sowie die Anzahl und die Grösse der Hassallschen Körper zahlenmässig festzustellen. Zeitschr. f. angew. Anat. u. Konstitutionslehre. 1914. Bd. 1.
272. Hammar, Mikroskopische Analyse der Thymus in 14 Fällen sogenannten Thymustodes. Zeitschr. f. Kinderheilk. 1915. Bd. 13.
273. Derselbe, Gewisse Fälle von Thymusasthma im Lichte der Thymustopographie. Zeitschr. f. Kinderheilk. 1915. Bd. 13.
274. Derselbe, Über Konstitutionsforschung in der normalen Anatomie. Anat. Anz. 1916. Bd. 49.
275. Derselbe, Beiträge zur Konstitutionsanatomie. I. Mikroskopische Analyse der Thymus in 25 Fällen Basedowscher Krankheit. Beitr. z. klin. Chir. 1917. Bd. 104.
276. Derselbe, Beiträge zur Konstitutionsanatomie. II. Zur ferneren Beleuchtung der Thymusstruktur beim sogen. Thymustod: mikroskopische Analyse der Thymus in 24 Fällen meistens plötzlichen Todes aus inneren Gründen. Zeitschr. f. Kinderheilk. 1917. Bd. 15.
277. Derselbe, Beiträge zur Konstitutionsanatomie. III. Zur Prüfung des Lymphatismus des Selbstmörders. Vierteljahrsschr. f. gerichtl. Med. 1917. III. F. Bd. 53.
278. Derselbe, Beiträge zur Konstitutionsanatomie. VI. Verhalten der Thymus bei akuten Infektionen: mikroskopische Analyse der Thymus in 25 Fällen von akuten Infektionskrankheiten usw. Zeitschr. f. angew. Anat. u. Konstit.-Lehre. 1918. Bd. 4. H. 1/3.
279. Derselbe, A plea for systematic research work in the anatomy, normal and morbid, of the endocrine system. Endocrinol. 1920. Vol. 4, p. 37.

280. Hammar, Cooperation in endocrinology as an introduction to research on the morphological constitution. New York med. journ. 1921. Vol. 114, S. 1.

281. Derselbe, The new views as to the morphology of the tbymus gland and their bearing on the problem of the function of the thymus. Upsala Läkareförenings förhandlingar Ny följd. 1922. 27. H. 3—4.

282. Hammar und Lagergren, Beiträge zur Konstitutionsanatomie. V. Verhalten der Thymus bei akuten Infektionen: Mikroskopische Analyse der Thymus in 21 Fällen von Diphtherie. Zeitschr. f. angew. Anat. u. Konstit.-Lehre. 1918. Bd. 3, H. 5/6.

283. Hammer, Über Thymuserkrankungen und Thymustod. Inaug. Diss. Freiburg 1903.

284. Hänel, F., Über die chirurgische Behandlung des Morbus Basedowii. Gesellsch. f. Natur- u. Heilk. Dresden v. 30. 9. 1999; Münch. med. Wochenschr. 1909. Jg. 57, p. 100.

285. v. Hansemann, Ätiologische Studien über Epityphlitis. Mitteil. a. d. Grenzgeb. d. Med. u. Chir. 1903. Bd. 12.

286. Derselbe, Schilddrüse und Thymus bei Morbus Basedowii. Berl. klin. Wochenschr. 1905. Jg. 42. S. 65 (Festnummer für Ewald).

287. Derselbe, Ätiologie und Pathogenese der Epityphlitis. Deutsche med. Wochenschr. 1908. Nr. 18.

288. Derselbe, Die Disposition der Nebennieren zur Tuberkulose. Zeitschr. f. Tuberk. 1917. Bd. 27.

289. Derselbe, Über die Hypoplasie des Herzens und der Gefässe. Med. Klink 1919. Nr. 3.

290. Derselbe, Diskussion zu Ceelen-Kraus: Das Reizleitungssystem des Herzens. Berl. med. Gesellsch. 7. 5. 1919.

291. Hanser, Diskussion zu Wiener u. Goldberg. Schles. Gesellsch. f. vaterl. Kultur. Med. Sekt. 11. 2. 1921; ref. Berl. klin. Wochenschr. 1921. Nr. 32, S. 933.

292. Harbitz, Über die Ursache plötzlicher Todesfälle im Kindesalter und die gerichtlich-medizinische Bedeutung solcher Fälle. Norske Laegeforening. 1910. p. 761; ref. Zentralbl. f. d. ges. Phys. u. Path. d. Stoffwechsels. N. F. 6. 1911. S. 319.

293. Hart, Über Thymuspersistenz und apoplektiformen Thymustod nebst Bemerkungen über die Beziehungen der Thymuspersistenz zur Basedowschen Krankheit. Münch. med. Wochenschr. 1908. Jg. 55. S. 668, 744.

294. Derselbe, Thymuspersistenz und Thymushyperplasie. Zentralbl. f. d. Grenzgeb. d. Med. u. Chir. 1909. Bd. 12.

295. Derselbe, Thymusstudien. I. Über das Auftreten von Fett in der Thymus. Die pathologische Involution der Thymus. Virch. Arch. 1912. Bd. 207, S. 27.

296. Derselbe, Über die sogenannte lymphatische Konstitution (Lymphatismus, Status thymico-lymphaticus) und ihre Beziehungen zur Thymushyperplasie. Med. Klinik 1913. Nr. 36/37.

297. Hart, Thymusstudien. III. Pathologie der Thymus. Virch. Arch. 1913. Bd. 214

298. Derselbe, Konstitution und Krankheit (mit besonderer Berücksichtigung des weiblichen Genitalapparates). Zeitschr. f. Geburtsh. u. Gyn. 1913. Bd. 74.

299. Derselbe, Die Bedeutung des Thymus für Entstehung und Verlauf des Morbus Basedowii. Arch. f. klin. Chir. 1914. Bd. 104.

300. Derselbe, Die Insuffizienz des Adrenalsystems. Med. Klin. 1914. Nr. 14.

301. Derselbe, Thymusstudien. IV. Die Hassallschen Körperchen. Virch. Arch. 1914. Bd. 217.

302. Derselbe, Über die Basedowsche Krankheit. Med. Klinik 1915. Nr. 14.

303. Derselbe, Thymusstudien. V. Thymusbefunde bei Myasthenia gravis pseudoparalytica. Virch. Arch. 1915. Bd. 220.

304. Derselbe, Über die Beziehungen zwischen endokrinem System und Konstitution. Berl. klin. Wochenschr. 1917. Nr. 45.

305. Derselbe, Über Entartung und Entartungszeichen. Med. Klinik 1919. Nr. 29. S. 716.

306. Derselbe, Pathologisch-anatomische Beobachtungen über die Tuberkulose am während des Krieges sezierten Soldatenmaterial. Zeitschr. f. Tuberk. 1919. Bd. 31.

307. Derselbe, Betrachtungen über die Entstehung des peptischen Magen- und Zwölffingerdarmgeschwüres. Mitt. a. d. Grenzgeb. d. Med. u. Chir. 1919. Bd. 31, S. 350.

308. Derselbe, Zum Wesen und Wirken endokriner Drüsen. Berl. klin. Wochenschr. 1920. Nr. 5, S. 101.

309. Hart, Die Lymphozytose als Kennzeichen der Konstitution. Med. Klinik 1920. Nr. 10, S. 262.
310. Derselbe, Die Bedeutung des chromaffinen Systems. Zeitschr. f. ärztl. Fortbildung 1920. Bd. 17, S. 221.
311. Derselbe, Konstitution und endokrines System. Zeitschr. f. angew. Anat. u. Konst.-Lehre. Festschr. f. Martin. 1920. Bd. 6.
312. Derselbe, Der Status thymico-lymphaticus. Zeitschr. f. ärztl. Fortbild. 1920. XVII. S. 673.
313. Derselbe, Zum Wesen und Wirken der endokrinen Drüsen. Berl. klin. Wochenschr. 1921. Nr. 21.
314. Derselbe, Konstitution und Disposition. Ergebn. d. allg. Path. u. path. Anat. v. Lubarsch-Ostertag. 1922. Bd. 20, Abt. 1. S. 1.
315. Derselbe, Beiträge zur biologischen Bedeutung der innersekretorischen Organe. I. Schilddrüse und Metamorphose. Pflügers Arch. f. d. ges. Physiol. 1922. Bd. 196.
316. Derselbe, Beiträge zur biologischen Bedeutung der innersekretorischen Organe. II. Der Einfluss abnormer Aussentemperaturen auf Schilddrüse und Hoden. Pflügers Arch. f. d. ges. Physiol. 1922. Bd. 196.
317. Hart und Nordmann, Experimentelle Studien über die Bedeutung der Thymus für den tierischen Organismus. Berl. klin. Wochenschr. 1910. Nr. 18.
318. Hauser, Diskussion zu Bartel: Zur Pathologie des lymphatischen Systems. 81. Vers. d. Naturf. u. Ärzte. Salzburg 1909.
319. Hedinger, Primäre angeborene Herzhypertrophie. Virchows Arch. 1904. Bd. 178.
320. Derselbe, Starke exzentrische, namentlich linksseitige Herzhypertrophie bei einem 15 Monate alten Kinde. Verh. d. med.-pharm. Bezirksvereines Bern. Sitz. v. 20. Dez. 1904. Korrespondenzbl. f. Schweizer Ärzte. 1905. Jg. 35. S. 260.
321. Derselbe, Über familiäres Vorkommen von plötzlichen Todesfällen, bedingt durch Status lymphaticus. Deutsch. Arch. f. klin. Med. 1905. Bd. 86, S. 248.
322. Derselbe, Über Beziehungen zwischen Status lymphaticus und Morbus Adissonii. 11. Verh. d. deutsch. path. Gesellsch. Dresden 1907.
323. Derselbe, Thymustod und Status lymphaticus. Verh. d. med.-pharm. Bezirksvereins Bern. Sitzg. v. 10. Mai 1904. Korrespondenzbl. f. Schweizer Ärzte. 1904. Jg. 34. S. 606.
324. Derselbe, Über die Kombination von Morbus Adissonii mit Status lymphaticus. Frankf. Zeitschr. f. Path. 1907. Bd. 1.
325. Derselbe, Keimzentrenbildung im Knochenmark des Oberschenkels bei Status lymphaticus. Verh. d. med. Gesellsch. Basel. Sitz. v. 31. Okt. 1907. Korrespondenzblatt f. Schweizer Ärzte. 1908. Jg. 38, S. 187.
326. Derselbe, Familiärer Status lymphaticus. Ibidem.
327. Derselbe, Mors thymica beim Neugeborenen. Verh. d. med. Gesellsch. Basel. Sitz. v. 6. Juni 1907. Korrespondenzbl. f. Schweizer Ärzte. 1907. Bd. 37, S. 521.
328. Derselbe, Mors thymica bei Neugeborenen. Jahrb. f. Kinderheilk. 1906. Bd. 63, S. 308.
329. Hedinger, Diskussion zu Simmonds: „Über anatomische Befunde bei Morbus Basedowii. Vers. d. Naturf. u. Ärzte. 1911.
330. Derselbe, Diskussion zu Bartel: „Über die Bedeutung konstitutioneller Momente." 85. Vers. d. Naturf. u. Ärzte. Wien 1913.
331. Heilner, Über einen Fall von Thymushyperplasie beim Erwachsenen. Inaug.-Diss. 1902.
332. Heimann, Thymus, Ovarien und Blutbild. Experimentelle Untersuchungen. Münch. med. Wochenschr. 1913. Nr. 51.
333. Derselbe, Innersekretorische Funktion der Ovarien und ihre Beziehungen zu den Lymphozyten. Zeitschr. f. Geburtsh. u. Gyn. 1913. Bd. 73.
334. Heller, Rich., Herzstörungen im Kriegsdienst. Das Ermüdungsherz. Wien. med. Wochenschr. 1915. Nr. 32.
335. Hellman, Die normale Menge des lymphoiden Gewebes beim Kaninchen in verschiedenen postfötalen Altern. Upsala Läkareför. Förhandl. 1916. Bd. 19.
336. Derselbe, Studien über das lymphoide Gewebe. Die Bedeutung der Sekundärfollikel. Zieglers Beitr. z. path. Anat. 1920. Bd. 68, S. 333.
337. Derselbe, Studien über das lymphoide Gewebe. IV. Zur Frage des Status lymphaticus. Untersuchungen des lymphoiden Gewebes, besonders des Darmes beim Menschen mittels einer quantitativen Bestimmungsmethode. Zeitschr. f. d. ges. Anat. 1921. Abt. II, 8, S. 191.

338. Helmholz, Eosinophile Blutkörperchen und opsonischer Index bei der exsudativen Diathese. Jahrb. f. Kinderheilk. 1909. Bd. 69. H. 1/2.

339. Henderson, On the relationship of the thymus to the sexual organs. 1. The influence of castration. Journ. of phys. 1904. Bd. 31, S. 222.

340. Henke, Pathologisch anatomische Beobachtungen über den Thyphus abdominalis im Kriege. Zieglers Beitr. 1917. Bd. 63, H. 3, S. 781.

341. Derselbe, Der jetzige Stand der Lehre von Status thymico-lymphaticus und seine Beziehungen zu anderen Krankheiten. Deutsch. med. Wochenschr. 1920. Nr. 45, S. 127.

342. Hering, Über plötzlichen Tod durch Herzkammerflimmern (gleichzeitig ein Beitrag zur Erklärung plötzlicher Todesfälle bei Status thymico-lymphaticus). Münch. med. Wochenschr. 1912. Nr. 14, S. 750.

343. Herrmann, Demonstration von Ovarien beim Status lymphaticus bzw. hypoplasticus. Zentralbl. f. Phys. 1909. Bd. 23. Nr. 8.

344. Derselbe, Klinische Bedeutung der Veränderungen am weiblichen Genitale beim Status hypoplasticus. Gyn. Rundschau. 1914. Nr. 1.

345. Herz, A., Die akute Leukämie. Deuticke, Wien 1911.

346. Heubner, Hufelands Anschauungen über die Skrofulose, nebst Randglossen. Berl. klin. Wochenschr. 1910. Nr. 5.

347. Derselbe, Lehrbuch der Kinderheilkunde. 3. Aufl. Barth, Leipzig 1911.

348. Hilliard, A fatal case of Status lymphaticus. Brit. med. journ. Jg. 1908. Vol. 1. p. 202.

349. Hippel, B., Thymustod. Lubarsch-Ostertag, Ergeb. d. allg. Path. u. path. Anat. 1910. Bd. 13. II.

350. Hirsch, Fritz, Über das Verhalten der Konstitution nach allgemeinen Gesichtspunkten bei der Endokarditis. Inaug.-Diss. Berlin 1918.

351. His, Über Wesen und Behandlung der Diathesen. Geschichtliches und Diathesen in der inneren Medizin. Verh. d. deutsch. Kongr. f. inn. Med. Bd. 28. Wiesbaden 1911.

352. Derselbe, Konstitutionsanomalien und Diathesen. v. Mehrings Lehrb. d. inn. Med. 1914. VIII. Aufl.

353. Hochsinger, Diskussionsbemerkungen zu den Vorträgen Ganghofners und Richters. 74. Versamml. deutsch. Naturf. u. Ärzte. Karlsbad 1902. II. Teil, II. Hälfte, p. 292.

354. Derselbe, Zwei Fälle von idiopathischer, angeborener Herzhypertrophie im späteren Kindesalter. Wien. med. Wochenschr. 1907. Nr. 21.

355. Hodden, A case of thymus death. Brit. med. journ. 1912.

356. Hödlmoser, Beitrag zur Klinik der myasthenischen Paralyse. Zeitschr. f. Heilk. 1902. Bd. 23, S. 279.

357. Hoefer, Zur Klinik und Pathologie des Morbus Addisonii. Inaug.-Diss. Berlin 1914.

358. Hoeniger, E., Über die Tracheostenosis thymica. Beitr. z. klin. Chir. 1913. Bd. 82.

359. v. Hoesslin, Rud., Über die Lymphozytose bei Asthenikern und Neuropathen und deren klinische Bedeutung. Münch. med. Wochenschr. 1913. Nr. 21/22.

360. Hofferbert, Anna, Untersuchungen über das weisse Blutbild bei gesunden und neurasthenischen Individuen. Berl. klin. Wochenschr. 1921. Nr. 45, S. 1326.

361. Hoffmann, A., Herz und Konstitution. Jahresk. f. ärztl. Fortb. 1918.

362. Hohlfeld, Das Gewicht der Thymus. Vereinigung sächs.-thür. Kinderärzte. Leipzig, 10. Dez. 1911.

363. Derselbe, Das Gewicht der Thymus. Vereinig. sächs.-thür. Kinderärzte 10. Dez. 1911; ref. Deutsch. med. Wochenschr. 1912. S. 628.

364. Derselbe, Die Thymus. Schwalbe-Brüning, Handb. d. allg. Path. u. path. Anat. d. Kindesalters. Bd. II, Abt. 1. Bergmann, Wiesbaden 1913.

365. Holmgreen, Über den Einfluss der Basedowschen Krankheit und verwandter Zustände auf das Längenwachstum nebst einigen Gesetzen der Ossifikation. Nord. med. Arch. 1909. II, H. 2/4.

366. Hönnike, Über das Wesen des Morbus Basedowii und seine Behandlung. Greifswalder med. Verein. Sitz. v. 6. Mai 1905; Münch. med. Wochenschr. 1905. Jg. 52. p. 1224.

367. Horák, O., Lymphatismus und Diensttauglichkeit. Militärmedizin u. ärztl. Kriegswissensch. 1914. S. 4.

368. H o r n o w s k i, Veränderungen im Chromaffinsystem bei unaufgeklärten postoperativen Todesfällen. V i r c h o w s Arch. 1909. Bd. 198.
369. D e r s e l b e, Über das Verhältnis des Thymus zum chromaffinen System, über die Elemente der inneren Sekretion des Thymus und über das Verhältnis des Thymus und des chromaffinen Systems zum Sympathikus. V i r c h o w s Arch. 1912. Bd. 208.
370. D e r s e l b e, O'smierci naglej w zurczku z zaburzeniami w czymosc gruczolow o weionstrznem roydzielanin (Hyperthymisatio, Hyperchromaffinosis). Swowski tyglodnik lekarski. 1912. Nr. 17.
371. D e r s e l b e, Anatomopathologische Untersuchungen über das Verhalten des Thymus zu den Glandulae parathyreoideae und zu den Nebennieren und über das Verhalten des Thymus bei Status lymphaticus, thymicus und thymicolymphaticus (polnisch). Swowski tygodnik lekarski. VIII, 1913.
372. D e r s e l b e, Zwei Todesfälle infolge von Nebenniereninsuffizienz. V i r c h o w s Arch. 1914. Bd. 215.
373. H o s k i n s, Congenital thyroidism: an experimental study of the thyroid in relation to other glands with internal secretion. Amer. journ. of Phys. 1909. Bd. 25.
374. H o s k i n s, E. R., Is there a thymic hormone? Endokrinol. (Los Angeles). 1918. Bd. 3, S. 241.
375. H ö s t e r m a n n, Über einen Fall von Hirnhypertrophie. Psychiatr. Zentralbl. Jg. 1876. S. 41.
376. H o w l a n d, The Symptoms of status lymphaticus in infants and young children. Transact. of the Amer. ped. soc. 1907. Vol. 19, p. 52.
377. H u e b n e r, E v a, Alter und Konstitution in ihren Einfluss auf Erwerbung und Verlauf von Infektionen im Säuglingsalter. Zeitschr. f. Kinderheilk. 1920. Bd. 25.
378. H u e k, W., Über das Mesenchym. Die Bedeutung seiner Entwicklung und seines Baues für die Pathologie. Z i e g l e r s Beitr. z. path. Anat. 1920. Bd. 66, S. 330.
379. H u f e l a n d, Über die Natur, Erkenntnismittel und Heilart der Skrophelkrankheit. 3. Aufl. Reimer, Berlin 1819.
380. H u h l e, Über Lymphozytose und ihre diagnostische Bedeutung. Deutsch. Arch. f. klin. Med. 1914. Bd. 113.
381. J a f f é, Zur pathologischen Anatomie der Influenza. Wien. klin. Wochenschr. 1918. Nr. 45.
382. J a f f é, H. und S t e r n b e r g, H., Über die physiologischen Schwankungen des Aortenumfanges. Med. Klinik. 1919. Nr. 51, S. 1311.
383. D i e s e l b e n, Die Drüsen mit innerer Sekretion. Handb. d. ärztl. Erfahr. im Weltkrieg 1914/18. Bd. 8. Barth, Leipzig 1921.
384. J a m i n, Über juvenile Asthenie. Verh. d. 30. Kongr. f. inn. Med. 1913.
385. I m h o f e r, Das lymphatische Gewebe des Ventriculus Morgagni und seine Beziehungen zum Status lymphaticus mit einem Anhang über Plasmazellen in der Schleimhaut des Morgagnischen Ventrikels. Zeitschr. f. Laryng. 1913. Bd. 6.
386. I m h o f e r, Die klinische Diagnose des Status thymico-lymphaticus. Verein d. Ärzte zu Prag. 26. 2. 1914.
387. D e r s e l b e, Die klinische Diagnose des Status thymico-lymphaticus mit besonderer Berücksichtigung des laryngoskopischen Befundes. Zeitschr. f. Laryng. 1914. Bd. 7.
388. I n g i e r und S c h m o r l, Über den Adrenalingehalt der Nebennieren bei verschiedenen Erkrankungen. Gesellsch. f. Natur- u. Heilk. Dresden 7. 1. 1911; ref. Münch. med. Wochenschr. 1911. Nr. 19.
389. D i e s e l b e n, Über den Adrenalingehalt der Nebennieren. Deutsch. Arch. f. klin. Med. 1911. Bd. 104.
390. J o c h m a n n, Lehrbuch der Infektionskrankheiten. Springer, Berlin 1914.
391. J o u o n, Hypertrophie du thymus, syncope mortelle au début de chloroformisation. Gaz. méd. d. Nantes. v. 8. Jan. 1910.
392. K a c h, S., Über einen Fall von Thymustod. Inaug.-Diss. München 1911.
393. K a h l e r, H., Über Veränderungen des weissen Blutbildes bei sog. hypoplastischer Konstitution. Zeitschr. f. angew. Anat. u. Konstit.-Lehre. 1913. Bd. 1.
394. D e r s e l b e, Über das Verhalten des Blutzuckers bei sog. hypoplastischer Konstitution und bei Morbus Basedowii. Zeitschr. f. angew. Anat. u. Konstit.-Lehre. 1914. Bd. 1.
395. K a h n, Über den Morbus Addisonii und seine Beziehungen zur Hyperplasie der lymphatischen Apparate und Thymusdrüse. Inaug.-Diss. Heidelberg 1910. V i r c h o w s Arch. 1910. Bd. 200, S. 399.

396. **Kaiserling**, Missbildung und verborgene Tuberkulose der Nebennieren eines Erwachsenen. Berl. klin. Wochenschr. 1917. Nr. 4, S. 79.

397. **Kani**, Systematische Lichtungs- und Dickenmessungen der grossen Arterien und ihre Bedeutung für die Pathologie der Gefässe. Virchows Arch. 1910. Bd. 201.

398. **Kaspar**, Über die wichtigste Konstitutionsanomalie des Kindesalters, die exsudative Diathese. Ärztl. Verein in Nürnberg. 4. 4. 1912.

399. **Kassowitz**, Diskussionsbemerkungen zu den Vorträgen **Ganghofners** und **Richters**. Verh. d. 74. Vers. deutsch. Naturf. u. Ärzte. Karlsbad 1902. II. Teil, II. Hälfte, S. 291.

400. **Kaufmann, J.**, Blutlymphozytose als Zeichen konstitutioneller Störung bei chronischen Magendarmkrankheiten. Mitt. a. d. Grenzgeb. d. Med. u. Chir. 1914. Bd. 28.

401. **Kaufmann, Luise**, Zur Frage der „Aorta angusta". Ein Beitrag zu den Normalmassen des Aortensystems. Veröffentl. a. d. Gebiet d. Kriegs- u. Konstitutionspathologie. H. 2. Fischer, Jena 1919.

402. **Keen**, Sudden death following a prophylactic dose of diphteria antitoxin. Boston med. and. surgery journal. 1911. Vol. 164. p. 438.

403. **Kellner**, Über Scapula scaphoidea. Deutsche med. Wochenschr. 1911. Nr. 2.

404. **Kennedy**, Enlargment of the thymus; a remarkable case. Glasgow med. journ. 1912. Vol. 77, Nr. 1.

405. **Kenthe**, Über die funktionelle Bedeutung der Leukozyten im zirkulierenden Blute bei verschiedener Ernährung. Deutsche med. Wochenschr. 1907. Nr. 15.

406. v. **Klebelsberg**, Über plötzliche Todesfälle bei Geisteskranken. Zeitschr. f. d. ges. Neurol. u. Psych. 1914. Bd. 25.

407. **Kleissel**, Erkrankungen des Magens bei Lues und Konstitution. Wien. med. Wochenschr. 1919. Nr. 33/34.

408. **Klieneberger**, Die Lymphozytoseumstellung des normalen Blutbildes, zugleich kritische Glossen zur Methodik der Blutmorphologie. Münch. med. Wochenschr. 1917. Nr. 23.

409. **Klinkert**, Das Problem der konstitutionellen Eosinophilie. Zeitschr. f. klin. Med. 1920. Bd. 89, H. 1/2.

410. **Klose**, Chirurgie der Thymusdrüse. Neue d. Chir. Enke, Stuttgart 1912.

411. **Derselbe**, Über die Chirurgie der Thymusdrüse und deren Bedeutung in der Pathologie des Kindesalters und beim Morbus Basedowii. Fortschr. d. Med. 1912. Nr. 27.

412. **Derselbe**, Beiträge zur Pathologie und Klinik der Thymusdrüse. Jahrb. f. Kinderheilk. 1913. Bd. 78.

413. **Derselbe**, Wandlungen und Fortschritte in der chirurgischen Behandlung der Basedowschen Krankheit. Berl. klin. Wochenschr. 1914. Nr. 1/2.

414. **Derselbe**, Chirurgie der Thymusdrüse. Ergeb. d. Chir. u. Orthopäd. 1914. Bd. 8.

415. **Derselbe**, Die Thymusstenose der Kinder und ihre Behandlung. Med. Klinik. 1919. Nr. 47, S. 1189.

416. **Klose und Vogt**, Klinik und Biologie der Thymusdrüse. Mit besonderer Berücksichtigung ihrer Beziehungen zu Knochen- und Nervensystem. Beitr. z. klin. Chir. 1910. Bd. 69, H. 1.

417. **Klose, Lampé und Liesegang**, Die Basedowsche Krankheit, eine chirurgisch-experimentelle und biologische Studie. Beitr. z. klin. Chir. 1912. Bd. 77.

418. **Koch**, Zur Frage des Status thymico-lymphaticus. Freiburger med. Gesellsch. v. 16. Mai 1911. Deutsche med. Wochenschr. 1911. Jg. 37. S. 1102.

419. **Kocher**, Über Morbus Basedowii. Mitt. a. d. Grenzgeb. d. Med. u. Chir. 1902. Bd. 9, S. 1.

420. **Kocher, Alb.**, Morbus Basedow und Thymus. 43. Kongr. d. deutsch. Gesellsch. f. Chir. April 1914.

421. **Kodon**, Ein Erklärungsversuch der Pathogenese des Ulcus rotundum ventriculi. Wien. klin. Wochenschr. 1910. Nr. 21.

422. **Kolb**, Gelingt es, mit der Abderhaldenschen Fermentreaktion den Nachweis eines persistierenden oder hyperplastischen Thymus zu führen? Münch. med. Wochenschr. 1913. Nr. 30.

423. **Kolisko**, Über plötzlichen Tod aus natürlichen Ursachen. Handb. d. ärztl. Sachverständigentätigkeit. 1906. Bd. 3.

424. **Kollert**, Über die skaphoide Form des Schulterblattes. Wien. klin. Wochenschr. 1911. Nr. 37.

425. Kollert, Das skaphoide Schulterblatt und seine klinische Bedeutung für die Prognose der Lebensdauer. Wien. klin. Wochenschr. 1912. Nr. 51.

426. Krasnogorski, Exsudative Diathese und Vagotonie. Monatsschr. f. Kinderheilk. 1913. Bd. 77.

427. Kraus, Fr., Die Ermüdung als ein Mass der Konstitution. Bibliotheca medica 1897.

428. Derselbe, Konstitutionelle Herzschwäche. Med. Klin. 1905. Nr. 50, S. 1271.

429. Derselbe, Über konstitutionelle Schwäche des Herzens. Gedenkschr. f. v. Leuthold. 1906. Bd. 1.

430. Derselbe, Korrelative Vegetationsstörungen und Tuberkulose. Zeitschr. f. Tuberk. 1913. Bd. 19.

431. Derselbe, Diskussion zu Pässler: Sind die sogenannten Diathesen Konstitutionsanomalien? 85. Vers. d. Naturf. u. Ärzte. Wien 1913.

432. Derselbe, Über konstitutionelle Schwäche des Herzens. Deutsche med. Wochenschrift. 1917. Nr. 37.

433. Derselbe, Über sogenannte idiopathische Herzhypertrophie. Berl. klin. Wochenschrift. 1917. Nr. 765.

434. Derselbe, Körpermass und Körperproportion im Zusammenhang mit Entwicklung, Wachstum und Funktion als Gegenstand der Konstitutionslehre. Militärärztl. Sachverständigentätigkeit. Bd. 2. Fischer, Jena 1917.

435. Derselbe, Die allgemeine und spezielle Pathologie der Person. Klinische Syzygiologie. Allgemeiner Teil. Thieme, Leipzig 1919.

436. Krehl, Verh. d. deutsch. Kongr. f. inn. Med. Warschau 1916. S. 194.

437. Kretschmer, E., Körperbau und Charakter. Untersuchungen zum Konstitutionsproblem und zur Lehre von den Temperamenten. Berlin, Springer 1921.

438. Kroll-Lifschütz, Zur Frage der Eosinophilie und exsudativen Diathese. Monatsschrift f. Kinderheilk. 1914. Bd. 12.

439. Krüger, H., Über die Cytologie des Blutes bei Dementia praecox. Zeitschr. f. d. ges. Neurol. 1913. Bd. 14, S. 101.

440. Kuczynski, Diskussion zu Lubarsch. Berl. med. Ges. 5. 7. 1922; ref. Med. Klin. 1922. Nr. 31, S. 1009.

441. Kundrat, Über Vegetationsstörungen. Wien. klin. Wochenschr. 1893. Nr. 28.

442. Kundrat, jr., Zur Kenntnis des Chloroformtodes. Wien. klin. Wochenschr. 1895. Bd. 8, S. 1, 26, 44, 64.

443. Ladwig, A., Über den Status hypoplasticus und seine Beziehungen zum Adrenalsystem. Inaug.-Diss. Königsberg 1914.

444. Lämpe und Saupe, Das gegenwärtige Blutbild beim Gesunden. Münch. med. Wochenschr. 1920. Nr. 51.

444a. Dieselben, Das Blutbild des Gesunden während des Krieges. Münch. med. Wochenschrift. 1919. Nr. 14.

445. Lampé, Die Blutveränderungen bei Morbus Basedowii im Lichte neuerer Forschung. Deutsche med. Wochenschr. 1912. Nr. 24.

446. Derselbe, Die biologische Bedeutung der Thymusdrüse auf Grund neuerer Experimentalstudien. Münch. med. Wochenschr. 1912. Vereinsbeil.

447. Derselbe, Die biologische Bedeutung der Thymusdrüse auf Grund neuerer Experimentalstudien. Med. Klin. 1912. Nr. 27.

448. Derselbe, Die Bedeutung der Thymus für den Organismus. Fortschr. d. naturwissensch. Forsch. 1913. Bd. 9.

449. Lampé und Papazolu, Serologische Untersuchungen mit Hilfe des Abderhaldenschen Dialysierverfahrens bei Gesunden und Kranken. Studien über die Spezifität der Abwehrfermente. Münch. med. Wochenschr. 1913. Nr. 26.

450. Dieselben, Serologische Untersuchungen mit Hilfe des Abderhaldenschen Dialysierverfahrens bei Gesunden und Kranken. Studien über die Spezifität der Abwehrfermente. 2. Mitt.: Untersuchungen bei Morbus Basedowii, Nephritis und Diabetes mellitus. Münch. med. Wochenschr. 1913. Nr. 28.

451. Lampé und Fuchs, Serologische Untersuchungen mit Hilfe des Abderhaldenschen Dialysierverfahrens bei Gesunden und Kranken. 3. Mitt.: Weitere Untersuchungen bei Morbus Basedowii, Basedowoid, Myxödem. Struma endemica. Münch. med. Wochenschr. 1913. Nr. 38/39.

452. Landau, Status lymphaticus bei Morbus Basedow. Ärztl. Ver. Frankfurt v. 20. März 1911. Münch. med. Wochenschr. 1911. 58. Jg. S. 1213.

453. **Landau**, Diskussion zu **Rössle**: „Über gleichzeitige Addisonsche und Basedowsche Erkrankung. 17. Verh. d. deutsch. path. Gesellsch. München 1914.
454. **Landesberg**, Der Status thymico-lymphaticus und die Kehldeckelform. Med. Klin. 1913. Nr. 38, S. 1547.
455. **Landsberger**, Der hohe Gaumen. Arch. f. Anat. u. Physiol. Anat. Abt. 1912.
456. **Langerhans**, Tod durch Heilserum! Berl. klin. Wochenschr. Jg. 1896. Bd. 33, S. 602.
457. **Langmead**, On a case of Addisons disease in a boy aged ten years. The Lancet. 1913. Vol. 1, S. 7.
458. **Langstein**, Zur Kenntnis der exsudativen Diathese. Ref. Monatsschr. f. Kinderheilk. 1908. Bd. 7.
459. **Derselbe**, Erscheinungen von Seiten des Magendarmkanals bei exsudativer Diathese. 2. Tag. d. Freie Vereinig. f. wissensch. Pädiatrie. Breslau, März 1908.
460. **Lapointe**, Un cas de mort pendent la chloroformisation avec persistance anormale du thymus. Bull. et mém. soc. anatom. Paris. 81. Anneé. 1906. S. 585.
461. **Derselbe**, Le thymus et la mort au cours de l'anésthesie générale. Le Progr. méd. 36. Anneé. 1907. Tome 23. p. 225.
462. **Laquer und Weigert**, Zur Lehre von der Erbschen Krankheit. Neurol. Zentralbl. 1901. Bd. 20.
463. **Laqueur**, Chloroformtod durch Herzlähmung. Deutsche med. Wochenschr. 1902. Jg. 28, p. 114.
464. **Laub**, Klinische Beiträge zur Lehre vom Status thymicus. Wien. klin. Wochenschrift 1899. S. 1106.
465. **Lecène**, Thymus persistant chez un homme de 32 ans. Mort subite. Bull. et mém. de la soc. anat. de Paris. 1906. 81. Anneé. p. 744.
466. **Lenk**, Akute Leukämie und Diabetes insipidus bei Status thymico-hypoplasticus. Wien. klin. Wochenschr. 1911. Nr. 31.
467. **Lenormant**, Thymus bei Morbus Basedowii. Journ. de Chir. 1912. Nr. 9.
468. **Leon**, Die klinische Diagnose der engen Aorta. Inaug.-Diss. Berlin 1914.
469. **Leschke**, Die Tuberkulose im Kriege. Münch. med. Wochenschr. 1915. Nr. 11.
470. **Derselbe**, Erfahrungen über die Behandlung der Kriegsseuchen. Berl. klin. Wochenschr. 1915. Nr. 24.
471. **Derselbe**, Weitere Erfahrungen über die Tuberkulose im Kriege. Zeitschr. f. Tuberk. 1917. Bd. 27, H. 1—4.
472. **Leupold, E.**, Die Bedeutung des Thymus für die Entwicklung der männlichen Keimdrüsen. **Zieglers** Beitr. 1920. Bd. 67, S. 472.
473. **Levy**, Sudden death under light chloroform anaesthesia. Proc. phys. soc. Journ. of Phys. 1911. Vol. 42, p. 3.
474. **Levy et Pelot**, Hypertrophie du Thymus, Thymektomie, mort par bronchopneumonie suraignë. Bull. de soc. de péd. Paris 1912. Nr. 7.
475. **Lieblein**, Zur Kenntnis der lymphatischen Pseudoappendizitis. Wien. klin. Wochenschr. 1912. Nr. 15.
476. **Liebmann**, Ein Fall von Herzmuskelentzündung nach Leuchtgasvergiftung. Deutsche med. Wochenschr. 1919. Nr. 43.
477. **Link**, Myasthenia gravis mit Zellherden in zahlreichen Muskeln. Deutsche Zeitschrift f. Nervenheilk. 1903. Bd. 23, S. 114.
478. **v. Loebbecke, W.**, Über Beziehungen zwischen Magengeschwür und Lungentuberkulose. Inaug.-Diss. Halle 1920.
479. **Loewenthal, K.**, Diskussion zu **Lubarsch**. Berl. med. Ges. 5. 7. 1922; ref. Med. Klin. 1922. Nr. 31, S. 1009.
480. **Derselbe**, Diskussion zu **Ceelen**: Über Herzvergrösserungen im frühen Kindesalter. Berl. med. Gesellsch. 11. 2. 1920; ref. Berl. klin. Wochenschr. 1920. Nr. 9, S. 213.
481. **Derselbe**, Die makroskopische Diagnose eines Status thymico-lymphaticus an der Leiche und ihr Wert für die Beurteilung von plötzlichen Todesfällen und Selbstmorden. Vierteljahrsschr. f. gerichtl. Med. 1920. 3. Folge, Bd. 55, S. 1.
482. **Derselbe**, Status thymico-lymphaticus als selbständige Krankheit. Jahrb. f. Kinderheilk. 1920. Bd. 93, H. 1.
483. **Löffler, W.**, Beitrag zur Kenntnis der Addisonschen Krankheit. Zeitschr. f. klin. Med. 1920. Bd. 90.
484. **Lorenz, H. E.**, Die pathologische Bedeutung der Thymusdrüse für den Gesamtorganismus. Zeitschr. f. ärztl. Fortbild. 1922. Bd. 19, Nr. 17, S. 517.

485. Löwy, J., Zur Kenntnis des Morbus Addisonii. Deutsch. Arch. f. klin. Med. 1913. Bd. 110.

486. Lubarsch, Das chromaffine Gewebe. Jahresk. f. ärztl. Fortbild. Jg. 2. Januarheft 1911.

487. Derselbe, Die pathologische Bedeutung des Thymus. Jahresk. f. ärztl. Fortbild. 1912. Bd. 3.

488. Derselbe, Zur pathologischen Anatomie und Histologie der Addisonschen Krankheit. Hufeland-Ges. Berlin 9. 6. 1921; ref. Berl. klin. Wochenschr. 1921. Nr. 40, S. 1195.

489. Derselbe, Über Lymphatismus. Berl. med. Gesellsch. 5. 7. 1922; ref. Berl. klin. Wochenschr. 1922.

490. Lucien et Parisot, La persistance du thymus dans la Maladie de Basedow; son rôle dans la pathogenie de cette affection. Rév. méd. de l'Est. Anneé 1909. p. 273, 313.

491. Dieselben, Le rôle du thymus dans certains états pathologiques d'après les données anatomogliniques et physiologiques récentes. Gaz. des hôp. Année 1910. Vol. 83, p. 647.

492. Dieselben, Le thymus dans les maladies de la première enfance. Rév. méd. de l'est. Mai 1910. Ref. Arch. général. de méd. 200. Année 1910. Vol. 89, p. 629.

493. Luna, Ossewazione cliniche e anatomo-pathologiche sullo „status lymphaticus" in rapporto con le malattie infettive acute nell' iufanzià. Pediatria. 1913. Vol.. 21.

494. Luzzatti, Tentative di reazione di fissazione dei complemento nell' iperplasia (asma timico) e nello stato timicolinfatico. Riv. osped. 1913. Vol. 3, Nr. 1.

495. Malloizel et Moutard-Martin, Sur un cas de maladie de Basedow avec syndrôme addisonien. Bull. et mém. de la soc. des hôp. 1903. Vol. 20, S. 1428.

496. Mandelbaum and Celler, A contribution to the pathology of myasthenia gravis. Report of a case with unusual form of thymic tumor. The journ. of exper. Med. 1908. Vol. 10, p. 308.

497. Marañon, Insufficiencia pluriglandular endokrina. Rivista clinica. Madrid, 1. 11. 1901.

498. Derselbe, L'état lymphatice-thymique, la formule de Kocher et les affections endocrines. Boletin de la Soc. españ. de biol. 1911. Nr. 5.

499. Marchand, Fritz, Über ungewöhnlich starke Lymphozytose im Anschluss an Infektionen. Deutsch. Arch. f. klin. Med 1913. Bd. 110.

500. Maresch, Zur Kenntnis der pluriglandulären Erkrankungen („Multiple Blutdrüsensklerose"). 17. Verh. d. deutsch. path. Gesellsch. München 1914.

501. Marie, La reviviscence du thymus dans les maladies qui amènent une lésion déstructive des glandes vasculaires sanguines, particulièrement du corps thyroide. Soc. méd. d. hôpit. 17 févr. 1893; Gaz. des hôpit. 66. Année. 1893. p. 202.

502. Martin et Mouriquand, La mort subite des enfants. Ann. d'hyg. publ. 1913. Sér. 4, Tome 20.

503. Martius, Verh. d. 17. Kongr. f. inn. Med. 1899. S. 41. Korreferat über Insuffizienz des Herzmuskels.

504. Martius und Lubarsch, Achylia gastrica, ihre Ursachen und ihre Folgen. Deuticke, Wien 1897.

505. Materna, Untersuchungen über die sog. postmortale Nebennierenerweichung. Virchows Arch. 1920. Bd. 227. S. 235.

506. Mathes, P., Über den Konstitutionsbegriff und über konstitutionelle Menstruationsstörungen. Zeitschr. f. angew. Anat. u. Konstit.-Lehre. 1920. Bd. 6. S. 333.

507. Mathias, Ein Beitrag zur Lehre vom Status hypoplasticus. Gynäk. Gesellsch. Breslau 18. 11. 19; ref. Deutsche med. Wochenschr. 1920. S. 142.

508. Derselbe, Ein Beitrag zur Lehre vom Status hypoplasticus. Monatsschr. f. Geburtsh. u. Gyn. 1920. Bd. 51. H. 4.

509. Matthes, Diskussion zu Pässler: Sind die sogenannten Diathesen Konstitutionsanomalien? 85. Vers. d. Naturf. u. Ärzte Wien 1913.

510. Matti, Über die Kombination von Morbus Basedowii mit Thymushyperplasie. Deutsche Zeitschr. f. Chir. 1912. Bd. 116.

511. Derselbe, Über die Wirkung experimenteller Thymusausschaltung. Mitt. a. d. Grenzgeb. d. Med. u. Chir. 1912. Bd. 24. S. 665.

512. Derselbe, Die Beziehungen der Thymus zum Morbus Basedowii. Berl. klin. Wochenschr. 1914. Nr. 28/29.

513. **Matti**, Physiologie und Pathologie der Thymusdrüse. Ergebn. d. inn. Med. u. Kinderheilk. 1913. Bd. 10.

514. **Mattirolo** cit. nach **Chvostek**: „Morbus Basedowii und die Hyperthyreosen.“ Springer, Berlin 1917.

515. **Maucini**, Un caso di morte timico. Riv. ospit. 1912.

516. **Mayer**, Thymustumor und Myasthenie. Ärztl. Verein Münch. v. 6. V. 1908. Münch. med. Wochenschr. 1908. 55. Jg., S. 1906.

517. **Mehrtens**, Frequency of low polymorphonuclear leukocyte with high lymphocytic differential counts. Arch. of internat. med. Bd. 12. zit. nach **Groll**.

518. **Meinhold**, Zur Physiologie und Pathologie der Thymus. Die Bedeutung der Markhyperplasie. Deutsche med. Wochenschr. 1913. Nr. 34.

519. **Meixner, K.**, Zur Frage des Todes durch elektrischen Strom. Wien. klin. Wochenschrift 1922. Nr. 28.

520. **Melchior**, Beitrag zur pathologischen Anatomie des Morbus Basedowii. Deutsche Zeitschr. f. Chir. 1912. Bd. 116.

521. **Derselbe**, Die Beziehungen der Thymus zur **Basedow**schen Krankheit. Zentralbl. f. d. Grenzgeb. d. Med. u. Chir. 1912. Bd. 15.

522. **Derselbe**, Über die erhöhten Gefahren operativer Blutverluste bei angeborener Enge des Aortensystems. Deutsche med. Wochenschr. 1913. Nr. 4.

523. **Derselbe**, Ist der postoperative Basedowtod ein Thymustod? Berl. klin. Wochenschrift 1917. Nr. 35.

524. **Mensi**, Il timo nelle infezioni. Ibidem. Anno 1904. Vol. 12. p. 73.

525. **Menschikoff, V.**, Chlorretention bei exsudativen Prozessen der Haut. Monatsschr. f. Kinderheilk. 1912. Bd. 10. S. 439.

526. **Merkel, H.**, Demonstration im ärztlichen Bezirksverein Erlangen; ref. Münch. med. Wochenschr. 1912. Nr. 2.

527. **v. Mettenheimer**, Zum Verhalten der Thymusdrüse in Gesundheit und Krankheit. Jahrb. f. Kinderheilk. 1898. Bd. 46. S. 55.

528. **Meyer**, Beitrag zur Beurteilung des „kleinen Herzens“. Med. Gesellsch. zu Göttingen 15. 1. 20.

529. **Meyer, Max**, Bronchitis, Angina retronasalis und Konstitution. (Ein Beitrag zur Diathesenlehre.) Deutsche med. Wochenschr. 1916. Nr. 30, S. 913.

530. **Meyer, Osk.**, Zwei bemerkenswerte Sektionsbefunde bei plötzlichen Todesfällen, zugleich ein Beitrag zur Frage des Status thymico-lymphaticus. Münch. med. Wochenschr. 1919. Nr. 10.

531. **Michaud**, Beitrag zur Kenntnis der idiopathischen Herzhypertrophie. Korresp.-Bl. f. Schweizer Ärzte. 1906. Nr. 24.

532. **Michl**, Kasuistischer Beitrag zum Narkosetod beim sog. „Status lymphaticus“. Wien. med. Wochenschr. 1907. 57. Jg., S. 1599.

533. **Miloslavich**, Zur Pathogenese der Appendizitis. Wien. klin. Wochenschr. 1912. Nr. 12.

534. **Derselbe**, Plötzliche Todesfälle bei jugendlichen Personen. Gesellsch. f. inn. Med. u. Kinderheilk. zu Wien. 21. 3. 1912.

535. **Derselbe**, Plötzliche Todesfälle bei jugendlichen Personen. Militärarzt. Wien. med. Wochenschr. 1912.

536. **Derselbe**, Ein weiterer Beitrag zur pathologischen Anatomie der militärischen Selbstmörder. **Virchows** Arch. 1912. Bd. 208.

537. **Derselbe**, Hirnhypertrophie bei Lymphatismus. Militärarzt. Wien. med. Wochenschrift 1913.

538. **Derselbe**, Zur Pathologie der Nebenniere. Militärarzt. Wien. med. Wochenschr. 1913.

539. **Derselbe**, Über Bildungsanomalien der Nebenniere. **Virchows** Arch. 1914. Bd. 218.

540. **Derselbe**, Hirnhypertrophie und Konstitution. **Zieglers** Beiträge 1916. Bd. 62.

541. **Möbius**, Morbus Basedowii. **Nothnagels** spez. Path. u. Therap. 1896. Bd. 22. Hölder, Wien.

542. **Mönckeberg**, Persistierende hypertrophische Thymus bei Morbus Basedowii. Med. Gesellsch. Giessen. Deutsche med. Wochenschr. 1907. Bd. 33. S. 1278.

543. **Moeves, C.**, Die chronische Lymphozytose im Blutbild als Zeichen konstitutioneller Minderwertigkeit. Deutsch. Arch. f. klin. Med. 1916. Bd. 120.

544. **Derselbe**, Über Lymphozytose des Blutes. Berl. klin. Wochenschr. 1917. Nr. 16.

545. **Mohr**, Zur Pathologie der Thymusdrüse. Med. Klinik 1912. S. 1369.
546. **Derselbe**, Klinisch-experimentelle Untersuchungen zur Pathogenese der Fettsucht. Kongr. f. inn. Med. Wiesbaden 1914.
547. **Moro**, Beziehungen des Lymphatismus zur Skrofulose. Deutsche med. Wochenschr. 1909. Nr. 18.
548. **Derselbe**, Experimentelle und klinische Überempfindlichkeit (Anaphylaxie). Lubarsch-Ostertag, Ergebn. d. allg. Path. u. path. Anat. 1910. Bd. 14. Abt. 1.
549. **Mosse**, Diskussion zu **Ceelen**: Über Herzvergrösserungen im frühen Kindesalter. Berl. med. Gesellsch. 11. 2. 20; ref. Berl. klin. Wochenschr. 1920. Nr. 9. S. 213.
550. **Derselbe**, Lymphatismus mit innersekretorischen Störungen. Berl. med. Gesellsch. 21. 7. 1920. Berl. klin. Wochenschr. 1920. Nr. 41. S. 971.
551. **Müller, B.**, Thymustod und Status thymolymphaticus. Zeitschr. f. Laryng., Rhinolog. u. ihre Grenzgeb. 1912. Bd. 5.
552. **Müller, Frdr.**, Konstitution und Dienstbrauchbarkeit. Münch. med. Wochenschr. 1917. Nr. 15. S. 497.
553. **Derselbe**, Tuberkulose und Konstitution. Münch. med. Wochenschr. 1922. Nr. 11. S. 379.
554. **Müller, H.**, Beiträge zur Physiologie der Drüsen. XXXIII. Eine neue Funktion des inneren Sekretes der Thymusdrüse. Zeitschr. f. Biol. 1903. Bd. 67. S. 489.
555. **Müller, O.**, Rigide Arterien, Tropfenherz und Kriegsdienst. Med. Klinik 1915. Nr. 50.
556. **Derselbe**, Konstitution und Kriegsdienst. Med. Klinik 1917. Nr. 15.
557. **Naegeli, O.**, Besprechung von Jul. **Bauers** Buch „Die konstitutionelle Disposition zu inneren Krankheiten". Münch. med. Wochenschr. 1918. Nr. 8. S. 217.
558. **Derselbe**, Über die Konstitutionslehre in ihrer Anwendung auf das Problem der Chlorose. Deutsche med. Wochenschr. 1918. Nr. 31.
559. **M'Neil**, The association of acutely fatal illness in infants and children with abnormal constitution (Status lymphaticus). Edinb. med journ. 1914. Vol. 12.
560. **Derselbe**, Anaphylaxis and Status lymphaticus: their relation to intensified types of disease in infancy and childhood. Edinb. med. journ. 1914. Vol. 13.
561. **Neisser und Bräuning**, Lungentuberkulosoid. Berl. klin. Wochenschr. 1910. Nr. 16.
562. **Nettel**, Über einen Fall von Thymustod bei Lokalanästhesie. Arch. f. klin. Chir. 1904. Bd. 73. S. 637.
563. **Neubauer und Stäubli**, Über eosinophile Darmerkrankungen. Münch. med. Wochenschr. 1906. Nr. 49.
564. **Neumann**, Über dilatative Herzschwäche im Kindesalter. Jahrb. f. Kinderheilk. 1900. Bd. 52. S. 297 u. 721.
565. **Derselbe**, Der plötzliche Tod im kindlichen Lebensalter. Blätter f. ger. Med. 1908. Bd. 59. S. 303 u. 456; 1909. Bd. 60. S. 57 u. 133.
566. **Neumann, J.**, Zur **Addison**schen Krankheit. Ärztl. Ver. in Hamburg 19. 10. 1915. Münch. med. Wochenschr. 1916. Nr. 14. S. 488.
567. **v. Neusser**, Zur Klinik der perniziösen Anämie. Wien. klin. Wochenschr. 1899. S. 388.
568. **Derselbe**, Zur Klinik der chronischen Polyserositis. Wien. klin. Wochenschr. 1908. Nr. 14.
569. **Derselbe**, Zur Diagnose des Status thymico-lymphaticus. 4. Heft d. ausgewählten Kapitel d. klin. Symptomatol. u. Diagn. Braumüller, Wien. 1911.
570. **Derselbe und Wiesel**, Die Erkrankungen der Nebennieren. Wien 1910.
571. **Niemann, Alb.**, Der Stoffwechsel bei exsudativer Diathese. Marcus u. Weber, Bonn 1914.
572. **Derselbe**, Über den gegenwärtigen Stand der Lehre von der exsudativen Diathese. Deutsche med. Wochenschr. 1921. Nr. 11.
573. **Nippe**, Tödlicher elektrischer Unfall bei angeborenem Herzfehler. Ärztl. Sachverst. Ztg. 1920. Nr. 11.
574. **Nonne**, Scapula scaphoidea. Ärztl. Ver. Hamburg 3. 10. 1916.
575. **v. Noorden**, Die Fettsucht. 1910. 2. Aufl.
576. **Nordmann, O.**, Experimentelle Studien über die Thymusdrüse nebst Bemerkungen zu der **Meltzer**schen intratrachealen Insufflation. Arch. f. klin. Chir. 1910. Bd. 92.
577. **Derselbe**, Experimentelles und Klinisches über die Thymusdrüse. Arch. f. klin. Chir. 1915. Bd. 106. S. 172.

578. **Nordmann**, Über Beziehungen der Thymusdrüse zu plötzlichen Todesfällen im Wasser. Korrespondenzbl. f. Schweiz. Ärzte 1889. Bd. 19. S. 202.

579. **Derselbe**, Thymusexstirpation bei Basedowscher Krankheit. Berl. Gesellsch. f. Chir. 24. 11. 1919.

580. **Noste**, Die Beziehungen des Status thymico-lymphaticus zum Selbstmord von Soldaten. Arch. f. Psych. 1919. Bd. 60.

581. **Oberndorfer**, Herzhypertrophien im frühesten Kindesalter. Jahrb. f. Kinderheilk. 1906. Bd. 64.

582. **Derselbe**, Primäre, nicht durch Klappen- oder Herzfehler oder Nierenerkrankungen bedingte Herzhypertrophien im frühen Kindesalter. Monatsschr. f. Kinderheilk. Bd. 13.

583. **Derselbe**, Über die pathologische Anatomie der influenzaartigen Epidemie im Juli 1918. Münch. med. Wochenschr. 1918. Nr. 30. S. 811.

584. **Oehme**, Lymphfollikel im kindlichen Knochenmark. Münch. med. Wochenschr. 1909. Nr. 9.

585. **d'Oelsnitz**, L'hypertrophie du thymus et l'adénopathie trachéo-bronchique dans la première enfance. Diagnostic, clinique et radiologie. Bull. d. l. soc. d. péd. de Paris. 1911. Tome 13. p. 304.

586. **Oppenheim**, Die myasthenische Paralyse. Berlin 1901.

587. **Ortner**, Zur angeborenen regelwidrigen Enge des Aortensystems. Wien. klin. Wochenschr. 1891. Nr. 1/2. S. 27.

588. **Paltauf**, Über die Beziehung der Thymus zum plötzlichen Tod. Wien. klin. Wochenschr. 1889. Nr. 46 u. 1890. Nr. 9.

589. **Pansini e Benenati**, Di un caso di morbo di Addison con reviviszenca del timo ed ipertrofia della tiroide e della pituitaria. Il Policlinico sec. med. 1902. Vol. 11. p. 216 u. 241.

590. **Pari, G. A.**, Sulla diminuzione della resistenza alle infezioni come causa della morte delle rane dopo l'estirpazione dei timi. Gazz. d. Osped. (Milano) 1905 Vol. 31. p. 1.

591. **Derselbe**, Sulla causa della morte delle Rane private dei timi. Atti dell' inst. Venet. di sc., lett ed art. 1906. Vol. 65. Sur la cause de la mort des grenouilles privées de thymus. Arch. ital. de biol (Torino) 1906. Vol. 46. p. 225.

592. **Parisot**, Action de l'estrait de thymus sur la pression artérielle. Compt. rend de la soc. biol. 1908. Vol. 64. p. 749.

593. **Park, E. A.** und **Mc Clure, R. D.**, The results of thymus exstirpation in the dog. Am. Journ. of disease of child. 1919. Vol. 18. S. 317.

594. **Parodi**, Arch. per le scienze med. 1911. Bd. 32.

595. **Pässler**, Über Diathesen. Gesellsch. f. Natur- u. Heilk. zu Dresden. 8. 2. 1913.

596. **Derselbe**, Sind die sog. Diathesen Konstitutionsanomalien? Münch. med. Wochenschrift 1913. Nr. 47.

597. **Paton**, The relationship of the thymus to the sexual organs. II. The influence of removal of the thymus on the growth of the sexual organs. Journ. of Physiol. 1905. Vol. 32. p. 28.

598. **Derselbe**, The thymus and sexual organs. III. Their relationship to the growth of the animal. Ibidem. 1911. Vol. 42 p. 267.

599. **Derselbe** und **Goodall**, Contribution to the physiology of the thymus. Ibidem. 1904. Vol. 31. p. 49.

600. **Pawlinow**, Kongenitale Mitralstenose (Duwziersche Krankheit), Chlorose und Lungentuberkulose in ihren Beziehungen zur schwachen Konstitution des Organismus. Hirschwald, Berlin 1909.

601. **Peiser, Bruno**, Störungen der Adrenalinbildung in den Nebennieren unter äusseren Einflüssen und ihre biologische Bedeutung. Zeitschr. f. d. ges. exper. Med. 1922. Bd. 27. S. 234.

602. **Derselbe**, Der Einfluss der Erkrankungen auf die Adrenalinbildung in den Nebennieren. Med. Klinik 1922. Nr. 19.

603. **Pende**, Contributo allo studio del cosi detto „status lymphaticus". La clinic. med. Anno 1911. Vol. 50. p. 208.

604. **Penkert**, Über die Beziehungen der vergrösserten Thymus zum plötzlichen Tod. Deutsche med. Wochenschr. 1902. 28. Jg., S. 810.

605. **Perez-Montant**, Über Thymustod bei kleinen Kindern. Frankf. Zeitschr. f. Path. 1913. Bd. 13.

606. **Perrero**, La morte timica. A proposito di un caso di tumore del timo. Riv. di clin. pediatr. 1913. Vol. 11.

607. **Peter**, Über die Funktion des menschlichen Wurmfortsatzes. Münch. med. Wochenschrift 1918. Nr. 48.

608. **Pettavel**, Beitrag zur pathologischen Anatomie des Morbus Basedowii. Deutsche Zeitschr. f. Chir. 1912. Bd. 116.

609. **Derselbe,.** Weiterer Beitrag zur pathologischen Anatomie des Morbus Basedowii. Mitt. a. d. Grenzgeb. d. Med. u. Chir. 1914. Bd. 27.

610. **Pfaundler**, Die neurolymphatische Diathese. Münch. ärztl. Vereine. 16. 11. 1910.

611. **Derselbe**, Diathesen in der Kinderheilkunde. Verh. d. deutsch. Kongr. f. inn. Med. Bd. 28. Wiesbaden 1911.

612. **Derselbe**, Über kombinierte Krankheitsbereitschaften oder Diathesen im Kindesalter. Ther. d. Gegenw. Juli—August 1911.

613. **Derselbe** in **Feers** Lehrbuch der Kinderheilkunde. 1917. 4. Aufl.

614. **Derselbe** und **Gött**, Zur Lehre von den kindlichen Diathesen oder Krankheitsbereitschaften. Jahreskurse f. ärztl. Fortbild. Jg. 1911. Juniheft.

615. **Pfeiffer, H.**, Über den Selbstmord. Jena 1912.

616. **Poensgen**, Beitrag zur Frage der Wechselbeziehungen zwischen Thymus, Schilddrüse und lymphatischem System. Med. Klinik 1913. Nr. 37.

617. **Ponfick**, Über die Beziehungen der Skrofulose zur Tuberkulose. 17. Vers. d. Gesellsch. f. Kinderheilk. Aachen 1900.

618. **Popielski**, Über eine neue blutdrucksteigernde Substanz des Organismus auf Grund von Untersuchungen von Extrakten von Glandula thymus, Speicheldrüsen, Schilddrüse, des Pankreas und Gehirns. Zentralbl. f. Physiol. 1909. Nr. 23. S. 137.

619. **Popper**, Über die Wirkungen des Thymusextraktes. Sitzungsber. d. K. Akad. d. Wissensch. in Wien, math.-naturw. Klasse. 1905. Bd. 114, S. 539 u. 1906. Bd. 115, S. 201.

620. **Pott**, Über die Thymusdrüsenhyperplasie und die dadurch bedingte Lebensgefahr. Jahrb. f. Kinderheilk. 1892. Bd. 34, S. 118.

621. **Přibram, Hugo**, Klinische Beobachtungen zur Kenntnis des Status lymphaticus und Beziehungen desselben zur pluriglandulären Erkrankung. Zeitschr. f. klin. Med. 1915. Bd. 81.

622. **Derselbe**, Klinische und therapeutische Erfahrungen über den Tetanus. Berl. klin. Wochenschr. 1915. Nr. 33—35.

623. **Přibram, B. O.**, Diskussion zu **Nordmann**: Thymusexstirpation bei **Basedow**scher Krankheit. Berl. Gesellsch. f. Chir. 24. 11. 1919.

624. **Přibram, Oskar**, Zur Thymusreduktion bei der **Basedow**schen Krankheit. Zugleich ein Beitrag zur Chirurgie der abnormen Konstitution. Arch. f. klin. Chir. 1920. Bd. 114. H. 1.

625. **Přibram** und **Stein**, Über die Reaktion der leukopoetischen Organe von Lymphatikern auf Infekte. Ein Beitrag zur Frage der akuten Leukämie. Wien. klin. Wochenschr. 1913. Nr. 49.

626. **Probst**, Beitrag zur Frage nach dem Zusammenhange zwischen Status lymphaticus und Morbus Adissonii. Inaug.-Diss. Basel 1909.

627. **Pulawski**, Ein Fall von **Addison**scher Krankheit. (Tuberkulose beider Nebennieren, sog. Status lymphatico-thymicus, Hypoplasie der Kreislauf- und Geschlechtsorgane.) Wien. klin. Wochenschr. 1912. Nr. 20. S. 757.

628. **Pulawski, A.**, Beitrag zum Studium des Thymustodes. La presse med. 1920. Nr. 34. S. 333.

629. **Pulay**, Über einen Fall von Myasthenia gravis mit Autopsie. Neurol. Zentralbl. 1919. Nr. 8.

630. **Putzig, H.**, Das Vorkommen und die klinische Bedeutung der eosinophilen Zellen im Säuglingsalter, besonders bei der exsudativen Diathese. Zeitschr. f. Kinderheilk. 1913. Bd. 9. S. 429.

631. **Rachford**, The X ray treatmement of status lymphaticus with inferences drown thereform concerning the physiology of the thymus gland. The americ. Journ. of the med. scienc. 1910. Vol. 140. p. 550.

632. **Rachmilewitsch**, Hautreaktion von Kindern mit exsudativer Diathese. Jahrb. f. Kinderheilk. 1913. Bd. 77. S. 176.

633. **Rautmann**, Pathologisch-anatomische Untersuchungen über die **Basedow**sche Krankheit. Mitt. a. d. Grenzgeb. d. Med. u. Chir. 1915. Bd. 28.

634. Rehn, Die chirurgische Behandlung des Morbus Basedowii. Mitt. a. d. Grenzgeb. d. Med. u. Chir. 1901. Bd. 7. S. 165.

635. Derselbe, Thymusstenose und Thymustod. Verh. d. 35. Versamml. d. deutsch. Gesellsch. f. Chir. 1906. S. 364.

636. Derselbe, Die Thymusstenose und der Thymustod. Arch. f. klin. Chir. 1906. Bd. 80. S. 468.

637. Reiche und Fahr, Über Morbus Addison. Ärztl. Ver. in Hamburg 22. 2. 1916; ref. Münch. med. Wochenschr. 1916. Nr. 11. S. 393.

638. Reye, Untersuchungen über die klinische Bedeutung der Scapula scaphoidea (Graves). Zeitschr. f. jug. Schwachsinn. Bd. 5.

639. Rhomberg, Plötzlicher Tod während der Geburt bei Status thymico-lymphaticus. Sectio caesarea post mortem mit lebendem Kind. Münch. med. Wochenschr. 1919. Nr. 10.

640. Richter, Über plötzliche Todesfälle im Kindesalter. Verh. d. 74. Versamml. deutsch. Naturf. u. Ärzte. Karlsbad 1902. 2. Teil, 2. Hälfte. S. 290.

641. Richter, M., Gerichtsärztliche Diagnostik und Technik. Leipzig 1905.

642. Derselbe, Über plötzliche Todesfälle. Zeitschr. f. Medizinalbeamte 1911.

643. Derselbe, Handbuch der gerichtsärztlichen und polizeiärztlichen Technik. Wiesbaden 1914.

644. Derselbe, Die „Hyperplasie" des lymphatischen Apparates bei Kriegsteilnehmern. Münch. med. Wochenschr. 1919. Nr. 31. S. 890.

645. Rieder, H., Rundzelleninfiltrate im Myokard bei Status thymico-lymphaticus. Jahrb. f. Kinderheilk. 1922. Bd. 97. H. 1/2.

646. Riesenfeld, Über primäre Herzhypertrophie im frühesten Kindesalter und ihre Beziehung zum Status thymico-lymphaticus. Inaug.-Diss. Berlin 1917.

647. Rietschel, Über Diathesen. Gesellsch. f. Natur- u. Heilk. zu Dresden. 1. 2. 1913.

648. Rindfleisch, W., Status thymolymphaticus und Salvarsan. Berl. klin. Wochenschrift 1913. Nr. 12.

649. Risel, Zur Pathologie des Morbus Addisonii. Deutsch. Arch. f. klin. Med. 1870. Bd. 7. S. 34.

650. Risel, H., Adipositas und exsudative Diathese. Zeitschr. f. Kinderheilk. 1911. Bd. 2. S. 325.

651. Robinson, La mort subite des enfants „par le thymus" et dans l'anaesthésie chloroformique. La clinique 1909. Vol. 4. p. 148.

652. Rodler-Zipkin, Über Status thymico-lymphaticus. Münch. med. Wochenschr. 1912. Vereinsbeilage.

653. Rohmer, Bedeutung der Diathesenlehre im Kindesalter. Ärztl. Ver. z. Marburg. 4. 2. 1914.

654. Rokitansky, Handbuch der pathologischen Anatomie. 1844.

655. Romeis, Experimentelle Studien zur Konstitutionslehre. I. Die Beeinflussung minder veranlagter, schwächlicher Tiere durch Thymusfütterung. Münch. med Wochenschr. 1921. Nr. 14. S. 420.

656. Röper, Über die Ursachen des Todes bei Morbus Basedowii und über den akuten Verlauf desselben. Inaug.-Diss. Leipzig 1896.

657. Rose, C., Wienand, Alkaloide in den Drüsen mit innerer Sekretion und ihre physiologische Bedeutung. Berl. klin. Wochenschr. 1914. Nr. 26. S. 1217.

658. Rose, F., Le thymus et la maladie de Basedow. Sém. méd. 1914. Nr. 3.

659. Rosenstern, J., Exsudative Diathese und Eosinophilie. Jahrb. f. Kinderheilk. 1919. Bd. 69.

660. Rössle, Über Hypertrophie und Organkorrelation. Münch. med. Wochenschr. 1908. 55. Jg. S. 377.

661. Derselbe. Zur Pathologie der Nebennieren. Münch. med. Wochenschr. 1910. Nr. 26. S. 1380.

662. Derselbe, Diskussion zu Bartel: Über Konstitution und Krankheit. 14. Verh. d. deutsch. path. Gesellsch. Erlangen 1910.

663. Derselbe, Über gleichzeitige Addisonsche und Basedowsche Erkrankung. 17. Verh. d. deutsch. path. Gesellsch. München 1914.

664. Derselbe, Kriegsärztliche Demonstrationen. Münch. med. Wochenschr. 1916. S. 610.

665. Derselbe, Bedeutung und Ergebnisse der Kriegspathologie. Jahresk. f. ärztl. Fortb. 1919. Bd. 10. H. 1.

666. Derselbe, Multiple Tumoren und ihre Bedeutung für die Frage der konstitutionellen Entstehungsbedingungen der Geschwülste. Zeitschr. f. angew. Anat. u. Konstit.-Lehre. 1919. Bd. 5.

667. Rössle, R., Über Entartung. Jahresk. f. ärztl. Fortb. Jan 1920.

668. Rott, Demonstration zum Thymustod. Ver. f. inn. Med. u. Kinderheilk. in Berlin. 26. 6. 1911.

669. Samelsow, S., Die exsudative Diathese. Springer, Berlin 1914.

670. Sandegren, Bertha, Über die Anpassung der von Hammar angegebenen Methode der mikroskopischen Analyse des Thymus an den Thymus des Kaninchens. Anat. Anzeiger 1917. Bd. 50. Nr. 1/2.

671. Sauer, Über das Vorkommen einer Lymphozytose im Blutbilde, insbesondere bei den funktionellen nervösen Leiden und dessen diagnostische Bedeutung. Deutsche Zeitschr. f. Nervenheilk. 1913. Bd. 49.

672. Sauerbeck, Neue Tatsachen und Theorien in der Immunitätsforschung. Lubarsch-Ostertag: Ergebn. d. allg. Path. u. path. Anat. 1906. Bd. 11. Abt. 1.

673. Sauerbruch, Die Eröffnung des vorderen Mittelfellraumes. Beitr. z. klin. Chir. 1912. Bd. 77. S. 1.

674. Schabert, Die allgemeine Enge der Aorta als Ursache von Herzleiden. zit. nach Barke.

675. Schaefer, Oliver Sharpey lectures on the present condition of our knowledge regarding the function of the suprarenal capsule. Brit. med. journ. 1908. Vol. 1. p. 1277 u. 1346.

676. Schaeffer, Untersuchungen über Anomalien der Plazentarstruktur hypoplastischer Uteri usw. Arch. f. Geburtsh. 1905. Bd. 76. S. 1.

677. Schaps, Ein Beitrag zur Diathesenlehre. Ver. f. inn. Med. u. Kinderheilk. zu Berlin. 12. 1. 20; ref. Münch. med. Wochenschr. 1920. Nr. 5. S. 141. Deutsche med. Wochenschr. 1920. Nr. 21. S. 573.

678. Scheel, Jahresbericht über die Sektionen am Kommunalspital in Kopenhagen. II. Thymus. Nord. med. Arkiv. 1905. Vol. 39. p. 37.

679. Derselbe, Gefässmessungen und Arteriosklerose. Virchows Arch. 1908. Bd. 191.

680. Schiff, Konstitutionelle Schwäche des Zirkulationssystem im Kindesalter. Jahrb. f. Kinderheilk. 1920. Bd. 91. H. 3.

681. Schirmer, Alex., Status thymolymphaticus bei Neugeborenen. Zieglers Beitr. 1919. Bd. 65. H. 2.

682. Schirokauer, Der Zuckerstoffwechsel beim Lymphatismus der Kinder. Jahrb. f. Kinderheilk. 1914. Bd. 79.

683. Schlecht und Schwenker, Über die Beziehungen der Eosinophilie zur Anaphylaxie. Deutsch. Arch. f. klin. Med. 1912. Bd. 108. S. 405.

684. Dieselben, Über lokale Eosinophile in der Lunge anaphylaktischer Meerschweinchen. Arch. f. exp. Path. 1912. Bd. 68. S. 163.

685. Schmidt, M. B., Status lymphaticus und thymicus. Demonstrat. i. d. Gesellsch. d. Ärzte i. Zürich v. 2. 11. 1907. Korr.-Bl. f. Schweiz. Ärzte 1908. Bd. 38. S. 20.

686. Derselbe, Die Bedeutung der Konstitution für die Entstehung von Krankheiten. Rektoratsrede. Würzburg 1917.

687. Schmidt, Rud., Über Diathesen, Dyskrasien und Konstitution. Wien. klin. Wochenschrift 1911. Nr. 48.

688. Schmorl, Diskussionsbemerkung zum Vortrage Hänel. Gesellsch. f. Natur- u. Heilk. Dresden v. 30. 9. 1909. Münch. med. Wochenschr. 1909. 57. Jg. S. 101.

689. Derselbe, Diskussion zu R. Beneke: „Über Status thymicus und Nebennierenatrophie bei Kriegsteilnehmern." Kriegspath.-Tagung, Berlin 1916. Fischer, Jena.

690. Schöppler, Plötzlicher Tod durch Thymushypertrophie. Zentralbl. f. Path. 1914. Bd. 25. H. 7.

691. Schottmüller, Herzhypoplasie. Ärztl. Ver. in Hamburg. 18. 5. 1915; ref. Deutsche med. Wochenschr. 1915. Nr. 37. S. 1115.

692. Schraube, Die Beziehungen der Thymusdrüse zum Morbus Basedowii. Inaug. Diss. München 1908.

693. Schreiber, Les diathèses infantiles. Arch. de méd. des enfants. 1912. Tome 15. Nr. 6.

694. Schridde, Untersuchungen über die Biologie des Thymus; insbesondere die eosinophil gekörnten Zellen des Thymus. Verh. d. 83. Vers. deutsch. Naturf. u. Ärzte, Karlsruhe 1911; Zentralbl. f. allg. Path. u. path. Anat. 1911. Nr. 22. S. 902.

695. Schridde, Diskussionsbemerkung zum Vortrage Kochs. Deutsche med. Wochen-
    schrift 1911. Nr. 37. S. 1103.
696. Derselbe, Bedeutung der eosinophil gekörnten Blutzellen im menschlichen Thymus.
    Münch. med. Wochenschr. 1911. Nr. 49.
697. Derselbe, Die Diagnose des Status thymico-lymphaticus. Münch. med. Wochen-
    schrift 1912. Nr. 48. S. 2605.
698. Derselbe, Thymus. Aschoffs Lehrb. d. path. Anat. Bd. 2. 3. Aufl. Fischer,
    Jena 1913.
699. Derselbe, Der angeborene Status thymolymphaticus. Münch. med. Wochenschr.
    1914. Nr. 44.
700. Derselbe, Eklampsie bei Status thymolymphaticus. Med. Klinik 1914. Nr. 10.
701. Schubert, Über Trachealverdrängung bei Thymus hyperplasticus. Beitr. z. klin.
    Chir. 1912. Bd. 82.
702. Schuhmacher und Roth, Thymektomie bei einem Fall von Morbus Basedowii
    mit Myasthenie. Mitt. a. d. Grenzgeb. d. Med. u. Chir. 1912. Bd. 25.
703. Schumacher, J., Über Thymusstenose und den heutigen Stand ihrer Pathologie.
    Inaug.-Diss. Berlin 1913.
704. Schur, H., Zur Ätiologie und Pathogenese des Morbus Addisonii. Zeitschr. f.
    angew. Anat. u. Konstit.-Lehre. 1914. Bd. 1.
705. Schur und Wiesel, Über das Verhalten des chromaffinen Gewebes bei der Nar-
    kose. Wien. klin. Wochenschr. 1908. S. 287.
706. Schütz, Beiträge zur exsudativen Diathese. Deutsche med. Wochenschr. 1910.
    Nr. 6.
707. Schwarz, E., Eosinophilie und Sekretion. Eine biologische Studie. Wien. med.
    Wochenschr. 1911. S. 502.
708. Derselbe, Die Lehre von der allgemeinen und örtlichen „Eosinophilie". Lubarsch-
    Ostertag, Ergeb. d. allgem. Path. u. path. Anat. 1913. Bd. 17, Abt. I.
709. Schwarz und Lederer, Über das Vorkommen von Cholin in der Thymus, Milz
    und den Lymphdrüsen. Arch. f. d. ges. Physiol. 1908. Bd. 124.
710. Seydel, Zur Frage über den plötzlichen Tod bei Thymushyperplasie. Ibidem.
    1898. Bd. 16, S. 244.
711. Derselbe, Die Bedeutung der Thymushyperplasie bei forensischen Sektionen.
    Vierteljahrschr. f. gerichtl. Med. 1893. 3. Folge, Bd. 5, S. 51.
712. Shimizu, Beiträge zur Kenntnis der Thymusdrüsenfunktion. Mitt. d. med. Fak.
    der Kais. Univ. zu Tokyo. 1913. Bd. 11, H. 2.
713. Shiota, Über das Verhalten des Wurmfortsatzes bei Lymphatismus. Wien. klin.
    Wochenschr. 1909. Nr. 31.
714. Siegert, Die lymphatische Disposition — exsudative Diathese (Czerny) — im
    Säuglingsalter. Allgem. ärztl. Ver. zu Cöln. 7. 4. 1913.
715. Siemens, Wern., Einführung in die allgemeine Konstitutions- und Vererbungs-
    lehre. Berlin, Springer 1921.
716. Siengalewicz, Über den Selbstmord, auf Grund anatomisch-pathologischer Unter-
    suchungen. Ref. im Kongr.-Zentralbl. 1913. Bd. 8, S. 546.
717. Siess und Stoerk, Das Blutbild bei lymphatischer Konstitution. Gesellsch. f.
    inn. Med. u. Kinderheilk. zu Wien. 13. 2. 1913. Wien. med. Wochenschr. 1913.
    Nr. 18.
718. Simchowitz, Über die Beziehung der erblichen Belastung zur Entwicklung des
    Gefässsystems. Inaug.-Diss. Jena 1889.
719. Simmonds, Über die anatomischen Befunde bei Morbus Basedowii. Vers. d. Naturf.
    u. Ärzte. 1911. Deutsche med. Wochenschr. 1911. Nr. 47.
720. Derselbe, Über lymphatische Herde in der Schilddrüse. Virchows Arch. 1913.
    Bd. 211.
721. Derselbe, Die Thymusdrüse bei Morbus Basedow und verwandten Krankheiten.
    Zentralbl. f. Chir. 1914. Nr. 12.
722. Sittler, Die exsudativ-lymphatische Diathese. Inaug.-Diss. Würzburg 1913.
723. Soupault, Corps thyroide et thymus dans la maladie de Basedow. Bull. et mém.
    soc. anat. Paris. Année 1897. Tome 72, p. 592.
724. Spieler, Fritz, Skrofulose und Tuberkulose. Deuticke, Wien-Leipzig 1920.
725. Spitzer, L., Die Klinik der angeborenen Enge des Aortensystems. Wien. med.
    Wochenschr. 1897. Nr. 35/36, S. 1601, 1660.

726. **Ssokolow**, Mors thymica und Asthma thymicum bei Kindern. Arch. f. Kinderheilk. 1911. Bd. 75.

727. **Stahr, H.**, Status thymico-lymphaticus. Ärztl. Verein zu Danzig. 13. 1. 1921.

728. **Derselbe**, Über Lymphome. Ärzte-Verein Danzig. 26. 2. 1920; ref. Deutsche med. Wochenschr. 1920. Nr. 23, S. 647.

729. **Staub**, Über die Unsicherheit der Diagnose des Asthma thymicum durch eine Beobachtung nachgewiesen. 1830.

730. **Staub, H.**, Über das „kleine Herz". Münch. med. Wochenschr. 1917. Nr. 44, S. 1442.

731. **Stäubli**, Die klinische Bedeutung der Eosinophilie. Ergeb. d. inn. Med. u. Kinderheilk. 1910. Bd. 6.

732. **Steinitz und Weigert**, Stoffwechselversuche an Säuglingen mit exsudativer Diathese. Monatsschr. f. Kinderheilk. 1910. Bd. 9.

733. **Stenzel, R.**, Status thymico-lymphaticus und Mors thymica. Militärmedizin u. ärztl. Kriegswissensch. 1914. H. 4, S. 337.

734. **Sternberg, K.**, Diskussion zum Vortrage **Bartels**. 81. Naturf. Vers. Salzburg 1909.

735. **Derselbe**, Der Status thymico-lymphaticus. Wien. klin. Wochenschr. 1921. Nr. 24.

736. **Stieda**, Über Thymusstenose. Ver. d. Ärzte in Halle; ref. Münch. med. Wochenschrift. 1912. Nr. 2.

737. **Stiller**, Die asthenische Konstitution. Enke, Stuttgart 1907.

738. **Derselbe**, Magengeschwür und Lungentuberkulose. Berl. klin. Wochenschr. 1911. Nr. 8.

739. **Stoeltzner**, Oxypathie. Karger, Berlin 1911.

740. **Stoerk, E.**, Über eigenartige Bindegewebserkrankungen (Sklerodermie). Wien. med. Wochenschr. 1909. Nr. 3.

741. **Derselbe**, Ein Fall von hochgradiger Lipämie bei juvenilem Diabetes mellitus. Wien. med. Wochenschr. 1911. Nr. 20.

742. **Derselbe**, Beitrag zur Klinik des Lymphatismus. Mitt. d. Gesellsch. f. inn. Med. u. Kinderheilk. in Wien. 1911. Bd. 10, S. 28.

743. **Derselbe**, Zur klinischen Diagnose der hypoplastischen Aorta bei Lymphatikern. Med. Klin. 1912. S. 1227.

744. **Derselbe**, Ulcus rotundum ventriculi und Lymphatismus. Deutsche med. Wochenschrift 1913. Nr. 11.

745. **Stoerk, E. und Horák, Ottokar**, Zur Klinik des Lymphatismus und anderer Konstitutionsanomalien. Urban u. Schwarzenberg, Wien 1913.

746. **Stoerk, E. und v. Haberer**, Über das anatomische Verhalten intrarenal eingepflanzten Nebennierengewebes. Arch. f. klin. Chir. 1908. Bd. 87.

747. **Störck**, Thymusbestrahlung bei Morbus Basedowii. Verh. d. Gesellsch. f. inn. Med. u. Kinderheilk. zu Wien. 1913. Nr. 15.

748. **Strassburger**, Physikalisch-anatomische Untersuchungen zur Lehre von der allgemeinen Enge des Aortensystems. Frankf. Zeitschr. f. Path. 1909. Bd. 3.

749. **Strassmann**, Ein Beitrag zur Lehre vom Zusammenhang zwischen Thymushyperplasie und plötzlichem Tod. Zeitschr. f. Medizinalbeamte. Jg. 1894. S. 419.

750. **Derselbe**, Tod durch Heilserum? Berl. klin. Wochenschr. 1895. S. 516.

751. **Strassmann, F.**, Kohlenoxydvergiftung und Verbrechen. Berl. klin. Wochenschrift 1917. Nr. 7, S. 3.

752. **Strauss, H.**, Zur Pathologie der engen Aorta sowie der traumatischen und durch Überanstrengung entstandenen Herzmuskelerkrankungen. Charité-Annalen 1906. Bd. 29.

753. **Derselbe**, Über Pseudoanämien. Berl. klin. Wochenschr. 1907. Nr. 19.

754. **Derselbe**, Diabetes insipidus und Entwicklungshemmung nebst Bemerkungen zur Differentialdiagnose bei Diabetes insipidus. Folia urologia. 1911. S. 390—395.

755. **Derselbe**, Habitus asthenicus und Status thyreotoxicus. Arch. f. Verdauungskrankh. 1916. Bd. 22, S. 206.

756. **Derselbe**, Aorta angusta und Kriegsdienst. Med. Klin. 1916. S. 416.

757. **v. Strümpell**, Über das Asthma bronchiale und seine Beziehungen zur sogenannten exsudativen Diathese. Med. Klin. 1910. Nr. 23, S. 889.

758. v. Sury, Über die fraglichen Beziehungen der sog. Mors thymica zu den plötzlichen Todesfällen im Kindesalter. Vierteljahrsschr. f. gerichtl. Med. 1908. 3. Folge, Bd. 36, S. 88.

759. Suter, Über das Verhalten des Aortenumfangs unter physiologischen und pathologischen Bedingungen. Arch. f. exp. Path. u. Pharm. 1897. Bd. 39.

760. Svehla, O ńcinker štavy brzlikové na občk krevní a o tak nvané mors thymica u detí. Rozpravy české akdem. včd. 1896.

761. Derselbe, Experimentelle Beiträge zur Kenntnis der inneren Sekretion der Thymus, Schilddrüse und der Nebenniere von Embryonen und Kindern. Arch. f. exp. Path. u. Pharm. 1900. Bd. 43, S. 321.

762. Derselbe, Über die Einwirkung des Thymussaftes auf den Blutkreislauf und über die sog. Mors thymica der Kinder. Wien. med. Blätter. 1896. Bd. 19, S. 723 ff.

763. Taylor, Hypertrophied thymus and status lymphaticus. New York med. journ. 1912. Vol. 96, Nr. 3. p. 119.

764. Teuffel, Zur Thymushypertrophie. Vereinig. sächs.-thür. Kinderärzte. 10. Dez. 1911; ref. Deutsche med. Wochenschr. 1912. S. 628.

765. Thomas, Drüsen mit innerer Sekretion. Brüning-Schwalbe: Handb. d. allg. Path. u. path. Anat. d. Kindesalters. Bd. II, Abt. 1. Bergmann, Wiesbaden 1913.

766. Thorbecke, Der Morbus Basedowii mit Thymuspersistenz. Inaug.-Diss. Heidelberg 1905.

767. Tricvire, R., Mort subite par dilatation aiguë du coeur consécutive au surmenage chez un homme porteur d'un gros thymus. Soc. méd. des hôpit. de Paris. 31. 1. 1919.

768. Türk, Über Beziehungen zwischen akuten Leukämien und Infektionskrankheiten. Mitt. d. Gesellsch. f. inn. Med. u. Kinderheilk. zu Wien. 1909.

769. Uhlenhuth, E., The function of the thymus glaud. Endocrinol. 1919. Nr. 3, S. 285.

770. Unger, Demonstration eines 3 Wochen alten Kindes mit Status thymico-lymphaticus. Gesellsch. f. inn. Med. u. Kinderheilk. zu Wien. 9. 11. 1911.

771. Unger, L., Beiträge zur Pathologie und Klinik der Neugeborenen. Status thymicolymphaticus eines Neugeborenen. Wien. klin. Wochenschr. 1912. Nr. 18.

772. Unterberger, S., Lymphatische Konstitution. Petersb. med. Wochenschr. 1912. Nr. 15.

773. Utterström, E., Contribution à l'étude des effects de l'hyperthyroidisation, spécialement en ce qui concerne le thymus. Arch. de méd. expér. et d'anat. path. 1910. Vol. 22, p. 550.

774. Vacher, Deux cas de mort subite par hypertrophie du thymus chez deux jeunes enfants hérédo-syphilitiques. Thèse de Paris. 1911.

775. Veit, Die mangelhafte Anlage. Rektoratsrede. Halle a. S. 12. 7. 1911. Bergmann, Wiesbaden 1911.

776. Villinger, Konstitutionelle Disposition zur Encephalitis epidemica. Münch. med. Wochenschr. 1921. Nr. 29, S. 913.

777. Virchow, Über Perlgeschwülste. Virchows Arch. Bd. 8.

778. Derselbe, Die Zellularpathologie in ihrer Begründung auf physiologische und pathologische Gewebelehre. Berlin 1862. 3. Aufl.

779. Derselbe, Die krankhaften Geschwülste. Hirschwald, Berlin 1863.

780. Volland, Über Megenzephalie. Arch. f. Psych. u. Nervenkrankh. 1910. Bd. 47, S. 1228.

781. Waledinsky, Über Veränderungen des Blutes bei Achylia gastrica simplex. Deutsche med. Wochenschr. 1911. Nr. 35.

782. Walz, Plötzlicher Tod bei Status lymphaticus. Ein Beitrag zur Frage des Thymustodes. Württemb. Korresp.-Bl. 1903. Bd. 15, S. 73.

783. Wanitschek, Ein Fall von plötzlichem Tod in der Narkose. Prag. med. Wochenschrift 1899. S. 475.

784. Warburg, Über Scapula scaphoidea. Med. Klin. 1913. Nr. 45.

785. Warburg, F., Über Vorkommen und Bedeutung der Scapula scaphoidea. Berl. klin. Wochenschr. 1919. Nr. 2.

786. Warthen, cit. bei Hammar, Über Gewicht, Involution und Persistens der Thymus im postfötalen Leben des Menschen. Arch. f. Anat. u. Physiol. 1906. Anat. Abt. Suppl.

787. Warthin, The pathology of thymic hyperplasia and the status lymphaticus. Arch. of ped. 1909. Vol. 26, S. 597.

788. Waterhouse, Three cases of enlarged thymus in enfants. Brit. journ. of childrens diseases. Jassi 1911; ref. Zentralbl. f. exp. Med. 1912. Bd. 1.

789. Weichselbaum, Diskussion zu Kretz: Über die Ätiologie der Appendizitis. 14. Verh. d. deutsch. path. Gesellsch. Erlangen 1910.

790. Weidenreich, Die Thymus des erwachsenen Menschen als Bildungsstätte ungranulierter und granulierter Leukozyten. Münch. med. Wochenschr. 1912. Nr. 48.

791. Weinberg, Fritz, Der Blutbefund bei der konstitutionellen Achylia gastrica. Zeitschr. f. angew. Anat. u. Konstit.-Lehre. 1920. Bd. 6, S. 289.

792. v. Werdt, Zur Frage der Beziehung zwischen Status lymphaticus bzw. thymo-lymphaticus und Morbus Addisonii. Berl. klin. Wochenschr. 1910. Nr. 52, S. 2383.

793. Westenhöfer, Arbeiten über die übertragbare Genickstarre in Preussen im Jahre 1905. Klin. Jahrb. 1906. Bd. 15.

794. Derselbe, Diskussion zu Citron: „Die Tonsillen als Eingangspforte von Infektionen. Ver. f. inn. Med. u. Kinderheilk. Berlin 23. 6. 1919; ref. Deutsche med. Wochenschr. 1919. S. 1175.

795. White, Thomas, Uber Skrofeln und Kröpfe. Deutsche Übersetzung mit Anhang. Weiss u. Brede, Offenbach 1782.

796. Whitmore, Lymphatism occuring in the East. Lancet 1911. Vol. 181, p. 752.

797. Wiemann, O., Plötzlicher Tod nach Lokalanästhesie und Vagusreizerscheinungen im Anschluss an paravertebrale Leitungsanästhesie am Hals. Zentralbl. f. Chir. 1919. Nr. 35.

798. Wiener und Goldberg, Wirkungen der Massenpanik. Schles. Gesellsch. f. vaterl. Kultur. Med. Sect. 11. 2. 1921; ref. Berl. klin. Wochenschr. 1921. Nr. 32. S. 933.

799. Wiens, Über den Zusammenhang zwischen plötzlichen Todesfällen im Wasser und Veränderungen der Thymus. Inaug.-Diss. Kiel 1902.

800. Wiesel, Zur pathologischen Anatomie der Addisonischen Krankheit. Zeitschr. f. Heilk. 1903. Bd. 24, S. 257.

801. Derselbe, Zur Pathologie des chromaffinen Systems. Virchows Arch. 1904. Bd. 176, S. 103.

802. Derselbe, Über Befunde am chromaffinen System bei Hitzschlag. Virchows Arch. 1906. Bd. 183, S. 163.

803. Derselbe, The anatomy, physiology and pathology of the chromaffin System with special references to Addisons disease and status lymphaticus. Internat. Clinics. 1905. Bd. 15, Nr. 2, S. 250.

804. Derselbe, Pathologie der Thymus. Lubarsch-Ostertag: Ergebn. 1912. Bd. 15 Nr. 2.

805. Derselbe, Krankheiten der Nebennieren. Handb. d. Neurol. v. M. Lewandowsky. Bd. 4. Springer, Berlin 1913.

806. Derselbe, Der Status thymico-lymphaticus. Handb. d. Neurol. v. M. Lewandowsky. Bd. 4. Springer, Berlin 1913.

807. Derselbe, Agenitalismus und Hypogenitalismus. Die Bindegewebsdiathese als Ursache multiglandulärer Störungen (Insuffisance pluriglandulaire). Lewandowsky: Handb. d. Neurol. Bd. 4.

808. Derselbe, Klinik und Pathologie des akuten Gelenkrheumatismus. Wien. med. Wochenschr. 1914. Nr. 15.

809. v. Wiesner, Gefässanomalien bei Status hypoplasticus. Verh. d. deutsch. path. Gesellsch. Leipzig 1909.

810. Wolff, Tod durch Chloroformnarkose. Vergrösserung der Thymus. Brit. journ. of children diseases. Okt. 1905.

811. Wolff, A., Die eosinophilen Zellen, ihr Vorkommen und ihre Bedeutung. Zieglers Beitr. 1900. Bd. 28.

812. Wolff-Eisner, Über Zusammenhänge zwischen tuberkulöser Infektion und konstitutionellen Diathesen (exsudative Diathese, Spasmophilie usw.). Münch. med. Wochenschr. 1920. Nr. 4, S. 93.

813. **Yamanoi**, S., Die Bedeutung der Thymus persistens. Schweiz. med. Wochenschrift 1921. Nr. 24.

814. **Yokoyama**, Über die Wirkung des Thymus im Organismus. **Virchows** Arch. 1913. Bd. 214.

815. **Zellweger**, Die Bedeutung des Lymphatismus und anderer konstitutioneller Momente für Gallensteinbildung. Zeitschr. f. angew. Anat. u. Konstit.-Lehre. 1913. Bd. I.

816. **Derselbe**, Zur Lehre des Status lymphaticus. Zeitschr. f. angew. Anat. u. Konstit.-Lehre. 1913. Bd. 1.

817. **Zesas**, Die Bedeutung der Thymusdrüse für die Chirurgie. Deutsche Zeitschr. f. Chir. 1910. Bd. 105, S. 125.

818. **Zoia**, Sulla permanenza della glandola timo nei fanciulli negli adolescenti. Boll. scient. Pavia 1885.

819. **Derselbe**, Sulla permanenza della glandola timo. Rend. del instit. lomb. d. scince e lett. 1885. Vol. 18, Ser. 2.

820. **Zondek**, Herzbefunde bei Leuchtgasvergifteten. Ein Beitrag zur Lehre von der Organdisposition des Herzens. Deutsche med. Wochenschr. 1919. Nr. 25.

Die innere Sekretion. Eine Einführung für Studierende und Ärzte. Von Dr. **Arthur Weil**, ehem. Privatdozent der Physiologie an der Universität Halle, Arzt am Institut für Sexualwissenschaft in Berlin. Zweite, verbesserte Auflage. Mit 45 Textabbildungen. 1922.   Gebunden GZ. 7

Die biologischen Grundlagen der sekundären Geschlechtscharaktere. Von Dr. **Julius Tandler** und Dr. **Siegfried Grosz**, Privatdozent für Dermatologie und Syphilidologie an der Wiener Universität. Mit 23 Textfiguren. 1913.   GZ. 8

Die Erkrankungen der Milz, der Leber, der Gallenwege und des Pankreas. Bearbeitet von **H. Eppinger, O. Groß, N. Guleke, H. Hirschfeld, E. Ranzi.** — Die Erkrankungen der Milz. Von Privatdozent Dr. med. **Hans Hirschfeld** in Berlin. Mit 16 zum größten Teil farbigen Textabbildungen. — Die hepato-lienalen Erkrankungen. (Pathologie der Wechselbeziehungen zwischen Milz, Leber und Knochenmark.) Von Professor Dr. **Hans Eppinger** in Wien. Mit einem Beitrag: Die Operationen an der Milz bei den hepato-lienalen Erkrankungen. Von Professor Dr. **Egon Ranzi** in Wien. Mit 90 zum größten Teil farbigen Textabbildungen. (Aus: Enzyklopädie der klinischen Medizin. Spezieller Teil.) 1920.   GZ. 23.5

Morbus Basedowi und die Hyperthyreosen. Von Dr. **F. Chvostek**, Professor der internen Medizin an der Universität Wien. (Aus: Enzyklopädie der klinischen Medizin. Spezieller Teil.) 1917.   GZ. 16

Der endemische Kropf, mit besonderer Berücksichtigung des Vorkommens im Königreich Bayern. Von Dr. **A. Schittenhelm**, a. o. Professor der klinischen Propädeutik an der Universität Erlangen und Dr. **W. Weichardt**, a. o. Professor und 2. Direktor der Bakteriologischen Untersuchungsanstalt an der Universität Erlangen. Mit 17 Textabbildungen und 2 Tafeln. 1912.   GZ. 9

Die kretinische Entartung. Nach anthropologischer Methode. Bearbeitet von Dr. **Ernst Finkbeiner**, prakt. Arzt. Mit einem Geleitwort von Professor Dr. **Karl Wegelin**, Direktor des Pathologischen Instituts der Universität Bern. Mit 17 Textabbildungen und 6 Tafeln in zweifacher Ausführung. 1923.   GZ. 20

Körperbau und Charakter. Untersuchungen zum Konstitutionsproblem und zur Lehre von den Temperamenten. Von Dr. **Ernst Kretschmer**, Privatdozent für Psychiatrie und Neurologie in Tübingen. Dritte, gegenüber der zweiten unveränderte Auflage. Mit 32 Abbildungen. 1922.
GZ. 7.5; gebunden GZ. 9

Vererbung und Seelenleben. Einführung in die psychiatrische Konstitutions- und Vererbungslehre. Von Dr. **Hermann Hoffmann**, Privatdozent an der Universitätsklinik für Gemüts- und Nervenkrankheiten in Tübingen. Mit 104 Abbildungen und 2 Tabellen. 1922.
GZ. 8; gebunden GZ. 11

Die individuelle Entwicklungskurve des Menschen. Ein Problem der medizinischen Konstitutions- und Vererbungslehre. Von Dr. **Hermann Hoffmann**, Privatdozent für Psychiatrie an der Universität Tübingen. Mit 8 Textabbildungen. 1922.   GZ. 1.2